医療事故訴訟における和解事例の研究

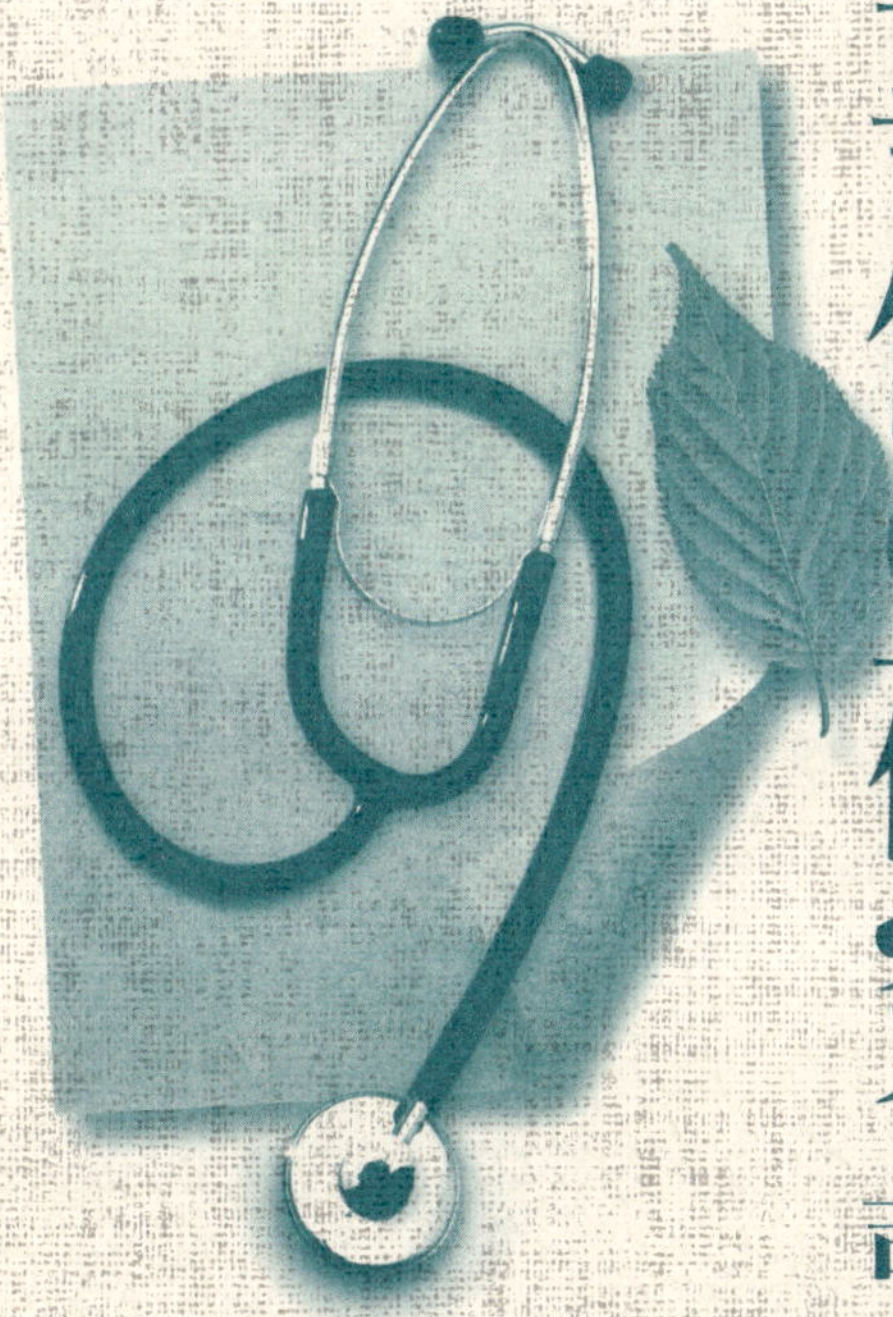

吉川孝三郎×真壁旲 著

現代人文社

はじめに

医療事故訴訟において患者側代理人として関与してきた弁護士のグループが、アメリカの実情を視察した報告に接して、いささか驚いたことがあった。それは、和解事件数の多さである。患者からのクレームが一〇〇件あったとして、そのうち訴訟提起されるのが約五〇パーセントで、トライヤル（判決）までいくのはおおよそ二〇パーセントだということであった。約八割が和解で解決しているという事実は、医療ミスにおける損害賠償額が日本にくらべてきわめて高額だといわれるアメリカであるだけに意外の感を禁じえなかった。

その背景には、病院（医師）の賠償責任保険の充実があるということであった。UCLA（カリフォルニア大学ロサンゼルス校）医療センターの例でいえば、「病院の従業員の過失により第三者に損害を与えた場合、自校内保険として、一件あたり五〇〇万ドルまでの保険がかけられている。五〇〇万ドルを超える損害賠償については、ロイズなど民間の保険会社の保険をかけている。」（『カリフォルニア州医療訴訟事情視察報告書』米国医療訴訟事情視察団、一九九九年）ということである。一方の日本の場合、賠償保険の限度額は一億円で、三〇年前からまったく変わっていないことを思えば、彼我の差はあまりにも大きいといえる。

基準としては、①病院側に何らかの過失がある場合、②医師が他の医師と責任のなすりつけあいをしている場合、③医療記録に一貫性がない、不明確な部分があるなどの問題点がある場合など、病院側の過失が認められる可能性があるケースについては、病院としてはなるべく和解で解決をはかるということである。そのかわり、トライヤルまでいくケースでは、被告側の勝訴率が八〇パーセントにのぼるということである。このことは、トライヤルまでいく事件は、事実関係からして被告に有利な事件が多いことの反映でもあるという。

ひるがえって日本の状況は、どうなっているであろうか。最高裁の統計資料によれば、二〇〇四（平成一六）年の医事関係訴訟の新規提訴（概数）は一一〇七件で、過去最高であった前年の九九八件よりさらに増加し、一〇年前の一九九五（平成七）年（四八八件）と比較するとほぼ倍増している。診療科別では、総数一〇八七件（複数該当事案は重複計上）中、内科二七二件、外科二二八件、整形・形成外科一四八件、産婦人科一四三件、歯科八三件の順となっている。既済件数は一〇〇四件で、終局区分では、判決が四〇五件（四〇・三％）、和解が四六三件（四六・一％）であり、判決の勝訴率（一部認容を含む）は三九・四％となっている。

判決の勝訴率が三〇～四〇％台という傾向はここ一〇年来ほとんど変化がない。和解件数の割合も同様である。勝訴率の低さは、原告側が勝訴すべき事例の多くが、判決までいかずに和解で決着している現状のあらわれでもあろうと思われる。この和解による決着を考慮に加えるならば、実際上の勝訴率は飛躍的にアップするはずである。和解事例のすべてが病院側の過失を認めたものではないにしても、勝訴的和解の比率は圧倒的多数に上るからである。

和解による決着は、今後ますます増加し、やがてはアメリカ並みに移行していくであろうと思われる。現状においても、裁判の迅速化を最優先課題としている裁判所としては、ある程度の心証が得られた段階で積極的に和解を勧めるケースが増えている傾向にある。何よりも、訴訟期間が短縮されるメリットは大きい。

原告としても、一家の大黒柱を失った遺族や、回復不可能な後遺障害を負った患者と家族の個別救済の観点から、和解することで早期に損害金を獲得することもまた一定の意義のあることである。

判決までいく場合、どれほどの期間がかかるか、一例を挙げよう。

本書中でも取り上げているある大学病院のケースでは、一九八六（昭和六一）年一月に医療事故（死亡）が発生し、遺族側はすぐさま同年五月に提訴したのだが、一審の判決は一九八九（平成元）年一月（原告敗訴）であり、控訴審を争ってようやく主張が認められ、一九九七（平成九）年に勝訴判決を勝ち取っている。じつに終結まで一一年の長きにわたったのである。

このケースだけが特別というわけではない。似たような長期裁判は枚挙に暇がないほどある。あまりにも長すぎるという批判もうなずけよう。裁判所が、迅速化を最優先課題としたのも当然である。そのためのさまざまな努力もおこなわれている。東京地裁や大阪地裁では二〇〇一（平成一三）年四月に医療訴訟集中部を設置して効率化を図り、主張整理の合理化や鑑定期間の短縮など、一定の成果を挙げている。

しかし、一方で、和解におけるデメリットの側面もある。医師や医療機関におけるミスの実態が、判決にいたらないために公表されないという点である。先例的価値が大きく、将来の医療ミスをめぐる紛争解決のために有意義な法律的争点を含んでいるケースであろうとも、いったん和解してしまえば公開されることはほとんどない。

じつは、このことが和解での決着におけるきわめて悩ましい問題なのである。原告側代理人弁護士にとっても、新しい事件を受任して、類似の判例を調査するとき、判例として残されているケースの多数が、原告側にとってきわめて厳しい内容ばかりということにもなりかねないからだ。

だからといって、先例的価値の高い事案については判例として残すべく選別する、というようなわけにもいかないであろう。さまざまな事情を抱えながら裁判を闘っている患者・家族に対して、裁判所から和解勧告があっても応じることなく、どれだけ長引くとも判決をとは要求できない実情もあるからだ。

患者・家族が提訴する最大の動機は、「病院という密室でいったい何が起きたのか？」、「なぜ、死ぬはずのない病気で死んでしまったのか？」、「重い後遺障害を負った原因は何か？」それを知りたいという切実な思いである。そしてまた、「原因をはっきりさせて、病院（医師）の反省を促し、二度と同じような事故（ミス）をおこさないようにしてもらいたい。」という心からの願いである。民事訴訟であるから、もちろん「損害賠償請求訴訟」ではあるが、ほとんどの人にとってお金が第一義的目的ではない。とはいえ、長期化すればするほど、負担だけは重くのしかかってくる。病院側が過失を認めて謝罪し、相応の補償金をもって賠償するのであれば、判決でなくてもかまわないというのが、大方の原告の感覚といってよい。後の参考のために記録に残す必要性からいえば、判決が望ましいという議論もあるが、裁判の長さ、その負担の大きさからすれば、病院側が過失を認めた段階で和解の形で決着することも否とすべきではないと思う。だとすれば、「事故から学ぶ」ためには、どうすればよいであろうか。わたしは、医療裁判の特殊性にかんがみて、和解事件においても判例に準じた情報公開がますます求められていると考えている。

年間四〇〇件を超える和解事例を、統計数字としてだけ眺めても何の参考にもならない。その中身は、いったいどのようなものなのか。どのような医療ミス、どのような医療事故があり、どのような主張がなされ、どのように過失が認められたのか、あるいは、過失なしとされたのか。ひとつひとつ実例を検証していく以外に有効な方法はないであろう。本書を執筆する目的も、いわばその試みの一つということなのである。理想としては、できうれば最高裁なり日弁連において集約した「事例集」を公開することが望ましいのではあるが。

情報公開の問題に関連して、もうひとつ触れておきたいことがある。わたしがここまで述べてきた和解事例は、あくまで訴訟になって裁判が進行するなかで和解にいたった事例ということである。訴訟にならずに病院側が賠償金を支払ったケースについては、まったく実態があきらかにされていない。一度だけ辛うじて表面化したのは、もう二五年も前のことである。手元にある古い新聞資料でみると、一九八二（昭和五七）年五月二三日付の朝日新聞に「医療ミス　年一五〇〇件に賠償金」というタイトルの記事が掲載されている。記事は、日本医師会の資料と損害保険会社の資料をもとに報じたもので、「紛争になって賠償金を支払った医療ミスだけで年間約千五百件にのぼる」という内容であった。この数字は、紛争になった事案について日本医師会が委嘱した審査会が医師の責任の程度を判定し、それに応じて保険金が支払われたケースについてのものである。裁判になって係争中のものは含まれていない。記事では、「医療ミスの大半は全く表に出ておらず、実態や数などが明るみに出るのは今回が初めてである。」として、「大半は人の目にふれない場で起こり、ふれないまま解決されている。」と批判的なものだったが、見方を変えれば、一九八二（昭和五七）年の時点で、すでにこれだけの医療ミスについてあきらかに過失がある場合、裁判で争うことなく病院（医師）の過失を認めて解決されていたということにもなる。

問題なのは、その後まったくこうした実態が公に出ていないことである。そのことからも、公開の原則を確立していく必要性はますます高まっているように思える。特に最近は、あまりにも医療事故が増加したため保険会社が赤字になる傾向があって、なかなか和解に応じなくなっているとの話も聞こえてくるのである。明らかな医療ミスについてはいたずらに裁判で争うのではなく、一定の和解のルールを構築していく必要もあろうかと思える。

＊

本書は、第一部を「和解事例の研究」として、六章に分けて具体的事例を紹介している。「手術ミス」、「麻酔ミス」、「診断ミス」、「投薬ミス」、「治療ミス」、「出産事故」という大まかな分類にしてあるが、これは便宜的なもので、医療ミスにおいてはこまかい診療科別などの分類はあまり意味がないと思われるからである。おのおののケースでは、原告（患者・家族）と被告（病院・医師）双方の主張をできるだけ忠実に再現するようつとめた。それによって争点も明らかにし、何が決め手となって裁判所が過失の心証を形成したかを理解しやすいように構成したつもりである。また、裁判になる前に話し合いで解決した事案については、「訴訟前和解」と明記した。

第二部第一章では判決まで争って勝訴した事例を、また第二部第二章では判決で敗訴した事例を紹介している。和解事例との比較を念頭にお読みいただきたい。判決までいくケースは、病院側があくまでも過失を否認しているなどの事情があるわけだが、一審で原告敗訴、二審で逆転勝訴というように裁判所で判断が分かれるケースもあるし、早期に和解で決着してもよかったと思われる事案などもある。

一方、敗訴例では、医師の責任を問うのが微妙だったケースもあるが、なかには、なぜ過失が認められなかったのだろうかと疑問に思えるものもあって、それはまた別の検討テーマになりうる内容を含んでいると思われる。

本書に収録した事例は、すべてひとりの代理人弁護士、吉川孝三郎弁護士（および吉川総合法律事務所）が担当した事件である。一九七八（昭和五三）年から二〇〇五（平成一七）年までの二七年間に依頼を受け、訴訟を提起した一〇〇件余のなかから病院（医師）の過失が認められた和解事例および判決事例のおもだったものをピックアップした。その意味では、本書は、一人の弁護士の医療被害との闘いの記録という読み方をされても一向に差し支えないと思うし、本書を筆者と吉川孝三郎弁護士との共同著作と位置づけている所以でもある。

ちなみに、この間の相談件数はざっと五百数十件を超え、そのうち証拠保全をおこなったが諸々の事情から提訴にいたらなかった案件は約一〇〇件ほどであり、残りの五分の三にあたる三〇〇件ほどは医療ミスを問うのは困難と判断されたものであったという。また、裁判途中で訴を取下げしたものはわずかに三件である。それらの事実だけからも、代理人弁護士が受任する段階で、相当程度スクリーニングされていることがうかがえよう。代理人弁護士としては、依頼があればなんであれ引き受けるわけではなく、ほとんどの場合、医療ミスの確信を抱いたケースについてだけ訴訟提起をおこなっているのである。したがって、それだけ勝訴率が高くて当然であるということも付言しておきたい。

＊

なお、表記上のいくつかの点について、お断りしておく。

医療過誤を問う場合、その時点における医療水準がどうであったかが、必ず問題となる。かりに二〇〇六（平成一八）年の医療水準を物差しにして、一九九八（平成一〇）年の医師の医療行為が適切であったか不適切であったかを問うことは許されない。その意味を踏まえて、個々の事例を考える際には、いつ発生した医療事故であるかは大変重要な要素になる。したがって、本書では年月日に関しては正確を期した。と同時に、その時点における呼称についてもそのまま踏襲している。たとえば、現在は男女を問わず「看護師」という呼び方がされているが、二〇〇一（平成一三）年の「保健師助産師看護師法」改正以前は「看護婦」（女性）であり「看護士」（男性）であった。それについては、訴訟になった時点での表記とした。「鑑定人尋問」についても同様である。二〇〇三（平成一五）年の民事訴訟法改正によって、上から下の者に尋ねる色合いの濃い「尋問」ではなく、対等の関係で質問する意味合いを込めて「鑑定人質問」と呼ぶようになったが、裁判当時の呼称をそのまま使っている。

一方、患者はもとより、医療事故を起こした病院名・医師名については、すべて匿名とした。個別の病院・医師を攻撃することが目的ではないからである。ただ、病院の規模や位置づけを区別するために、大学病院、市立病院、地域の基幹病院、個人病院、個人医院などといった呼び分けの工夫はしている。鑑定人については、裁判のなかでその内容を採用された鑑定については、評価をこめて実名で登場していただくことにした。肩書きは、鑑定書提出当時のものである。

二〇〇六年五月

医療事故訴訟における
和解事例の研究

目次

第一部　和解事例の研究

第一章　手術ミス

第二章 麻酔ミス

第三章 診断ミス

第四章 投薬ミス

第五章 治療ミス

第六章 出産事故

第二部 判決事例の研究

第一章 勝訴事例

第二章 敗訴事例

結びに代えて 417

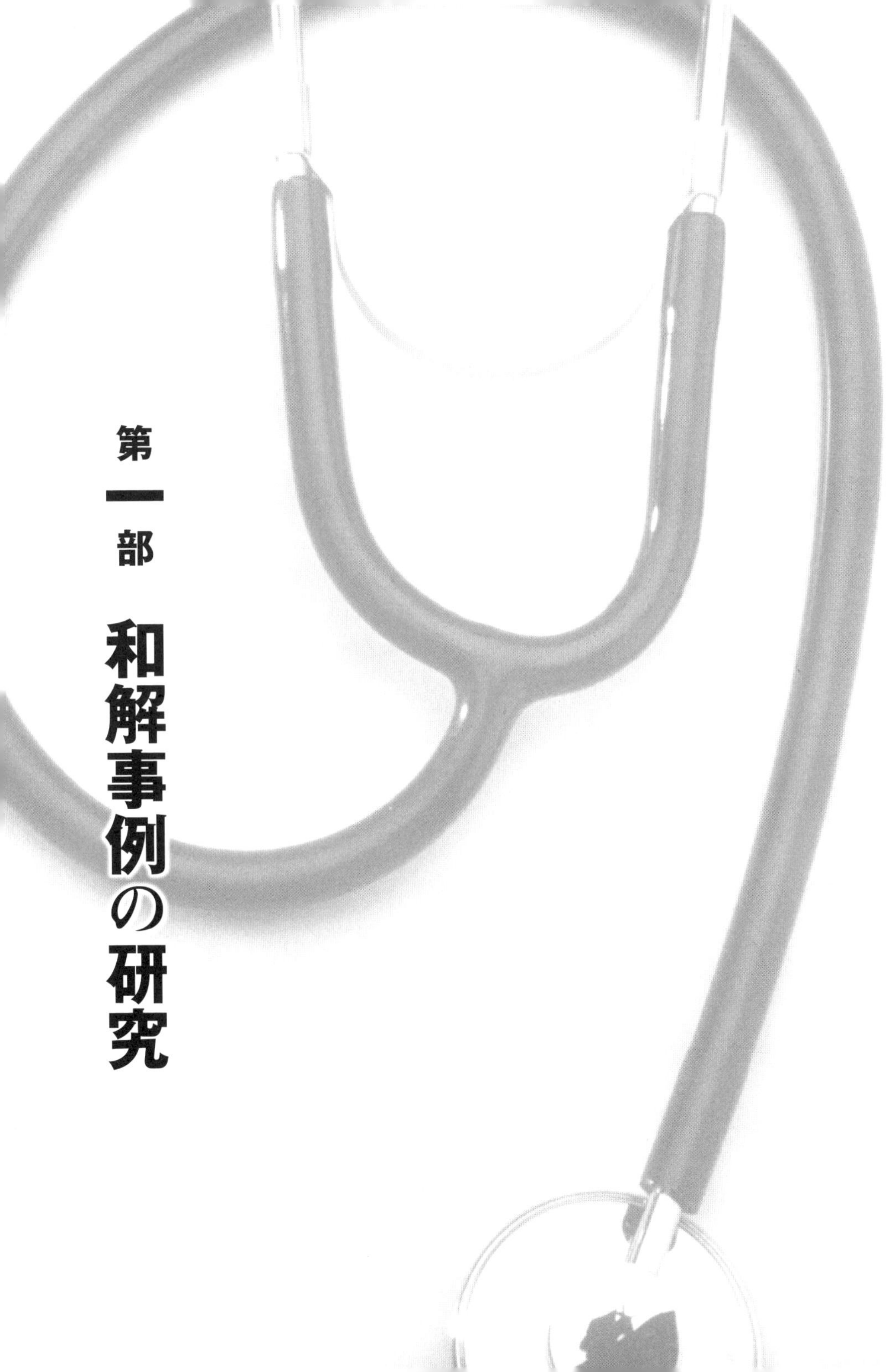

第一部

和解事例の研究

第一章 手術ミス

手術ミス 1

むちうち症治療の手術で脊髄性ショックを発生させ肺水腫で死亡

交通事故によるむちうち症の後遺症を治療する目的でおこなわれた椎間板摘出、頚椎の骨移植および脊椎の前方固定手術で、患者を死亡させてしまったケースである。患者は糖尿病に罹患しており、手術後高血糖が続いていた。また、肺水腫には禁忌とされる輸液を過剰に投与し続けていたことなどが、担当医師への証人尋問で明らかとなり、医師もほぼ過失を認めて、和解が成立した。

「外傷性椎間板ヘルニアが顕在化、手術が必要。」

患者は五七歳の男性である。一九九一（平成三）年八月一九日、軽四貨物車を運転して交差点で赤信号のため停止していたところを、わき見運転の普通乗用車に追突された。この事故で、外傷性頚椎捻挫、外傷性頚椎椎間板ヘルニアの障害を負った。

その後、個人病院、接骨院、整形外科医院等で診察治療を受けてきたが、むちうち症状の後遺症としての手足のしびれ、頭部の痛み、肩、首のしびれや痛みなどは軽快せず、悩まされていた。

一九九二（平成四）年一一月二四日、それらの痛みやしびれの原因を明らかにするため、脳神経外科病院の診察を受けたところ、頚椎専門医として市民病院の医師を紹介された。

一二月三日、脳神経外科病院の外来に来ていたその頚椎専門医の診察を受けた。「第四、五および第五、六頚椎の外傷性椎間板ヘルニアが顕在化したもので、手術が必要。」といわれ、一二月七日に市民病院に入院した。入院するまで、患者は毎日ふつうに地元の会社に出勤していた。

手術は、一二月一六日午前九時から脳外科医師の執刀で開始された。椎間板摘出、頚椎の骨移植および脊椎の前方固定手術というものであった。

午前一一時三〇分頃手術は完了したが、一二時四五分頃から首と肩周辺の異常な痛みが続いた。午後八時頃からは、右手から麻痺しはじめ、ついには両手両足が麻痺した。しかし、看護士も、執刀医ではない医師も、術後の麻痺はよくあることだといって、まったく取り合おうとしなかった。

翌一七日、朝から体温は四〇度を越え、発汗を伴わない高熱が続いた。担当医師（執刀医）は、何の説明もしないまま第二回目の手術をおこなった。術後、患者は昏睡状態が続いた。

一八日から二一日まで、意識はあるものの、やはり発汗を伴わない高熱が続いていた。口や鼻から血の混じった痰を吸引した。

二二日も高熱が続き、手足や頭の浮腫がひどくなった。患者の右側頭部後方に拳大の浮腫を発見した家族が、担当医師に知らせたところ、「単なるむくみ」として、何の治療もしなかった。その日、呼吸が困難となり、担当医師はレスピレーターを装着した。また、レントゲンを撮って、患者が肺炎になって非常に危険な状態であること、左の肺が全部水で埋まって機能していないことを、家族に告げた。

その翌日、一二月二三日午後一一時二七分、患者は死亡した。

市民病院の外科医師は、手術について「九九％の成功率で、完全にもとの健康体に戻るし、安全な手術である。」と説明していた。

そうしたことから、遺族側は、「手術の危険性、合併症の発生はもとより、患者にとって以前から罹患していた糖尿病による手術の危険性について、なんら説明されていなかった。糖尿病に罹患している患者に対しては、手術の必要性と、糖尿病による合併症の比較衡量のうえ本件手術をおこなうべきでないにもかかわらず、本件手術をおこなった。本件手術において、血管、組織を損傷して脊椎に血腫を形成させた。本件手術において、細菌感染を起こさないように十分注意すべきであるのにそれを怠った。手術後、患者の症状およびその変化に十分注意をし、症状に応じて適切な検査をし、かつ治療措置を講ずべきであるのに、それを怠った。それらの過失により、患者は肺炎、肺水腫を発症し、悪化させ急性心不全によって死亡した。」として、一九九四（平成六）年八月、訴訟を提起したのである。

手術の際に血腫を形成させた過失。

病院側からは、「手術については十分説明し承諾を得ているので説明義務違反はなく、また手術をしたことについての注意義務違反はなく、適切な検査および治療をしていて過失はない。」との答弁書に続いて、経過と処置についての概要が提出された。

「手術は、救命的手術ではなく、機能的手術である。すなわち、患者の機能を改善して日常生活の支障を取り除く手術である。理論上、脊髄への圧迫を取り除けば症状が改善する可能性は大であるが、手術により一〇〇％の症状改善を保障できるものではない。

手術にあたり、患者は糖尿病を合併しているので、麻酔および手術侵襲への影響を考え、麻酔科および内科専門医に問い合わせ、それほど問題はないとの回答を得て手術可能と判断した。

一二月一六日、手術は通常の方法を用い、通常の経過をたどった。手術の翌日、四肢麻痺状態であったので、頸椎レントゲンおよび頸椎ＭＲＩ検査をおこなったところ、頸椎ＭＲＩで第四、五頸椎椎間板に脊髄を圧迫するシグナルを認めたので、血腫による脊髄への圧迫による四肢麻痺と判断した。

一七日、血腫除去手術をおこなった。第四、五頚椎間の移植骨を除去し、鉗子にて操作すると、静脈性のジワジワする出血が著名となったのでアビデンシート（コラーゲン性の止血剤）にて圧迫止血した。血腫ができた原因については明らかでないが、椎間板摘出および前方固定手術後認められたものであるから、右手術のためであることは否定すべくもないが、つぎのように推測した。

手術の際、椎間板を摘出するにあたり、椎間腔拡大器にて椎間板を拡大させ椎間板を摘出し、拡大したまま移植骨を挿入する。このような拡大操作により、脊髄硬膜上の細い静脈の破綻を来したものと考えられる。通常これくらいの操作では問題ないが、糖尿病を患っている当患者では血管の脆弱性があり破綻したためと考えられる。

死亡の原因についても明らかでないが、医師はつぎのように推測している。いわゆる脊髄性ショックと考えられる。すなわち、脊髄への急激な損傷により、ストレスによる高血糖、肋間筋麻痺、血管運動中枢よりの伝導路の遮断、血流電解質の変化により、全身状態は悪化、血管内凝固症候群を併発し、肺水腫により死亡した。」

その後の病院側の主張では、血腫ができた原因は脊髄硬膜上の細い静脈が破綻をきたしたものと考えられるが、その予測は医師の能力を超えた不可抗力であるというのであった。

もっとも、そうした主張がかえって、手術の際に血腫を形成させた過失によって脊髄損傷を起こし、その結果脊髄性ショックを引き起こし、肺水腫を惹起し死亡させたという、一連の因果関係の流れを病院側が認めたものといえた。

血腫の形成は予見できなかったとの主張も、患者が糖尿病を患っていたことを医師は知っていたのだから、脆弱となっている血管が破綻する予見可能性は強く存在するものであり、結果回避義務は強く要求されるのである。したがって、原告側は、その注意義務違反は免れないとの主張をおこなった。

専門医の助力を求めず、漫然と輸液の過剰投与をした。

主張の整理が一九九七（平成九）年の初めごろまでかかり、担当医師に対する証人尋問がおこなわれたのは、一九九七年四月になってからであった。

その証人尋問で、いろいろな問題点が明らかになった。

病院側の主張では、血腫のできた場所は硬膜と後縦靭帯との間であるから手術によって血管を損傷したものではないということだったが、手術場所は静脈叢があって出血しやすい場所であり、移植骨を打ち込むときに、打ち込みすぎるなどして静脈叢を損傷し出血させる可能性があることを、医師は認めた。

つぎに、手術後の午後八時以降、四肢の麻痺が出ていたのに、翌朝まで何の処置もせず、午前九時からようやくレントゲン撮影をおこない、ＭＲＩを撮り、血腫の除去手術をおこなったのは午前一〇時ころだった。脊髄が圧迫されている状態が一四時間も続いたわけで、この間を担当した医師（手術の執刀医とは別の医師）に「問題がある。」ことを明言した。

さらに、術後の管理も、一二月二三日に死亡するまで脳外科医だけでおこない、注意深くなされるべき糖尿病のコントロールを専門医に依頼していないばかりか、血糖値のコントロールそのものがなされていなかった。電解質バランスも一七日以降異常を示していたのに、血液データもとらず機械的にカリウムを投与し続けるなどしていた。そのうえ、一七日頃から心不全の兆候が見られ、一九日には明らかに肺水腫の症状が進行していたにもかかわらず、その場合禁忌とされる大量の輸液を二三日まで漫然と続けていた。

反面、心機能、心不全、肺水腫のための薬剤は投与されていなかった。これについては、「結果的に、逆の治療をしてしまった。」ことを認めた。

患者がもはや末期状態に陥っていることを示す、二三日午前一時一五分の血液ガスのデータに対しても、緊急の救急処置をとることをしないで、強心剤や昇圧剤などを投与したのは午前一〇時以降であり、「きわめて遅い。」ことを認めたのである。

担当医師の証人尋問が終了し、医師が過失をほぼ認めたことから鑑定をおこなうこともなく、裁判所から和解勧告がおこなわれ、その年（一九九七年）の一一月、和解金四〇〇〇万円で和解が成立した。

この事案は、医師が慣れによる安易な姿勢で治療に臨んだことと、輸液の過剰投与、肺水腫の問題、治療法等について脳外科医はよくわかっていないのに、謙虚に他の専門医等の助力を求めなかったことが過失の原因となったものである。

手術ミス 2

子宮筋腫の手術で出血性ショック死

子宮筋腫の手術を受けたところ、出血性ショックで死亡したケースである。患者には、高血圧症の既往症があり心肥大も認められたが、適切な検査がおこなわれず、手術が実施された。術中から血圧が低下した状態で経過し手遅れとなったもので、検査設備等の充実した病院へ早い段階で転院するべきであった事案である。提訴後、すぐに和解協議に入り、半年で決着した。

高血圧症で一度は手術が中止された。

患者は五一歳の主婦である。七、八年前から年一回、産婦人科病院で子宮がん検診を受けてきたが、一九九八（平成一〇）年に「子宮筋腫が増長しているから、手術をしたほうがよい。」といわれた。そこで、その年の一二月一四日に入院し、一五日に全身麻酔による手術を受けた。手術は午後一二時三〇分ころ始まり、午後三時三〇分ころ終わった。手術中に出血があり、出血量は一二〇〇 ccであった。術後も出血は止まらなかった。

翌日午前九時三〇分、患者の症状は悪化してこの病院では手に負えない事態になったため、大学病院へ転院の措置をとった。

大学病院では、再手術をおこなったが、すでに手遅れであった。

大学病院の入院証明書には次のように記載されている。

「術後腹腔内出血により心肺停止状態で搬入。すでに気管内挿管がおこなわれていた。両側瞳孔散大、対光反射消失、自発呼吸停止。」、「来院後、心肺蘇生法にて回復。再開腹のうえ止血を施行。血液凝固異常、多臓器不全などを併発し、一二月二一日死亡。」

子宮筋腫はがんと違って、手術をしなければ死につながるというものではなく、また手術をする場合でも虫垂炎と同程度のもので、手術そのものによって死亡するということは通常考えられないことから、病院側に過失があったとして、一九九九（平成一一）年五月、患者遺族側は訴訟を提起した。

子宮筋腫を手術するかどうかは、筋腫の大きさが握りこぶし大以上ある、小さくても鉄欠乏性貧血などの症状がある、子宮筋腫以外に不妊症の原因がない、といった場合で判断される。この患者の場合、貧血などの症状はなかったことから、手術をおこなう必要性はなかったとも考えられた。症状がひどくなければ、そのままにしておいても、卵巣ホルモンの働きが低下する閉経期を迎えると自然に小さくなっていくのが一般的なのである。

一方、患者には高血圧症の既往症があった。本件手術の前の一〇月二七日、高血圧症ということで一度は手術を中止した経緯があった。その後、他の病院で降圧剤の投与を受け、血圧を下げる治療を受けた結果、高血圧そのものはコントロールされていた。

しかし、降圧剤による副作用等の発生もありうるし、また高血圧症患者は、高血圧症そのものによる臓器等の障害の可能性もある。高血圧症患者の場合、心肥大になる可能性が大きいといわれるが、手術前日の胸部レントゲン写真によると、患者には心肥大が認められた。

高血圧症の合併症に対応できない設備と人員だった。

高血圧症の危険性は、術中術後の血圧変動と、それによって引き起こされる循環障害にあるとされている。とくに術中の血圧変動がいちじるしく、しばしば低血圧に陥りやすく、麻酔、侵襲、出血などで危険が増大する。したがって、手術中は循環血液量、血清電解質の変動に細心の注意が必要であるといわれている。

いずれにしても、術前に血液検査、呼吸機能検査、血液ガス分析、心電図、心エコー等の検査をおこない、患者の状態を的確に把握しておくことは必要欠くべからざるものといえる。

ところが、この病院では、本件手術前に血液検査をおこなっていなかった。呼吸機能検査も、心電図も、血液ガス分析もおこなっていない。術前の検査データとしては、一度手術を中止した一〇月二七日の血液検査データしかなかった。

この病院は、産婦人科の単科病院であり、産婦人科医以外の内科医、麻酔医等はいないようであった。血液検査も、赤血球、白血球、ヘモグロビン、ヘマトクリット、血小板の検査はできても、それ以外の電解質等の検査は外注に頼っているということであった。血液検査の設備があれば三〇分以内でデータはわかるが、外注に出しているため緊急に手配しても採血後六時間以上経過しないとわからず、一般的には翌日にならないとわからないということである。

血液検査は、術中の一五日午後二時五分におこなっている。その後、一六日午前九時二六分に検査している。ただし、このときは重篤なショック状態に陥った後であり、直後に大学病院へ転送されている。いずれも治療に反映されていない。

術中、術後ともに血液ガス分析は一度もおこなわれておらず、レントゲン撮影もおこなわれず、心電図モニターも装着されていない。時間尿量の計測もされていない。輸液がおこなわれていたが、輸液した場合に絶対必要とされる電解質バランス、酸塩基平衡バランスの計測もまったくおこなわれていなかった。

そして、転院するまで止血のための処置はおこなわれていないし、輸血はしているが量としては不十分なものであった。

こうしたことから、患者遺族側は、「右のような設備、人員しかいない病院としては、重大な合併症がある患者の手術はおこなうべきではない。仮におこなった場合で、症状が悪化した場合はショック状態に陥る前にただちに転医措置を講じるべきものである。」と主張した。

また、「高血圧症の既往症がある患者の場合、手術によって、種々の合併症が発生するかもしれないこと、被告病院には検査器具などが不備であり、ショック発生した場合に適切な対応ができないことについての説明がなされていない。」、「場合によっては大病院で手術するよう指示すべきであった。」として、説明義務違反の過失も主張した。

そして、「術中に血管を傷つける等をした手術上の過失」があり、術後管理上も、「術中から血圧が低下し、その後もずっと低下した状態で経過し、かつ手術箇所において出血がずっと続いていたものであるから、血液検査、血液ガス分析、レントゲン撮影等の検査をおこなうべきであるのに、それをおこなわず、かつ、設備の充実した病院への早期の転医をしなかったもので、明らかな過失があるというべきである。」

その結果、「出血に対する適切な治療がおこなわれなかったためにショック状態に陥ってしまった」と主張したのである。

病院側の対応は、第二回口頭弁論において、病院側代理人が病院の過失を認めるということで和解の協議が進行し、第三回の一九九九（平成一一）年一〇月、和解金四七五〇万円で和解が成立した。

手術ミス 3

副鼻腔炎の手術で外斜視と眼球運動障害の後遺症

副鼻腔炎の手術で、眼球を動かす筋肉を損傷し、修正手術をしたが右目に外斜視と運動障害の後遺症が残った事案である。副鼻腔炎、蓄膿症の手術により目に障害が起こったケースについては、ほぼ過失と因果関係は認められているように思われる。判例を調べても、一九六九（昭和四四）年五月三〇日東京高裁判決以降の判決はみられないようである。本件とは別の、片眼が失明したケースでは、病院側の代理人が訴訟提起前に責任を認めて和解した例もある。本件では、裁判所が弁論準備のはじめのころから過失と因果関係を認めたことを前提にして、被告側に対して和解勧告をし、早期に和解が成立した。

手術直後から、右目の外斜視と眼球運動障害。

患者は、事故当時二一歳の女性である。一九九六（平成八）年五月ころから、鼻閉、鼻汁を主訴として国立大学病院の耳鼻咽喉科を受診した。鼻中隔彎曲症および慢性副鼻腔炎と診断され、その治療のため内視鏡による手術を受けることとなり、一九九七（平成九）年三月一八日に入院した。

手術は、三月一九日に実施された。両鼻内内視鏡下鼻内篩骨洞手術、鼻中隔矯正術および下甲介切除術である。

ところが、手術直後から、右目の外斜視と眼球運動障害が生じた。手術の際、右眼窩内壁穿孔を生じさせ、右眼球を動かす内直筋および下直筋を損傷したためである。

そのため、四月一一日まで入院し、穿孔癒着部剥離術を受けた。しかし、患者の右目の状態には改善がみられなかった。そこで、通院して経過観察をしていたが、一九九八（平成一〇）年一月から二月にかけて一九日間入院し、二度にわたって修正手術を受けた。

その手術によっても正常な状態には戻らず、右目に外斜視と眼球運動障害の後遺症が残ってしまった。そのため、両目で物を見ようとしても焦点が合わず、物が二重に見えてしまうため、運動障害のない左目で見える像のみを頼りにするほかなく、物の立体感をつかむことができない状態となった。視力もそれ以前は左右とも一・五であったが、右眼視力は〇・七（矯正視力一・〇）に低下した。また、右眼球の位置が正常よりも右上方にずれてしまっていて、外見上も正常な状態には戻っていない。

患者は、医療技術大学の看護学科に四月から通学する予定でいたが、この治療のため一年間休学せざるをえなくなった。卒業後も、正看護婦として病院や診療所で医療業務に従事するはずであった。しかし、正看護婦は薬剤の取り扱いなど患者に対して危険のおよぶ業務を取り扱い、また患者と対面して直接やりとりをするという業務の性質上、斜視で眼球運動障害があり、視力も低下し、外貌の変化などが生じている状態では安全かつ円滑に業務に従事できないおそれがあるということで、他の有資格者と同様に医療機関に就職できるかどうか困難と思われた。就職ができたとしても、担当できる診療科目については大きな制約を受けざるをえないとも考えられた。

患者側は、「担当医師の過失によって、正看護婦として能力を十分発揮して働くことができなくなった上、日常生活でも物が二重に見えてしまうため不便を強いられており、また二〇代の未婚女性として後遺症によって外貌が変化してしまったことによる精神的苦痛は大きい。」として、二〇〇〇（平成一二）年三月、訴訟を提起した。

損傷を認めるが「やむをえない措置」と病院側主張。

病院側は次のような主張をおこなった。

まず、「内視鏡下副鼻腔手術を実施する際に眼筋を損傷しないようにすべき注意義務があることは認める。」とし、手術の際、「内直筋が損傷されたこと、原告の右目に外斜視および眼球運動障害が生じていることは認める。」ということであり、また、「眼球運動障害の原因は手術操作が眼窩内に及んだものと判明した。」ということであった。

しかし、率直に責任を認めているかといえば、責任については否定した。

「原告は、三歳ころより鼻漏などの鼻症状があり、中学二年生の時に下鼻甲介粘膜切除術を、さらに高校二年生の時に左上顎洞篩骨蜂巣根治術をいずれも他院で受け」ているという手術歴があることから、「眼窩内壁穿孔は以前の手術により生じていたものとも考えられ」、「既手術によって形成されていた穿孔を通して眼窩内容物に操作が及んだものと考えられる。また、穿孔部に既手術の瘢痕が形成されて瘢痕と内直筋の癒着が生じ、本件手術によって、瘢痕が除去されて内直筋が必然的に損傷される状態であったことも考えられる。」というのである。したがって、内直筋に損傷を与えたことは「やむを得ない措置であった」というのであった。

また、手術をするにあたり、事前に手術の内容や危険性について説明し、原告の承諾を得ているともいうのであった。危険性については、「当該患部に手術歴があり骨が硬くなっていることから、偶発症発生の頻度が高く、眼球運動障害や髄液瘻の危険性が高い」ことなどを説明したという。髄液瘻というのは、頭の中から鼻へ水が流れる症状のことだという。患者は、その説明を受け、納得し了承して手術を受けたのであるから、「被告には債務不履行はない。」というのである。

奇妙な主張というほかはなかった。

手術に際して「眼筋を損傷しないようにすべき注意義務があることは認め」ており、にもかかわらず「手術によって患者の右眼内直筋を損傷し」、「右目に外斜視と眼球運動障害を生じた」という事実を認めているだけでも、責任が存するというべきである。

患者側としては、病院側がどのような論拠を主張してくるのだろうかと待ち構えていたが、結局、その後の主張はなされなかった。

裁判所が、国に対して積極的に和解勧告をおこなったのである。裁判所の強い要求に応じて、二〇〇〇（平成一二）年一二月、和解が成立した。和解金は一一八〇万円となった。金額については、裁判中、看護婦としてそれなりの収入を得ていたので、慰謝料が中心となった。

算出にあたっては、「女子の外貌に醜状を残すもの（一二級）」、「一眼に半盲症、視野狭窄又は視野変状を残すもの（一三級）」に該当することに加え、原告は本件事故時二一歳の未婚の若年女性であること、直接患者に接し、緻密な作業等も要求される看護婦であること等を考慮した、ということであった。

手術ミス 4

慢性副鼻腔炎手術で左目失明——訴訟前和解

慢性副鼻腔炎の根治手術を受けたところ、左目失明の障害を負ったケースである。いわゆる蓄膿症手術における失明事故では、いまやほとんどの場合医師側が事実関係を争うということはないが、補償内容について病院側の提示額が低額すぎるという問題は残っている。

骨の一部を破壊して出血させた。

患者は五七歳の会社員である。一九九六（平成八）年八月一二日、慢性副鼻腔炎の治療のための手術を受けるということで、市営病院に入院した。

当初の予定は、鼻の両側の慢性副鼻腔炎手術を片側ずつおこなうということで、第一回目の手術を八月一四日におこない、第二回目を八月二八日におこなうことになっていた。

八月一四日、一二時ころから第一回目の手術が開始され、一四時ころ終了した。終了後、病室に戻ったときから、患者は激しい目の痛みを訴えた。CT検査と執刀医の診察で、左目の奥に血液がたまっていることが判明した。

急遽、日の奥にたまった血液の除去手術をおこなうことになり、第二回目の手術をその日の一八時ころから開始した。

翌一五日、眼科で診察を受けたところ、左目の失明およびまぶたの開眼不能を確認した。その後、点滴、内服治療をしたが、左目は失明したままであり、左目の開閉がきわめて困難で、手術痕も残った。

第二回目の手術を終えた後の執刀医の説明では、「第一回目の手術において骨の破壊があり、その影響で出血が起こり、また破壊された骨の一部によると思われる視覚機能への影響がある。」ということだった。

手術器具の操作を誤り、骨の一部を破壊して左目を失明させた過失については、病院側も認めており、一〇月に病院側から損害賠償についての提示がおこなわれた。その金額は、一〇三八万円（逸失利益七二一万円、後遺障害慰謝料三一七万円）ということであったが、算定の基礎となる根拠として、後遺障害八級、就労可能年数八年（五七歳から六五歳まで）としており、かつ労働能力喪失率を二〇％とするなど不明確で低く抑えたものだった。

後遺障害の等級は、自賠法施行令第二条による後遺障害別等級表によるものである。しかし、患者側は、本件の場合単なる片眼失明ではなく複合後遺障害があるものとして、左眼失明の等級八級の一級上の七級に該当すると考えた。また、就労可能年数は、六八歳までの一一年とし、労働能力喪失率は五六％と見積もった。

労働能力喪失率は、労働基準監督局通牒昭三二・七・二基発第五五一号によるものだが、患者の職種が、夜勤を含む三交替制で、多数の計器に表示される数値から各機械設備の運転状況を迅速に把握し、必要に応じて適切に調整して一定水準以上に保持されるよう施設を稼動させるとともに、その作業経過、分析数値、作業結果を集計記録し、報告書にまとめるという特殊性を勘案して算出している。

その結果、逸失利益は、受傷時の年収を基礎に計算すると、三九八八万円になった。また、重症の後遺障害を負って今後生活していかなければならないことを考えると、精神的苦痛に対する慰謝料としては、少なくとも一五〇〇万円の請求権は有するものと考えた。

そのほかにも、入通院にともなう費用、休業損害などもある。

こうしたことから、話し合いが進んだ結果、一九九七（平成九）年四月、病院側が和解金一九〇〇万円を支払い、以後二年間継続して診療をおこない、健康保険以外の自己負担金について病院側が負担するということで和解が成立した。

手術ミス 5

胃切除手術後、腹膜炎を起こし死亡

胃切除手術の後、腹膜炎、敗血症を発症して死亡したケースである。病院側は腹膜炎を否定して争ったが、結果的には証人尋問の前に病院側が過失を認め、和解した。カルテの記載に不備があり、レセプト（治療費請求明細書）の記載を手がかりに主張をおこなったが、「レセプトの診断名はあまり意味がない。」と当初の裁判官は述べており、そうした考え方が少なからずあるのも気になるところである。

術後縫合不全による腹膜炎の症状があった。

患者は、五六歳の男性で、全身疲労、背部痛、吐き気等の症状があり、個人病院を受診したのは一九九九（平成一一）年六月一六日のことである。翌日、入院した。医師は、患者の疾病を十二指腸潰瘍と診断した。さらに六月二二日には十二指腸狭窄と診断し、二五日に胃切除手術をおこなった。

手術後、症状は悪化の一途をたどり、七月一七日には大学病院へ転送されたが、七月二四日、死亡した。

患者遺族側は、「手術後、症状が悪化したのは腹膜炎に罹患し、敗血症となったものであり、それらの疾病についての適切な治療がおこなわれなかったために死亡するに至ったものである。」として、二〇〇〇（平成一二）年三月、訴訟を提起した。

患者側は、手術後の症状について次のような主張をおこなった。

「手術後、一週間ほど経過した七月二日の時点で、術後縫合不全による腹膜炎を疑うべき症状が現れている。七月五日の時点では、腹膜炎が悪化したことによる敗血症を疑うべき症状が出ている。七月七日以降は、敗血症を原因とする多臓器不全の状態に陥りつつある。七月一四日には、急性腎不全の状態に陥ったものである。」

しかし、治療内容は、「術後縫合不全、腹膜炎が疑われ、症状が悪化している七月二日の時点で、再手術をおこなうべきにもかかわらず、手術をしないで、さらにその後も結局転医される七月一七日まで再手術はおこなわれていない。腹膜炎についての内科的治療としての抗生剤の投与が不十分である。」

また、術前の治療上の過失として、「手術前に十二指腸潰瘍の内科的治療としておこなうべきガスター等の投与、内視鏡治療をおこなっていない。」と主張したが、これはカルテの看護記録にそれらの薬剤の投与がおこなわれたとの記載がなかったからであり、後にその主張は撤回している。カルテの記載に不備があることを示す一エピソードである。

病院側は腹膜炎を否定。

病院側は、「患者の入院当時の症状は、十二指腸潰瘍による瘢痕のために十二指腸が狭窄しており、そのために胃から腸への通過障害（イレウス）が起きたためのものである。」として手術は必要であったとし、腹膜炎の発症については、「七月二日ないし三日までの臨床症状として、腹膜刺激症状はなく、腹痛、嘔吐もない。また、腹腔内ドレーンからの排出液は漿液性であり、膿性ではない。さらに、腹腔内ドレーンからの排出液について、細菌培養検査を行っているが（七月二日・五日）、細菌は検出されていない。したがって、患者が七月二日ないし三日の段階で、汎発性腹膜炎であった、ということはない。」と反論した。

また、腹膜炎の原因としての穿孔、縫合不全についても、「七月五日・九日の造影剤による胃腸透視を行っているが、胃・腸からの造影剤の胃・腸外への漏出は認められていない。したがって、穿孔・縫合不全は起きていない。」と主張した。

これに対し、患者側は、検査数値を根拠に次のような主張をおこなった。

「汎発性腹膜炎が発症していることを疑うべき臨床症状は、発熱が前から続き、腹満があり、嘔吐、嘔気が続いていることであり、また、排便、排ガスがないことである。また、白血球が六月二九日ころには一〇二〇〇の数値である。そして、七月五日には一六二〇〇となっている。七月三日には、GPTが一〇〇であり、上昇傾向にある。また、血糖値が六月三〇日に二一三、七月三日に二七一という高血糖となっている。そして、六月三〇日以降ずっと腹腔に腹水があることが明らかである。」

腹水があることを、汎発性腹膜炎に罹患していることの重要な理由として主張したのである。

被告病院も、一九九九（平成一一）年七月二日に術後縫合不全、腹膜炎に罹患していること、また同月五日に敗血症の疑いがあることを診断していた事実も根拠になった。それは、レセプト（治療費請求明細書）において七月二日「術後縫合不全、腹膜炎」、七月五日「敗血症の疑い」と記載していたのである。

現在の医療水準において、十二指腸潰瘍の手術は、盲腸の手術と同程度にやさしい手術であり、その手術によって死亡に至るということは考えられない。しかし、十二指腸潰瘍手術の場合でも、手術後縫合不全が起こること、汎発性腹膜炎が起こることがあり、それに対して適切な治療がおこなわれなければ死亡に至ることがあるとされている。本件においては、七月七日ころから多臓器不全となって結局死亡しているのである。

病院側としては、その原因が何であると考えているのか、明らかにするべきところであった。

病院側は、なおも症状を主体に反論した。

「発熱は、入院前から続いており、抗生剤の投与にもかかわらず解熱傾向を示さず、手術後も続いていることから汎発性腹膜炎の一所見とはならない。腹満も入院時から、手術後の七月九日ころまで続いていて、発熱と同じことがいえる。さらに、汎発性腹膜炎が発症していたなら、その一症状の腹満がその後軽減するとは考えられないが、七月九日ころから軽減している。高血糖であるのは、もともと患者は糖尿病境界型だからである。

腹水については、手術時に挿入したドレーンから七月九日の抜去時まで排液が認められているが、その量は少量であり、性状は漿液性（透明）である。細菌も検出されていない。」

そして、レセプト記載の診断名については、「あくまでも保険診療として診療費を請求できることを念頭において記載されていることは一般臨床の場ではよく知られていることで、縫合不全、腹膜炎、敗血症の可能性のあることから、その鑑別診断のために必要な諸々の検査を行っており、その検査について保険請求できるよう記載したのである。」というのであり、「そもそも、汎発性腹膜炎の臨床症状としては、腹痛、腹部の圧痛、筋性防禦、反跳痛の所見が重要である。しかし、患者にはこのような症状、所見は七月一七日の転院時までまったく認められていない。二度の造影剤による胃腸透視によって、縫合不全も否定されている。一六日まで全身状態に特に変わりはなく、一六日には流動食を三回全量摂取している。」と主張した。

腹水の検査で腸球菌検出。

原告側は、検査数値からさらに病院側の過失を衝いた。

「七月五日の白血球は一万六二〇〇で、異常値である。また、白血球のうち好中球が八四と増加している（好中球の正常値は四四〜七二）。腹膜炎の血液検査上の重要所見として、白血球が一万以上および好中球が増加することが重要な診断基準とされている。ＣＲＰは、細菌による感染症の有無を判断するにおいて重要な診断基準だが、七月七日の数値は一七・九で異常値であり（正常値は〇・六以下）、細菌が血管内に存在していることを意味する。

被告は、細菌培養ではいずれも細菌が検出されていないとする。しかし、腹水の検査についての報告書によれば、すべて『一般細菌培養陰性のため感受性検査実施せず』とあって、詳しい検査は行っていないのである。七月七日に採取した腹水については、増菌培養によって腸球菌が検出されている。

七月五日もしくは七日には、腹水に細菌が進入していることは明らかで、その細菌が感染症を起こし、白血球、CRPが異常値を示しているのである。

七月五日と九日の造影剤による胃腸透視によって造影剤の漏出は認められず、縫合不全は否定されているというが、縫合不全がある場合に造影剤の胃腸透視によってすべて明らかになるものではない。消化管造影でわからない場合でも、腹膜炎が進行し重篤な転帰をたどる例もある。

重要なのは白血球、CRPのデータであり、もっと明確なのは排出された腹水における細菌の存在である。」

それでも病院側は、「腹膜炎は発症していない。」と主張し、腹水から腸球菌が検出された点については、「七月七日の腹部ドレーンの排液の細菌培養検査は特殊な増菌培養で、同じ排液の塗抹検鏡検査では細菌は検出されていない。その後の臨床経過からすれば、汎発性腹膜炎が発症していないことは明らかである。腸球菌は、排液採取時の汚染によるものと判断すべきである。」というのであった。

そして、腹部ドレーンからの排液の細菌培養検査、白血球数、好中球数、CRPについては、「右検査所見などは、補助的な意味をもつに過ぎない。」とし、「原告らは、七月五～七日の検査結果だけを根拠にして、遅くとも七月七日には汎発性腹膜炎を発症していたと主張するが、臨床症状・所見がいかなるもので、その治療は何であるのか、その治療を行わなければどのような経過をたどるのかを、医学的に検討していない。」と非難した。

その一方で、「被告は、患者が入院当日の六月一七日より七月一六日まで発熱が続いたので感染症を発症していた可能性はあるが、その原因は不明と考えている。また、患者が七月一六日まで何ら異常はないと考えているわけではない。原因不明であるが、感染症があり、糖尿病があり、腎機能障害の疑いがある、と考えている。もっとも、原告らは、七月一六日に急にショック状態に陥ったと主張しているが、当日患者は食事を三回とも全量摂取しており、シヨック状態に陥っていたとは考えられない。」というのであった。

また、死因についても、「大学病院の診療録によれば」として、「転院翌日の七月一八日に脳内出血・くも膜下出血が診断され、その出血が原因で七月二四日死亡するに至り、そして、脳内出血・くも膜下出血の原因は不明である、とされている。」との主張をおこなったのである。

しかし、ほぼ双方の主張の整理が終わり、医師の証人尋問の段階になったところで、真っ向から過失を否定していた病院側から、唐突に和解の話が出たのである。それにより、病院側の過失を認める内容で、二〇〇一（平成一三）年八月、和解金五五〇〇万円で和解が成立した。

手術ミス6

脳動脈瘤の手術で脳梗塞を起こし植物状態

脳動脈瘤が発見され、手術を受けたところ、手術時間が長時間におよんで脳梗塞を起こし、術後、植物状態となってしまったケースである。医師が手術を楽観視したことが原因であったが、インフォームド・コンセントの不十分さも問題となった。

「医師が拙速に手術にあたった。」と専門家の意見。

患者は、五一歳の主婦である。一九九七（平成九）年一〇月ころから左眼の視力の低下が起こったため、大学病院の眼科に通院した。一九九八（平成一〇）年一月ころ、眼科から脳神経内科にまわされ、ＣＴ検査の結果、脳に腫瘍があると診断された。だが、二月二五日のＭＲＡ検査で、「前交通動脈および圧内頚動脈瘤」が指摘された。

そこで、三月五日に脳外科に入院し、翌六日、「低体温麻酔下開頭脳動脈瘤クリッピング手術」を受けた。手術にあたっての医師の説明では、「手術には万全を期するが、血栓および血管閉塞という不測の事態になる確率も二〇パーセントあり、下肢のマヒが生じることも否定できない。手術は、六時間から八時間かかる。」ということであった。

しかし、手術は午前九時から始まり、翌日午前一時までの一六時間かかった。そして、患者は術後、脳浮腫が生じ、植物状態となってしまった。

なぜ手術時間が予定の二倍もかかったのか、手術による合併症として下肢のマヒどころか植物状態になってしまったのはなぜなのか、納得のいく病院側の説明がなかったことから、二〇〇一（平成一三）年三月、患者側は訴訟を提起した。

このケースでは、原告代理人が、提訴前に専門家（脳神経外科医）の鑑定意見を求めている。

鑑定意見は、「一般論として、未破裂巨大脳動脈瘤に関しては自然経過の不良なことから、予防的手術が推奨されるが、手術による危険性も相当に覚悟しなければならず、そのためのインフォームド・コンセント（ＩＣ）が重要になってくると考えられる。ＩＣには、手術をしない選択はもちろん、手術をする場合の施設、術者、術式についても十分に考慮されなければならず、そのための時間、場（雰囲気）の提供、情報の提供が重要な要素になると考えられる。」として、本件について以下のように述べている。

「三月五日に入院し、翌六日には手術というスケジュールには拙速すぎるとの印象を受ける。医師カルテ上は、『精査加療目的にて入院』となっており、一定の治療方針は決定されていたものの、患者側にそれだけの覚悟があったのか不明である。また医師側にとっても、入院当日脳血管撮影、翌日手術ということで、血管撮影上の所見に対する検討、手術法に関する検討がどの程度行われたのか不明である。タイムスケジュールから類推するならば、スタッフ間で十分な時間をとって行われたとは言い難い。その結果が、カルテ上『入院診療計画書』において、『推定される入院期間』が『二週間前後』と極めて楽観視されていたことにも窺え、患者・家族も『危険性はありそうだがまかせるしかない』といった心情に陥ってしまったのではないか。」ということで、「手術したことは不適切とは言えないが、手術に至る過程における問題点が多々あるように感じられる。」と指摘していた。

そのことは、長時間に及んだ手術時間についても、「術前に『六〜八時間』と説明されており、これも十分な術前カンファレンスがなされなかったため、主治医が手術に関してより楽観視してしまった結果であろう。」と批判している。

そして、「脳腫脹（脳浮腫）は、術中の長時間の血流遮断により脳虚血が生じたことと、広範な脳梗塞が生じたことから、発生したと考えることができる。」とした。

結局、鑑定意見は、インフォームド・コンセントが不十分であったことと、医師が十分な検討をすることなく楽観視して拙速に手術にあたったことにより、その結果として「将来破裂して障害を持つことを防ぐための手術で寝たきりになってしまった」のであり、「医師側の手技上のミス、手術法の選択のミスについても指摘されなくてはならない。」と結論づけていた。

手術中の血流遮断の時間が争点。

脳動脈瘤とは、脳の動脈の一部分が、風船のようにこぶ状に膨らんでくる病気である。脳動脈瘤ができても、何の症状もあらわれず、一生、普通に生活できる場合も多いといわれている。最近は、ＭＲＩなどの検査で、この動脈瘤が発見されるようになったが、それ以前はわからなかった。こぶ状に膨らんだ部分が動脈の内圧（血圧）に耐え切れなくなり、破裂（脳動脈瘤破裂）して、くも膜下出血の原因になることもある。

患者の動脈瘤は、「径二五㎜」とカルテに記載があり、巨大動脈瘤であった。径が二五㎜以上の巨大脳動脈瘤の場合、自然経過における破裂率は一年間で六％とされている。径が一〇㎜以内では〇・〇五〜〇・五％、一〇〜二五㎜では一％以内とされている。したがって、巨大脳動脈瘤では、予防的手術をおこなうことも治療方法ではある。その場合のクリッピング術というのは、動脈瘤の頸部（くびれの部分）にクリップをかけて破裂しないようにする方法である。しかし、手術成績は不良であり、クリッピング術以外にも、バイパス術などと併用する方法も考慮すべきという意見もあるが、どれも完全な方法とはいえず、問題点が多々残されている。

そうしたことから患者側は、インフォームド・コンセントはより重要になってくるのであり、医師は、患者が判断をする上で必要な情報を開示して患者に説明する義務があるが、十分な説明義務を尽くしていない、と主張した。また、「手術中、周辺動脈を六〇分間血流遮断し、その結果脳虚血、脳梗塞を起こしている」として、術中の過失を主張した。

病院側は、「患者が植物状態になった結果と、手術との関連性は否定しないが、過失については否認する。」として、「脳梗塞の発生原因」と「術中の血流遮断の必要性」について主張をおこなった。

脳梗塞の発生原因は、「単に手術中に血流遮断を行うことによるのみでなく、術後の循環不全により発生することも考えられる。」とし、その可能性として考えられるのは、「①動脈瘤にかけたクリップで正常な脳に血液を送る動脈に狭窄が生じ、血流が術後長時間不足状態になった。②動脈瘤の中にあった凝血（血栓）が、動脈瘤を挟んだクリップで押し出されて末梢の動脈に塞栓した。③手術操作で直接血管を押したり、引いたり、挟んだりしているので、血管攣縮（血管が細くなり、血液が流れなくなる現象）が発生した。などが考えられるが、本件において何が発生原因となっているか、また、術中の血流遮断と術後の循環不全が脳梗塞に対して与えた影響、関与の程度は正確には判断しえない。」というのである。

また、術中の血流遮断の必要性については、「本件手術においては、動脈瘤の壁が厚く、動脈瘤にクリップをかけると親動脈の血流が停止してしまうため、動脈瘤を開いて、動脈瘤の中から壁を薄く削りクリップをかけるという操作をしているのであり、この操作中は血管が開放されているので出血を少なくするために血流の遮断が必要とされたものであり、一般的にも巨大動脈瘤の手術では血流遮断なしでは手術ができないことが多いのが実状である。」

そして、血流遮断の時間について、「体温三二℃前後で、①16：27↓16：46　19分間②16：48↓17：16　28分間③17：30↓17：52　22分間　の三回に分けて行われており、それ自体は手術の内容・程度からして相当なものであったと判断している。」ということであった。

だが、後から提出した「手術経過表」では、二回目の血流遮断について、17：01から17：05（推定）まで血流は再開していたとの主張に変わっていた。

補足説明によれば、16：48から血流遮断して、動脈瘤クリッピングをおこない、17：01に血流を止めているクリップを除去したところ、血流が乏しいため、内膜の肥厚が原因と判断し、再度血流遮断して、動脈瘤内腔側より内膜剥離術を施行し、17：16「虚血時間の問題もあり、血流を再開した」というのである。したがって、血流の状態を確認するために要した17：01から05までの約五分間は血流が再開していて、完全に遮断されていたのではないというわけである。

さらには、17：30から17：52の間にも、途中血流を見るために遮断解除していたとの主張もしはじめた。

病院側が、こうした主張をはじめた理由は明らかだった。通常、人間の脳は酸素がまったく供給されない状態が三分間くらい続くと低酸素脳症を起こすとされている。巨大動脈瘤の手術では血流遮断が必要とされているということだが、遮断時間は五分かせいぜい一〇分間が安全な時間とされているのである。低体温下とはいえ、二八分間というのは、いかにも長すぎると病院側も考えたのであろうと思われた。

カルテには、17：01から五分間血流遮断を解除したとの記載はなかった。二〇分以上の血流遮断が過失の問題として重要な争点となったため、訂正したとしか考えられなかった。

しかし、仮にそのこと自体が事実であったとしても、四回の血流遮断がおこなわれ、そのうち二〇分以上の遮断も一回はあるわけで、アメリカの文献によれば、二〇分以上の血流遮断、何度も血流遮断をすることが脳梗塞の原因となるとされているのである。医師としては、脳梗塞を起こす可能性があることを考慮して手術をおこなうべき注意義務があったといわざるをえないのだった。

また、通常、こうした手術の場合、ビデオ撮影して記録に残すことがおこなわれているが、ビデオ記録は残っていないということであり、そのことも疑惑を深めた。

「手術は三〇分を超えるぐらい難しいものだった。」と担当医師。

主張の整理が終わり、担当医師の証人尋問がおこなわれた。

証言で、手術時間について医師は、「一六時間ではなく一二時間二五分である。」と主張したが、それにしても予定の倍の時間がかかった理由を問われて、「検査段階では予測できなかった動脈瘤の壁の厚みがあったためだ。」と述べた。動脈瘤の中に血栓があることは、ＭＲＩや血管造影でわかっていたが、内膜の肥厚は予測できなかったというのであった。

手術は、概略次のような手順でおこなわれたという。


午前九時三分手術室入室。

麻酔、開頭と進み、一二時三〇分、顕微鏡下で手術を開始した。

一六時二七分、周辺動脈をクリップでとめ血流遮断、動脈瘤を穿刺減圧（つぶした状態）して動脈瘤の頸部クリッピング。

一六時四六分、遮断解除したが十分な血流量が得られず、
一六時四八分、再度血流遮断し、超音波破砕装置で動脈瘤内の血栓を除去。

一七時一分、遮断解除し、血流確認したところ、血流が乏しいため、
一七時五分、血流遮断して、動脈瘤の内膜剥離を実施。

一七時一六分、いったん遮断解除して血流再開。

一七時三〇分、再度血流遮断して、内膜剥離を施行。動脈瘤の頸部クリッピング完了。

一七時五二分、血流遮断解除。


なお、この後、もうひとつ五ミリほどの動脈瘤（内頚動脈瘤）があり、その手術を一時間後に開始している。この

手術中、血流遮断はしていないということである。
二〇時一〇分、内頸動脈瘤手術完了。
二三時、閉頭、縫合して手術終了。

この手術経過について、疑問点が指摘された。一六時四六分に遮断解除したが、十分な血流量がなかったということで、わずか二分後の四八分にまた遮断している。ということは、一六時二七分から一七時一分までの間の遮断時間はトータルで三一分間ということになるが、二〇分を越えること、遮断を頻回に繰り返すことは危険だとの医師側の主張と矛盾するのではないかと衝かれたのである。担当医師は、「本来、三〇分以内にやれればよかったと思うが、それを超えるぐらい、難しいものだったということです。」と、苦しい弁解をおこなった。

また、「二二分間遮断しなくても、一〇分か一五分でいったん中断して、それから四、五分たってから、もう一回おこなうということは絶対できなかったのか。」との質問には、「絶対ではない。」と認める証言をした。

さらに、インフォームド・コンセントに関する質問には、「脳梗塞の話はしている。」ということだったが、「脳梗塞になって、下肢が麻痺になる可能性が高いということで話をしてある。」という内容であり、植物状態という説明はしなかったのかと重ねて問われて、「植物状態という言葉は使わなかったけれども、命にかかわる手術だという言葉を使っております。」というのであった。

担当医師の証人尋問が終わった後、裁判所から和解勧告がおこなわれ、二〇〇二（平成一四）年九月、和解が成立した。和解金は六〇〇万円であったが、介護体制、介護費用の負担について、被告病院に入院していたこれまでと同様の条件で他の病院に転院することが、和解条件に盛り込まれた。

手術ミス 7

自覚症状のなかった胆石の手術後に死亡

胆のう摘除手術後の腹腔内出血に対し、止血のための再開腹手術の時期が遅れたため、全身状態を悪化させ、死亡させたケースである。治療法についての「迷路」のような主張があり、そのため問題の核心が曖昧化した面があったが、再開腹のタイミングこそが争点であり、鑑定によってそのことが明快になった。

検査で胆石が見つかり手術に同意。

患者は五八歳の男性である。血圧が高く、投薬を受けていたほかはふだん健康状態に格別問題はなかった。晩酌にビール中ビン一本を妻と半分ずつ飲む程度であった。慢性肝炎の疑いがあるということで、いきつけの病院から粉末や錠剤の薬をもらってきて飲んでいたが、一九八五（昭和六〇）年九月三日、肝臓の検査で胆のう内に胆石が発見された。

その一週間後には、胆のう超音波検査を受け、胆石が直径二六ミリメートルで、胆管が四ミリメートル拡張しているということで、医師から手術を勧められた。患者には、自覚症状がなく、生活上の支障もなかったが、医師の勧めを受け入れて手術することにした。

一〇月一日に胆のう造影撮影、胆のう断層撮影の検査をおこなった結果、胆管の拡張はないことが明らかになったが、手術実施の方針は変わらず、一〇月一四日、外科で診察を受けた。外科では、胆管の拡張はないことを確認したうえで、患者の入院日を一七日、手術予定日を二四日とした。

入院した日の医師の説明では、「胆石だけを取ることは難しいので、胆のうを取るが、取るのは胆のうだけです。」ということであった。

胆のう切除手術は二四日に実施され、親指の頭大（二六㎜×一五㎜）の胆石が摘出された。

ところが手術の後、その日の夜中に患者は「胸が苦しい。」と訴え、翌日にはお腹がカエルのように膨れてきた。主治医は、「内出血しているようだ。」といって、二六日に腹腔内の止血のため再手術がおこなわれた。

再手術後、医師は、患者のお腹から取り出した血の塊を家族に見せ、「これだけ血が取れたし、止血剤もしっかり打ったから大丈夫。」といった。さらに、「じつはご主人は肝硬変だった。話すとびっくりすると思って言わなかったが。」といい、また「肝硬変と慢性肝炎は紙一重だから。」ともいった。

だが、再手術後、患者はほとんど意識不明のまま、症状は悪化の一途をたどり、結局、一一月二四日に死亡してしまった。

病院の死亡診断書には、直接死因が「肺線維症」、直接死因の原因は「呼吸不全」と記載されていた。

病院から、患者遺族に解剖の申し出があったが、手術の経過に不審を抱いていた家族は、その申し出を断り、警察を通じて司法解剖をしてもらった。司法解剖は、一一月二五日に大学医学部法医学教室の医師の執刀でおこなわれた。しかし、死体検案書が出たのはだいぶ遅くなり、一九八七（昭和六二）年九月九日であった。その結果は、直接死因「消化管内多量出血」、直接死因の原因「急性多発性微少出血性びらん性胃炎」と記載されており、その他解剖の主要所見として「肝硬変症」とあった。

患者遺族は、そもそも自覚症状もないのに手術をする必然性がほんとうにあったのかどうか疑問だと思った。また、病院医師は「肝硬変」を認識していたのに、止血措置が十分でなかったのではないかとも考えた。そうしたことから、「胆石については、外科手術適応として、胆のう炎、閉塞性黄疸の合併、疝痛発作等の頻発、胆石を原因とする肝機能障害の増悪などが一般に挙げられている。被告病院は、患者の状態がこれら胆のう摘出手術に適応の場合でなく、肝硬変を合併しており手術に危険を伴うから、胆のう摘出手術を避けるべきなのに、これを実施した過失があり、さらに、肝硬変を合併しており、止血機能に異常がある可能性が高いから、術後止血措置を十分におこなわなければならないのに、これを怠った過失がある。」として、一九八九（平成元）年五月二二日、訴訟を提起した。

病院側は「肝機能障害は手術に耐えられる程度。」と主張。

病院側からは、詳細な「診療の経過」とともに、次のような主張がおこなわれた。

まず、「胆のう摘除術の適応」として、患者は「肝機能障害・呼吸機能障害・高血圧・二次性糖尿病の合併症を有していたこと、手術時無症状であったが将来症状が発現する可能性が高く、急性胆のう炎・胆のう癌などの続発症の危険があること、高齢になってから外科的療法を採用する場合に危険が大きいこと等から、できるだけ早期に外科的療法を採用することが望ましい症例であった。また患者の肝機能障害などの並存疾患は比較的軽く、胆のう摘除術に十分耐えられる程度と判断された。」

したがって、患者は「胆のう摘除術の適応があることは明らか」であり、また、「外科担当医は胆のう摘除術について患者に十分に説明し、患者は胆のう摘除術を受けることを積極的に希望していた。」というのであった。

次に、「胆のう摘除術に伴う止血処置」として、「術後創部からの出血が認められたが、止血剤を継続投与するとともに輸血を行い自然に止血するのを期待して経過を観察し、術後一日経過した時点での出血量は血色素量の数値から一〇〇〇cc程度であると推測され、貧血状態に悪化が見られないことから、再開腹止血術を見合わせて経過を観察し、術後二日目になっても出血が続き貧血状態の悪化が見られ、尿素窒素の上昇、肝機能の低下なども認められたため、再開腹止血術を行い、出血していた肝床部の微細静脈を縫合結紮し、肝床部にスポンゼル（止血剤）を挿入しトロンビン（止血剤）を散布し閉腹し手術を終え、その後創部からの出血はなくなったと判断された。」というのである。

そして、「死亡原因」として、

「胆のう摘除術および再開腹止血術の後、手術侵襲や術後の出血、術前よりの肝機能障害・肺機能障害、二次性糖尿病、高血圧症などの合併症のため循環動態のバランスがくずれ心臓や肺に負担となり、一〇月二八日頃から肺浮腫を発症し、一〇月三〇日には人工呼吸器の装着を必要とする状況となり、その頃から手術等のストレスに因ると考えられる消化管出血が始まり、その後継続増悪し、腎臓や肝臓の機能低下を招くなど全身状態が悪化し、一時改善傾向にあった呼吸機能の悪化が再燃し、人工呼吸器を継続的に使用したことに伴い肺線維症を併発するなど、多臓器障害の症状を呈し進行的に悪化し、一一月二四日死亡した。」と経過を述べたうえで、「患者には高血圧症・肝機能障害・肺機能障害・二次性糖尿病の合併症があったが、前述のとおり、術前の検査では胆のう摘除術に耐えられない程度の並存疾患とは判断されなかった。結果的に胆のう摘除術および再開腹止血術の手術侵襲あるいは術後の出血に伴い心臓・肺臓・腎臓・肝臓等に負担を与えたことが引き金となり、全身状態が進行的に悪化し、肺浮腫・消化管出血・腎不全等の多臓器障害を発症し死の転帰をたどったが、術前の検査結果からこのような転帰をたどることは予想できず、被告病院および担当医師等に医療上の注意義務違反はない。」というのであった。

「診療の経過」には、「患者には軽度の高血圧症と肝機能障害があり、昭和二九年に肺結核のため右上葉切除術の既往歴のあることが確認」され、術前検査を実施したとして、その結果、「肝硬変または慢性肝炎による肝機能障害が認められた」、「肺機能については、肺活量五八・九％（正常値八〇％以上）で換気能に拘束性障害があると認められた」、「血液凝固試験の結果は、多少凝固機能が劣っていると判断された」等とあり、しかしながら「手術を回避すべき程ではないと判断された。」ということであったが、これらマイナス要因をすべて手術適応の裏づけとして使っていた。のみならず、「死亡原因」も結局はそれらが大きな要因になったと主張するのである。

「再開腹手術を遅らせて全身状態悪化。」と患者側。

病院側の主張に対し、患者遺族側は次のように反駁した。

「胆のう摘除術の適応」については、「無症状胆石症からの発症については、無症状胆石を二〇年にわたり自然経過観察したもののうち、症状発現率は一八パーセントに過ぎず、加齢とともにその発現率は低下するという多施設集計が報告されている。また、剖検例を対象とすると、男性の二五パーセント、女性の四四パーセントが胆石症合併であったが、そのうち、生前胆のう摘出を受けていたのは、それぞれ四パーセント、七パーセントに過ぎず、大多数はほとんど無症状で経過していたという報告もなされている。また、胆石症患者の胆のう癌発生率は、一パーセントに過ぎない。以上から、無症状胆石に胆のう摘除手術は強制すべきでない、とされている。」

また、止血処置については、「胆のう摘除術後の術後出血は、胆のう動脈結紮糸の脱落、不十分な肝床止血、血液凝固障害などが原因として考えられるが、術後頻脈、血圧低下、冷汗等の諸症状から腹腔内の出血が考えられる場合は、程度が軽い場合を除き、速やかに再手術をおこなうべきものとされている。まして、被告病院担当医師は、手術前の血液検査、血液凝固試験により、患者の凝固機能が劣っていることを認識していたというのであるから、術中の止血は細心の注意をもっておこなうべきであったし、また、仮に、術中の出血が認められない場合においても、いったん出血すれば、止血が困難なのであるから、術後の出血の有無についての観察は細心のものでなければならず、出血が認められるか否か、担当医師は間断なく観察し、出血が認められた場合には、速やかに、止血のための処置を取るべきであった。」、「しかるに、被告病院医師は、患者の凝固機能に疑問があり、患者の腹腔内の出血が疑われたのに、適切な処置を取らないまま いたずらに時間を経過させ、再開腹手術を遅らせて、患者の全身状態を悪化させたものである。」

さらに、「再開腹手術後の過失」および「胆のう摘出手術後の処置について」という主張の追加をおこなった。

「再開腹手術後の過失」は、「胆石手術後の合併症として、急性胃結膜病変（ＡＧＭＬ）、またはストレス性潰瘍による消化管出血を考慮しておくことが必要であり、もしそれらが生じたならば迅速かつ適切に対処しなければならない。消化管出血は、多量であれば致命的となるものであり、消化管出血の診断には緊急内視鏡検査が唯一有効な手段であるから、消化管出血が疑われたときは、全身管理とともに緊急内視鏡検査をおこない、出血部位、病変、出血状況を確認して非観血的ないしは手術療法などの治療方針を早急に選択する必要がある。」として、「胆石手術後の患者に下血が出現したときには、第一に上部消化管出血を疑うべき」であり、「患者は、一一月一日から下血が出現していたから、担当医師は、胆のう摘出手術後のこの病態から、この時点で上部消化管出血を疑うべきであり、上部消化管出血は、多量出血となれば致命的となるから、全身管理とともに唯一かつ有効な対策として緊急内視鏡検査をおこない、出血部位、病変、出血状況を確認して非観血的ないしは手術療法などの治療方針を早急に選択し実行する注意義務があった。」

このことは、司法解剖医の解剖所見に、下血が見られた時点で「ある程度の危険をおかしても内視鏡検査を施行すべきではなかったかと考える。」との見解が述べられていたことを踏まえての主張であった。

また、「胆のう摘出手術後の処置について」は、「術後合併症として、術後出血が考慮されなければならない。」として、「術後に頻脈と血圧の低下が出現した場合にはまず出血を疑い、ヘモグロビン値およびヘマトクリット値の低下が見られるときは、程度が軽い場合に止血剤、ビタミンK、ビタミンCの投与をおこなって様子を見るほかは、速やかに輸血をおこない、止血を図るとともに、全身状態の悪化を避けなければならない。」と主張した。

患者は、手術直後の二四日午後四時頃から、脈拍数が増加をはじめ、昇圧剤が投与されたにもかかわらず、血圧も脈拍の増加を追うように低下しはじめている。また乏尿状態が続いていた。午後七時過ぎころから輸液がおこなわれたが、脈拍数は増え続け、午後九時三五分には一分間に一四四を数えるまでになっていた。

「医師としては、この時点で腹腔内の出血がかなりのものであることを疑い、ただちに新鮮血を輸血し、適切に止血を図るべきだったのに、漫然と昇圧剤を投与し、循環液を注入するにとどまった。そのため、一二〇を超える頻脈と収縮期血圧が五六から七六という低血圧を放置したまま、いたずらに時間を経過させ、患者を新鮮血の輸血では回復しがたい状態にまで追いやった。」

患者が濃厚赤血球の輸血を受けたのは、二五日午前一時ころからである。しかし、止血しないまま頻脈が続き、結局腹腔内出血がはじまってから四四時間後に再開腹手術を受けることとなった。

「担当医師が、適切な処置をしておれば患者は再開腹手術を受けずにすんだものと思われるが、二度にわたる、しかも肉体的にも精神的にもぎりぎりの状態まで追い詰められてからの手術であったため、患者の受けた侵襲は計り知れないものがあったのであり、これがその後の病態を大きく支配したものであることは疑いない。」

カルテを精査した結果に基づいて、患者遺族側は厳しく批判したのである。

「内視鏡検査は不必要。」と病院側。

病院側からは、次のような反論がおこなわれた。

「司法解剖所見に言う急性多発性微少出血性びらん性胃炎は、独立疾患として発症する場合と全身状態の悪化に伴う末期的症状として発症する場合とがある。前者の場合には、内視鏡検査で発症を確認し、まず内科的治療として抗潰瘍剤を投与し、次に内科的治療で治癒しない出血部位に対し局所的に外科的治療法あるいは内視鏡的治療法をおこなうのが通常である。」、「後者の場合には、治療法としては原疾患あるいはＤＩＣ（汎発性血管内血液凝固症候群）に対する治療法が基本となり、対症療法的に抗潰瘍剤と粘膜保護剤の投与をおこなうのが通常である。ＤＩＣに対しては確立された治療法はなく、ＦＯＹ（ＤＩＣ予防治療薬）およびヘパリン（ＤＩＣ治療薬）の早期投与が唯一の有効な方法とされているだけである。」、「全身状態の悪化した状況下において外科的治療法あるいは内視鏡的治療法の適応はなく内視鏡検査をおこなう必要性がないのであり、また内視鏡検査を実施する場合には、胃内に空気を入れ胃を膨らませるため横隔膜が挙上し肺および心臓が圧迫を受けるため呼吸および循環に悪影響を与え、全身状態をさらに悪化させることになる危険があり、かつ全身状態の悪化した患者に内視鏡検査のため無理な体位をとらせることは負担が多いばかりか自由に体位をとれないときには十分な内視鏡検査を実施することは不可能である。」

このような事情から、「内視鏡検査を実施しないのが通常である。」というのである。

そして、病院の対応を次のように説明する。

患者の下血は、再開腹手術後五日目にあたる一〇月三一日の夜からはじまっているが、「これに対してストレス性潰瘍またはびらん性胃炎による上部消化管出血と判断し、タガメット（抗潰瘍剤）を継続して投与するとともに、ＤＩＣの予防のためのＦＯＹ（ＤＩＣ予防治療薬）を継続して投与し、その結果一一月三日から下血の回数および量は減少し、一一月四日には血液検査で血色素量が上昇し、かつ緑黄色の便が排出し上部消化管からの出血は止まったと判断される。」

その後一一月八日ころから再び下血が見られ、一一月九日に至って多量の出血が見られたが、「患者の全身状態の悪化に伴う末期的症状であると判断され、全身状態改善のための対応処置を実施したほか、抗潰瘍剤・ＤＩＣ予防治療薬・粘膜保護剤等の投与をおこなっており、被告病院の対応は適切である。なお、その時点では患者の全身状態は急激に悪化しており、内視鏡検査を実施できない状況にあった。」

司法解剖医の「内視鏡検査を施行すべきだったのではないか」との見解に対しては、「解剖所見で確認された病理組織所見にのみもとづき、臨床経過を全く考慮せずまた全身状態の悪化に伴う症状であることを看過した見解である」と論難し、

「最初の消化管出血に対しては、下血状況や全身状態などからまず内科的治療をおこなうのが通常であり、しかも最初の下血は内科的治療によって止血したと判断されるのであって、内視鏡検査を実施していないことは何ら問題ではない。また再度の下血は肺機能・肝機能・腎機能の低下など全身状態の悪化とＤＩＣの発症・進行とが相俟って、全身状態が不可逆的に増悪するのに伴って出現した末期的な症状であったと解されるのであって、出血部位に対する外

科手術あるいは内視鏡的治療法の適応はなく、原因疾患である全身状態の改善あるいはＤＩＣに対する治療法をおこなうほか、対症療法的に抗潰瘍剤などを投与する以外にはなく、内視鏡検査を実施する必要性はないのである。」と主張している。

また、「胆のう摘出手術後の処置」に関しても、次のような反論がおこなわれた。

「術後腹腔内に挿入したドレーンからの出血があり、術当日（一〇月二四日）午後一一時の検査で貧血が認められたことから、腹腔内出血が予想されたが、手術直後から止血剤を持続点滴で投与しており、保存血（六〇〇cc）の輸血によって手術翌日（二五日）午後二時二〇分の検査で貧血の悪化は見られず、止血目的で新鮮血を輸血しなければならない状況とは考えられない。

術後血圧低下、乏尿、肝機能の低下、腎機能の低下が発現するなど全身状態が術前に比して多少悪化しているが、これらがすべて出血に因って発現したものとも言えず、手術当日から新鮮血の輸血をおこなっていれば患者の全身状態の悪化を防止できたとは到底言えない。」

そして、「血圧低下に対して昇圧剤・強心剤を投与し、貧血に対してヘスパンダー（血液代用剤）の点滴と保存血の輸血をおこなっており、これらの処置により血圧は徐々に改善し、手術翌日（二五日）午前一〇時ころまでにほぼ回復していること、乏尿が見られ、出血による循環血液量の低下の可能性も考えられたが、むしろ脱水のほうが大きな要因とも考えられたので、ポタコール（糖質電解質補充液）、生理食塩水などの投与をおこなって脱水状態の改善をはかり、この処置により尿量に改善が見られ、さらに手術翌日の利尿剤の投与後は十分の尿量が得られていることなど、被告病院の対応により全身状態の増悪は防止されていた。手術後三日目（二六日）、ドレーンからの出血が続いており、貧血が増悪し、血小板も減少したため、新鮮血の輸血をおこなうとともに、外科的に止血する必要があると判断されたことから、全身状態がさらに悪化する前に再開腹をおこなうことを決定したのである。」

さまざまな「処置」を施し、それによって「改善」「増悪防止」がなされたと強調する。しかし、現実には患者の症状は悪化の一途をたどったのではなかっただろうか。

鑑定で「再手術は遅きに失した。」

患者遺族側は、過失に関して大きく二点を整理して主張した。

まず、「一〇月二四日午後八時ころから患者はショック状態に陥っているにもかかわらず、医師は十分な治療措置を講じていない過失」。

患者は、一〇月二四日午後七時ころから血圧が低下しはじめ、体温が上昇傾向になり、乏尿傾向にある。また午後九時三五分ころからは、頻脈、血圧低下がさらに進行し、午後一〇時三〇分ころから翌日午前一時ころまでは血圧低下が著しく、尿量も低下し、無尿に近くなっている。

胆石手術後の合併症として出血性ショック、心不全が考えられ、特に患者に術前から肝硬変、肺機能障害が存在する場合には、合併症発生の確率は余計高くなることから、遅くとも二四日午後一〇時ころには重篤なショック症状が発生していると見るべきものである。

「本件の場合は胆のうの摘出手術で、かつ肝硬変がもともとあったのであるから、出血性ショックに陥っているものと考えるべきである。また肺機能も悪かったことを考えると心不全によるショックも重なっていることも考えられる。いずれにしてもショックとしては重篤な状態に陥りつつあったものと考えるべきである。被告病院としてはそれ以前に種々の薬剤を投与し、輸液療法もおこなっていながら病状が悪化していっているのであるから、十分な観察検査方法を強化すべきであり、治療措置も講じるべきである。

ところが、被告病院では一〇月二四日午後一〇時以降、医師が診察することもなく、電解質、血液ガス検査、レントゲン検査、尿比重検査もおこなっていない。また治療としても輸血を翌日午前一時までおこなっておらず、利尿剤の投与も翌日午前九時ころまでおこなっていない。電解質バランス、酸塩基平衡の補正もおこなっていない。」

第二点は、「患者には急性胃粘膜病変（ＡＧＭＬ）が発生し、その後病状が悪化しているにもかかわらず、内視鏡検査および内視鏡的治療措置を講じていない過失」。

ＡＧＭＬは、胃の粘膜の病変だけでなく、胃壁粘膜面（胃壁内面）の急性の病的変化（出血、びらん、潰瘍など）も含まれ、急性潰瘍も含めた総称である。原因としては、外科手術によるストレス、薬剤の副作用等が考えられ、本件のような外科手術後に発生することが多いとされている。ＡＧＭＬには出血が伴い、症状としては下血、吐血としてあらわれ、手術後にタール便が出るとＡＧＭＬを疑うべきものとされている。診断方法としては、現状では内視鏡検査が唯一で、それ以外には有効なものはないとされている。したがって、下血があったときには、ただちに内視鏡検査をおこなうべきといわれる。ＡＧＭＬは、適切な診断と早期の治療がおこなわれないと予後が悪いとされており、死亡に至ることも多い。治療法としては、内科的治療と外科的治療がある。内科的治療としては、薬剤投与、輸血、内視鏡的止血法があり、内視鏡的止血で不十分な場合には早期の胃切除手術が必要といわれている。

ＡＧＭＬについてのこうした医学的前提事実に対し、「被告病院がおこなった措置は、ガスター、マーロックスの薬剤を投与するだけで、内視鏡検査および内視鏡的止血はおこなっていない。また外科的手術もおこなっていない。」つまりは、病院側はいろいろな弁解をするけれども、ほんとうに必要な措置は講じていないという主張である。

担当医師らの証人尋問がおこなわれた。だが、「胆のう摘除術後の午後九時ないし一〇時以降、患者はショック状態にあった。」ことを認めるにとどまり、主張は平行線をたどったままであった。

そこで、鑑定が求められた。

一九九二（平成四）年三月、東京女子医科大学第二外科の浜野恭一教授による鑑定書が提出された。鑑定は、争点となっている「胆のう摘出手術の適応」「再開腹手術までの診療」「再開腹後の診療」「死亡の原因」などの事項について検討を加え、「外科手術をおこなったことは妥当である。」としたが、再開腹手術の時期について「遅きに失した感がある。」と指摘していた。

鑑定によれば、「一〇月二四日午後九時三五分に脈拍一四四となり、以後、一二〇以上の頻脈を呈している。この間、血圧も六〇台に下降し、看護記録によれば胸部圧迫感・眼瞼結膜の貧血・腹部膨満・ペンローズドレインからの出血などの所見があり、あらゆるデータが腹腔内出血を示唆している。この時期には、出血による体内における循環血液量の不足が限界を超え、出血性ショックに立ちいたったことが考えられる。対応からいえば、第一に輸血であり、次いで全身状態の管理、その後に出血量の推定と出血が進行性であるかどうかの判断、さらには、再手術をおこなうかどうかの判断が要求される。」ということであり、「症状発現が二一時台であるのに輸血開始が翌二五日午前一時と、やや遅いきらいがある。」、また、再開腹手術についても「前日よりの経過をみると、出血性ショックに陥った時点で輸血六〇〇ｍｌがおこなわれ、一応血圧は上昇したが、輸血終了の二五日五時一〇分より三時間後に再び血圧下降をみていること、および脈拍は一二〇以上が続いていることを考えると、出血は止まっておらず持続している可能性があり、この時点で再手術につき十分な配慮がなされてしかるべきであったと思われる。」として、「二四日夜は無理としても、一〇月二五日午前に、全身状態のチェック・血液検査・超音波検査等をおこなって、再手術に踏みきることが望ましかったと考える。」ということであった。

なお、再手術の決定には、「出血量が大量であること、また、出血が持続しているかどうかを判断することが重要」で、そのためのもっとも簡便な方法は「超音波検査による腹腔内の検索」であるという。超音波検査で、「腹腔内、とくにダグラス窩に液体の貯留（この場合、血液）があれば、かなり大量の出血が疑われ、手術適応決定の助けとなる。」というのである。

そして、再開腹後の診療については、「本例の如き状態では、内視鏡検査はあまり意味がないし、ほとんど治療手段とはならない。」と断じている。その理由は、「下血が続いた状況下では、患者はＤＩＣおよびＭＯＦ（多臓器不全）か、または、それに移行しつつある病態であり、言葉をかえればほとんど救命がむずかしい状況下にあったと思われる。したがって、この時期において、体に負担を与える治療法を論ずること自体空しいものと思われる。」と述べる。

つまりは、「この例での問題点は、再開腹後にあるのではなくて、再開腹のタイミングにあると筆者は考える。」ということなのである。

「再手術の時期が遅かった」という点については、鑑定人尋問においても、より明確に、「私であったならば、もうその晩にあけていると思います。一〇年ぐらいの経験のあるお医者さんだったならば、その次の段階、二五日の午前中には少なくともあけるべきだったろうというふうに思います。」と証言している。

結局、鑑定および鑑定人証言が決め手となり、裁判所から和解の勧告がおこなわれ、病院側が和解金三八〇〇万円を支払うことで、一九九二（平成四）年一一月、和解が成立した。

この事案では、病院側が実に詳細な「診療の経過」を提出し、そのため却って、問題の核心が曖昧になるという典型的な様相を呈した。主張の応酬を繰り返すなかで、迷路に踏み込んでいく感は否めなかった。それを救ったのは、鑑定である。問題の核心は、「救命がむずかしい病態」に立ち至ってから以降の治療法の是非ではなく、そこまで重篤な病態に陥らせてしまった原因は何か、という指摘はきわめて示唆にとんでいる。それが、本件では「再手術をする時期の決定が遅すぎた」というに尽きるのである。このことは、いろいろな事例においても教訓として念頭に置くべき事柄であろうと思われる。

手術ミス 8

胆石の手術後、胆汁性腹膜炎を発症して死亡

胆石の手術で、胆管の損傷に気づかず閉腹してしまい、胆汁性腹膜炎を発症させて、結局死亡させた事案である。被告病院側は、手術ミスは認めながらも、死亡との因果関係について、転医先の大学病院の術後管理に問題があったためと主張して争った。

手術後、大量の胆汁が漏出。

患者は、三六歳の男性である。二〇〇〇（平成一二）年一二月一一日夜一二時頃、突然の腹痛に襲われ、救急車で大学病院に運ばれ診察を受けた。診断は「腸閉塞の疑いがある。」ということだったが、満床を理由に系列の個人病院を紹介され、入院した。個人病院では、「腹痛の原因は胆石です。」との診断であった。

一二月二一日、患者はその病院で胆のうの摘出手術を受けた。院長の話では、「癒着していたので、当初の予定より切り口が大きく、倍くらい切った。」ということだった。また、「輸血をした。」ともいった。

手術後、患者は数日たっても熱が三六・七度あり、点滴と輸血がくり返しおこなわれたが、黄疸が出て目も黄色くなってきた。ドレーンからは大量の胆汁も漏出していた。家族が病状の説明を求めても、院長は一切答えず、これか

らの治療方針を尋ねても「経過を見てみないとなんともいえない。」というばかりだった。しかし、一二月二七日になって院長から、「再検査の結果次第でもう一度手術するかもしれない。」と患者に話があったと聞いて、家族は不安を募らせ、転院を強く希望して、翌二八日に大学病院へ転院した。

大学病院での検査の結果、「肝臓から出ている胆管に損傷があるので、明日手術をします。」ということになった。

一二月二九日、手術は、予定時間をはるかにオーバーしておこなわれ、「思いのほか、前回の手術の損傷が激しかった。」ということであった。「いまは大変危険な状態だ。」と医師は強調した。その、胆管空腸吻合手術後も高熱が続き、肺に水が溜まり、腸は動かず、腎臓の機能も弱まっていって人工透析がおこなわれた。

医師の話では、「こちらに運ばれてきたときすでに、胆汁がお腹全体に広がっていた。胆汁性腹膜炎だった。」ということだった。そのため、腸の炎症が原因の腸閉塞を起こしているということで、一月二四日、さらに再手術がおこなわれた。

しかし、容態は日を追って悪化していき、二月九日、患者は死亡してしまった。

患者の遺族は、「被告病院担当者は、胆のう摘出手術を実施する際に、患者の総胆管、後胆管を損傷し、かつ、胆管損傷に気づかず、何らの処置もせずに閉腹したもので、過失がある。」として、二〇〇三（平成一五）年三月五日、訴訟を提起した。

その主張は、「被告病院において、平成一二年一二月二一日、患者に対し、胆のう摘出手術をおこなった際、癒着及び出血等による視野不良のため、胆のう管を切断するつもりで誤って総胆管及び後胆管を切断するなどしたため、腹腔内に胆汁が漏出して胆汁性腹膜炎を発症させる危険性を生じたのに、これに気づかないまま閉腹して手術を終えたが、同日、患者の右肝床部に留置したドレーンから約一〇〇ミリリットル、翌二二日、同ドレーンから約三四二ミリリットルの胆汁が漏出していたことなどから、上記手術中に総胆管または後胆管を損傷した可能性があることを考え、胆汁が腹腔内に漏出して胆汁性腹膜炎を発症させる危険性を考慮し、直ちに、内視鏡的逆行性膵胆管造影法（E

ＲＣＰ）検査、ＣＴスキャン検査等の検査を実施し、胆管損傷の有無及びその原因の究明に努めるとともに、胆汁の腹腔内への漏出を停止させ、胆汁性腹膜炎の発症及び進行を阻止すべく、直ちに開腹手術を実施する注意義務があるのに、一二月二八日まで開腹をおこなわなかった過失がある。」というものである。

「患者の死は、大学病院での不適切な管理が原因。」と病院側。

これに対し病院側は、「被告病院から大学病院転院の一二月二八日の時点では、患者は十分救命が可能であった。患者の死は、大学病院における不適切な管理が主たる原因である。」と、全面的に過失を否認した。

病院側の主張は、次のようなものであった。

まず、「胆汁性腹膜炎は、胆汁の漏出による炎症反応一般を呼称するもので（胆汁によって腹腔内粘膜にヤケドと同じような化学的な炎症が引き起こされる）、炎症が腹腔内の一部に止まるものを限局性腹膜炎、胆汁が腹腔内全体に回り腹腔全体に炎症が起きる場合を汎発性腹膜炎という。汎発性腹膜炎においてさらに感染が起こり感染性の汎発性腹膜炎が生じたときは敗血症などの合併症を引き起こすため、できるだけ早い外科的手術（胆汁漏出の原因を止める、腹腔内の洗浄など）が必要となる。したがって、要は、胆汁性腹膜炎において胆汁が腹腔内全体に回り汎発性腹膜炎に陥りながらこれを漫然と放置したか否かが責任（過失）の有無の決め手となる。」と前置きしたうえで、「『胆汁性腹膜炎を起こしたらすぐに手術をしないと予後はよくない』との主張は争う。胆汁性腹膜炎が限局性に止まっているかぎり経過観察は許される。」と主張し、「一二月二一日の胆嚢摘出術の経過」を、こう述べる。

「胆嚢摘出術は、当初、腹腔鏡下での摘出術を予定した。まず気腹針で患者の腹腔内に二酸化炭素を送り込み膨らませたうえトロッカーという穿刺器具で前記気腹針による穴をさらに広げ内視鏡を導入するが、このトロッカーの刺入の際、執刀医は誤って患者の下大動脈を損傷した。

上記損傷による腹腔内出血から術野が不良となったため、急遽開腹手術に切り換え摘出術を続行した。術中、下大動脈からの出血は圧迫による止血処置によって止まったためそれ以上の止血処置はしていない。

被告病院から大学病院に転医後の一二月二八日に実施されたＥＲＣＰ（内視鏡的逆行性胆管造影）では総胆管が途中で途絶しており、また翌二九日に大学病院で実施された開腹手術（胆管空腸吻合手術）の術中所見では、総胆管が途中で途絶し結紮されており、また、総胆管が肝門部付近から失われていた。

この点から、被告病院での一二月二一日の開腹手術において、執刀医らは胆嚢の摘出の際に胆嚢管と間違えて総胆管を切断したうえ結紮してしまった可能性は否定できない。」

これに続いて、「被告担当医らの手技上の過失について」として、

「①本件胆嚢摘出術において当初予定していた内視鏡的摘出術の際、執刀医がトロッカーによって下大動脈を損傷したことが手技上のミスであることは認める。

しかし、トロッカーによる下大動脈の損傷は文献でも指摘されている内視鏡手術においてありうる合併症のひとつであり、速やかに開腹手術に切り換えのうえ適切な止血処置がなされれば患者の死につながるようなことはない。

本件では、開腹手術に切り換えのうえ止血処置がなされ、かつ出血に対して輸血がなされるなどの処置がおこなわれていることから、患者の死亡との関係でトロッカーによる下大動脈損傷は問題とはならない。

②次に、開腹手術において執刀医が胆嚢管を切除したつもりが総胆管を切除のうえ結紮したことも手技上のミスであることは認める。

しかし、胆嚢摘出術において誤って総胆管を切除してしまうことは文献等で指摘されている合併症の一つであり、かかる手技ミスが仮に起きたとしても、術後のドレーンからの胆汁の漏出に注意しながら経過観察をおこない、その結果、胆管損傷が強く疑われるときは再開腹手術のうえ適切な処置がなされれば救命はなされるはずのものである。」

つまり、「手技上のミス」は認めるが、いずれも「適切な処置がなされれば救命できるもの」だというのである。

「以上から、本件の問題点は、被告担当医らの上記手技上のミスの有無というよりも、①術後の経過観察に過失があ

ったのか否か、②仮に術後の経過観察に過失があったと仮定した場合でも、患者の死亡と上記過失との間に因果関係が認められるか否か、の二点に集約されることになる。」という。

そして、「経過観察上の過失の有無の決め手は、患者が汎発性腹膜炎に陥りながらこれを漫然と見逃していたか否かの点にある。」として、「患者が汎発性腹膜炎になったのはいつの時点か。」、「被告担当医らはいつの時点までに患者の汎発性腹膜炎を診断すべきであったか。」と論を進め、「担当医はペンローズドレーンからの胆汁の排出をみた二八日の時点で汎発性腹膜炎を診断した。しかし、仮に、それ以前のどこかの時点で患者に汎発性腹膜炎が生じていたとしても（たとえば二六日の時点）、患者には汎発性腹膜炎に必ずといって認められるはずの腹膜刺激症状（腹部を押したときの圧痛及び離したときの反跳痛に特徴がある）が終始認められなかったことなどから、二八日までの間に被告担当医らが患者の汎発性腹膜炎を診断できなかったことは過失とはいえない。」と結論づける。

その上で、「患者の死因について」は、

「①一般に、汎発性腹膜炎から患者が死に至る帰序は、感染性の汎発性腹膜炎に移行し、その後敗血症から多臓器不全に至るためと考えられている。

②仮に本件で、被告担当医らに汎発性腹膜炎の診断のある程度の遅れがあったと仮定しても、一二月二八日の大学病院への転院時点では、患者は敗血症になってもいなければ多臓器不全にもなっていなかったのであるから、本来ならこの時点では一〇〇％近く救命が可能のはずであった。

③ところが、大学病院では一二月二九日の胆管空腸吻合術の術中後半に循環量減少（hypovolemia　その結果としての頻脈、血圧上昇）をきたし、その結果腎虚血による呼吸不全をもたらし（すなわち腎不全＋呼吸不全＝多臓器不全）、一月四日からはＣＣＵ管理となって、さらにはその後一月七日頃から発症した麻痺性イレウスによる病態も加わって、患者は結局敗血症となり重篤化したうえ二月九日に至って死に至ったものである。

したがって、患者は大学病院における上記不適切な管理さえなければ本来なら救命しえたはずであり、仮に被告担当医らに汎発性腹膜炎の診断に遅れの過失があったとしても、上記過失と患者の死亡との間の因果関係は認められないといわなければならない。」と、すべての責任は大学病院にあるとの主張を展開した。

汎発性腹膜炎になってからの治療では遅すぎる。

「胆汁性腹膜炎が限局性に止まっているかぎり経過観察は許される。」との病院側の主張は、詭弁といわざるをえないものであった。本件の場合、慢性腹膜炎ではなく、急性腹膜炎だからである。

一般に、急性腹膜炎は、腹腔内臓器の病変や外傷に続発するため緊急処置を必要とすることが多く、抗生物質や輸液の開発が進んだ今日でも死亡率は高く、早期に処置を要する病気とされている。

また、一般に限局性腹膜炎にくらべ汎発性腹膜炎の予後が悪いとされているが、これは、限局性に止まっているかぎり治療をせずに経過観察することが許されることを意味するのではなく、むしろできるだけ早期に治療を開始することが望ましく、汎発性腹膜炎になってからの治療では予後不良だということなのである。

さらに、急性腹膜炎は原発病巣の状態、病変の波及および進展速度、起炎菌の種類、患者の年齢および抵抗力、発症後の経過時間などの諸因子によっても予後が左右され、とりわけ胆汁性腹膜炎は予後不良とされているので、可能な限り早期の治療開始が望ましいのは明らかである。

このことを踏まえて、カルテや検査記録などから「術後の経過観察」を検討してみると、被告医師作成の一二月二二日付カルテには「ドレーンより胆汁なぜ？」とあり、二三日付カルテにも「胆汁　ドレーンより∨３００ｍｌ」の記載があり、手術の翌日には多量の胆汁が排出していることを認識していたことがわかる。手術の翌日から一二月二三日までに三〇〇ミリリットルを超える胆汁が流出していたのである。

血液検査においては、一二月二四日にはヘモグロビン、ヘマトクリットが低下し、輸血がおこなわれたにもかかわらずその後も正常値を下回っていた。

また二五日の生化学検査でも、ビリルビンやγ-GTPなどの数値が異常に上昇しており、肝胆道疾患を強く疑わせる状態であった。発熱も、二五日には三八度を超え、その後も高熱が続いた。

これらの事実から患者側は、

「患者は胆のう摘出手術の後、胆汁漏出に加え、ビリルビン、LDH等の異常な上昇、発熱があったのだから、医師としては胆管損傷を第一に考えて、すみやかに原因の探索および治療に着手すべきであったが、被告病院の医師はこれを放置し、二七日になってようやくエコー検査をおこなったのみである。胆管損傷による胆汁性腹膜炎は対処が遅れるほど経過が悪くなるのだから医師としてこの段階で経過観察の方針をとるのは誤りである。」と主張した。

また、病院側の主張の中で、「胆管損傷が間違いなければなるべく早期に再度開腹手術をおこなって、胆管端々吻合術、胆管空腸吻合術などの手術によって胆道再建をしなければならないが、術後に胆管損傷が疑われたからといって直ちに手術をしなければならないというわけではない。なぜなら、胆管空腸吻合術は侵襲の大きい開腹手術であるため、当然患者の状態が上記手術に耐えうる状態になっていなければならないからである。したがって、胆管損傷が可能性のひとつとして疑われた場合でも、前述した汎発性腹膜炎の発症に注意しながら手術のタイミングを見計らうことは許される。」としている点についても、「しかし、患者は当時は手術に耐えられないほど状態が悪かったわけではない。しかも胆汁性腹膜炎は治療が遅れればそれだけ患者の状態が悪くなるのであるから原因究明のための検査、治療を急ぐのは当然であり、患者の救命のために他の疾患の治療を優先せざるを得ないなどの特別の事情がない限り、経過観察の名の下に漫然と検査、治療を遅らせることが許されるはずもない。」と厳しく指摘した。

これに対し病院側は、真っ向から反論するというわけでもなく、「大学病院における術中・術後管理の不手際が重なって死亡したものである。」という従来の主張を、大学病院の診療サマリーを引用して証明しようと試みた。加えて、「胆管を損傷しても適切な処置がなされれば救命の可能性は大きい。」ことの補強証拠として、「胆管損傷」に関する多数の文献を提出した。

しかし、その文献のことごとくが、まさに「早期に対処すればするほど救命の可能性は大きい」ことを裏付けるものばかりであった。

文献はことごとく「早期に発見し、修復する必要」を説いていた。

ある文献では、「不幸にして胆管を損傷させたとしても、できるだけ術中に発見し、修復する必要がある。」として、「わが国では、術中に気づいたものが八七・九％と高いようである。」と述べている。開腹下の胆のう摘出術で胆管を損傷する割合は〇・一〜〇・二％（一〇〇〇人に一人か二人）で、術中にその損傷に気づく場合が八七・九％というから、見逃すケースの発生頻度は計算上〇・〇一二一〜〇・〇二四二％であり、一万件に一、二回しか起こらないことになる。このことからも、きわめてまれな例であることがわかる。

また別の文献では、検討された三七例のうち、術中修復が二一例、術後七日までに修復手術がされたものが一二例で、三七例中三三例が術後七日までに修復されているという（本件では、術後七日の一二月二八日まで損傷の発見すらされていない）。ここでも、「術中胆管損傷は早期に適切な修復がなされなければ胆管狭窄や閉塞により黄疸、胆管炎、胆汁性肝硬変、門脈亢進症、肝不全を引き起こし予後不良となる重篤な合併症で、早期の診断と迅速な対処が必要であることは言を待たない。」と強調されている。

さらにまた別の文献では、「胆管損傷による胆汁漏出のためには手術操作終了時の胆管造影が必須である」とあり、「通常、総胆管の完全閉塞では翌日にはビリルビンの上昇が見られる。術後数日以内で全身状態が許せば直ちに再手術に踏み切り可及的に端々吻合にて対処する」と述べている。本件では、胆管造影はなされていないし、術後四日目に初めてビリルビンが検査され上昇が明らかとなっているが、すみやかな対処はされていないのである。

病院側としては、ある文献の「一九八五年の大熊らの報告では死亡率二〇％に減少しており、いずれも汎発性胆汁性腹膜炎例で、限局した例は全例生存している」、「一九九三年の高田の論文でも死亡例は二二例中一例もなかった」

といった記載から、本件でも大学病院へ転院しなければ生存可能であったと主張したかったようだが、同じ文献で、「これは近年、種々の診断機器の開発や診断技術の向上による早期診断に加えて抗生剤、その他の全身管理、治療技術の進歩に寄与するところが大きいと思われる。しかしながら、本症は現在でもなお診断や治療の遅れが予後不良となる疾患であることに留意すべきである。」とも述べられていた。

結局、被告病院において診断・治療がまったくなされていないことで、大学病院に転院した時点では救命が不可能な状態に陥っていたとみるのが妥当といわざるをえないのである。

この時点で、裁判所から和解勧告がおこなわれた。提訴から半年あまりでのスピード決着である。結局、病院側が解決金として八〇〇〇万円を支払うことで、二〇〇三（平成一五）年一〇月、和解が成立した。名目は「解決金」としたが、金額からみて明らかに「損害賠償金」である。過失をどこまでも認めたくない病院の体質が、こうした不可解なことばを生み出すわけである。

手術ミス 9

心室中隔欠損症の手術後、脳性マヒ、重度精神障害で寝たきり

厚生労働省が二〇〇四（平成一六）年一〇月から大学病院、国立病院機構傘下の病院、国立高度専門医療センターなどに対して義務付けた事故報告の件数について、不可解な結果が出たと新聞が報じている（読売新聞二〇〇六年一月一六日付）。「報告を義務付けられた病院数は、国公立系が私立の5倍近くなのに、全報告の4割以上を私立病院からの報告が占めた。」ということであった。事故隠しの体質はまだまだ抜けないようである。本件も国公立病院だが、加えて、証拠隠しに狂奔する病院の体質もまだ残っていたケースである。真摯に事故原因を究明してこそ、医療の信頼は確保できることを肝に銘じるべきである。

障害の原因を言い逃れようとした病院側。

患者は一歳の乳児である。心室中隔欠損症ということで、一九八三（昭和五八）年一二月五日、医大付属病院で手術を受けた。「心室中隔欠損症の手術は簡単で、何の心配も要らない。」と医師は再三言っていたのだが、手術後、患者は脳性マヒ、重度精神障害となり、手足は動かず口もきけず、目も見えない状態となってしまった。

手術前は、手足もふつうに動き、目も見え、しゃべってもいて、心室中隔欠損症以外には何の障害もなかったので

ある。

障害の原因は、低酸素後脳症ということであった。しかし、なぜそんなことになってしまったのかについて病院側はまったく説明しようとしなかった。

患者の両親は、「障害の原因となった酸素不足は、手術中か術後の管理において発生したものであり、病院側に過失があった。」として、一九八七（昭和六二）年四月八日、訴訟を提起した。

すると病院側は、「患者が、術前は手足もふつうに動き、目も見え、しゃべってもいたことは認めるが、著しい栄養不良の状態にあり、心室中隔欠損症による肺高血圧症を有していた。また、過去に再三にわたり気管支炎を併発し、他病院で入院加療を受けていた。病院医師は、本症手術の成功率、生存率、危険性について十分説明し、さらに患者の脳性麻痺の原因などについても十分説明した。」としていったんは争う姿勢を見せたが、第二回口頭弁論の前に、病院側から和解案を提示してきた。

結局、提訴からわずか半年後の一二月、和解金四五〇〇万円で和解が成立した。

手術時間帯の記録を隠してしまった。

じつは、この事案では証拠保全の段階で重大な問題があった。

一九八六（昭和六一）年一二月二二日、検証に応対した病院業務部長は、「院長は外出中であり、副院長は手術中である。本件関係書類を見せるかどうかは外科の教授の許可が必要だが、教授はがん患者の手術の立会中なので、手術終了まで待ってほしい。」と、裁判所書記官を二時間も待たせたあげく、「検証に応じるが、書類は別場所の文書庫に保存してあるため、探し出すのに時間がかかる。」ということで、さらに一時間以上待たせ、ようやく「本件に関する書類はこれで全部である。」と、カルテおよび看護記録、検査記録等を提出した。

ところが、確認してみると、提出されたカルテの中に、手術時間帯の記録が入っていなかった。その時間帯については、医師のメモがあるだけで、当然存在するはずの温度板、麻酔記録といったものが存在しなかった。また、看護記録も、通し番号の№12以降しかなかった。つまり、手術終了時までの記録があったと推定できる№1から№11までがすっぽり抜け落ちていたのである。

明らかに、時間稼ぎをしながら、病院側に不利と思われる証拠を隠匿したとしか考えられなかった。手術中の記録を隠匿したということは、とりもなおさずその術中術後にかけて何らかのトラブルが発生し、それが医師の過失によるものであることを証拠づける内容のものであったということになる。

そのことを熟知している病院側としては、矛を収めるしかなかったのであろう。それにしても、なんともお粗末な証拠隠しをしたものである。

手術ミス 10

腫瘍の切除手術で神経を損傷——訴訟前和解

患者は一六歳の高校生である。幼少より野球選手として活躍し、甲子園出場歴のある高校にスポーツ推薦で入学した。

一九九七（平成九）年三月、ピンポン玉大の腫瘍が頸部にできたため、大学付属病院小児外科で切除手術を受けた。その際、医師が誤って右副神経を損傷してしまった。

七月に別の病院で神経縫合手術を受け、その後リハビリのため通院したが、右肩挙上障害および筋力低下（後遺障害一〇級相当）の後遺症が残った。もちろん、野球選手として活動することは、事実上不可能となった。

このケースでは、一九九八（平成一〇）年七月に損害賠償を求める催告書を病院側に送付したところ、ただちに示談交渉となり、解決金として一〇〇〇万円を支払うことで和解した。和解成立が一九九八（平成一〇）年一一月だから、四ヵ月で解決した事案である。

第二章 麻酔ミス

麻酔ミス 1

人工肛門造設手術後、四肢麻痺の後遺障害

生れたばかりの児に鎖肛が認められたため、人口肛門造設手術を受けたが、麻酔ミスが原因で、低酸素性虚血性脳症となって四肢麻痺の後遺障害が残った事案である。麻酔事故は、ほとんどのケースが専門の麻酔医がいない状況下でおこっている。この事案でも、麻酔専門医ではない医師（産婦人科医）が麻酔を担当しており、「麻酔のトレーニングを積んだ麻酔医が担当していれば、事故は防げた。」と鑑定人によって指摘されている。

血圧、呼吸数の検査に不備。

患者は、二〇〇一（平成一三）年三月一九日に四一週三日で出生した新生児である。体重は二八一〇グラム、アプガースコアは八点、九点であり、全身状態は活発、色調もピンク、原始反射も正常で、出生時においてとくに問題はなかった。しかし、鎖肛（直腸・肛門奇形）が認められたため、翌二〇日、全身麻酔下で人工肛門造設手術を受けた。手術は、午後三時五分に入室し、全身麻酔、挿管（酸素一分間八リットル投与）をおこない、三時五五分、執刀。左側腹部皮の切開、ストマ造設。手術が終了したのは、四時四三分である。五時一〇分、抜管後に心停止、換気不能

となっている。心マッサージなど蘇生措置を施し、五時四〇分頃、再挿管し、心拍再開した。こうした経過の後、患児は低酸素性虚血性脳症により、四肢麻痺の後遺障害が残り、身体障害一級となったのである。

患者側は、二〇〇三（平成一五）年七月、「人工肛門造設手術を受けた際、不適切な方法で全身麻酔を施用されたため低酸素性虚血性脳症になった。」として、訴訟を提起した。

患者側は主張をおこなうにあたって、日本麻酔学会が一九九三年に発表した「安全な麻酔のためのモニター指針」を次のように援用している。

「［麻酔中モニター指針］

① 現場に麻酔を担当する医師がいて、絶え間なく看視すること。

② 酸素化のチェックについて。
皮膚、粘膜、血液の色などを看視すること。

パルスオキシメータを装着すること。

③ 換気のチェックについて。
胸郭や呼吸バッグの動き及び呼吸音を看視すること。

カプノメータを装着することが望ましい。

換気量モニターを適宜使用することが望ましい。

④ 循環のチェックについて。
心音、動脈の触診、動脈波形または脈波の何れか一つを監視すること。

心電図モニターを用いること。血圧測定をおこなうこと。

原則としては五分間隔で測定し、必要ならば頻回に測定すること。観血式血圧測定は必要に応じておこなう。

⑤ 体温のチェックについて。

筋弛緩モニターは必要に応じておこなう。」

この指針に照らして、手術時の全身麻酔の経過を検討した結果、「被告病院では、血圧、検査等について適切な看視をしていない。」として、

「(一) 血圧、脈拍について。四時四〇分までしか検査をおこなっていない。四時四〇分以降、ショックが起こった五時一〇分までおこなっておらず、その後もおこなっていない。

(二) 呼吸数の検査は、全身麻酔を始めた三時五分から、手術中もその後ショック状態に陥ってもおこなっていない。

(三) 酸素化の検査について。三時五五分頃はおこなっているが、その後はおこなっていない。手術終了後はまったくおこなっていない。そして、五時四一分に血液ガス分析をするまで、酸素の検査をおこなっていない。

(四) 午後五時四一分の血液ガス分析の結果、動脈血炭酸ガス分圧ＰａCO_2は１６５・９㎜Hgで、きわめて異常である（正常参考値３９±７）。また動脈血酸素分圧ＰａO_2は３５・７で異常である（同９１±１７）。

(五) モニターはおこなっていない。

以上のとおり、被告病院は、全身麻酔をおこなっている時点で、酸素を一分間八リットルでおこなっていながら、高炭酸ガス血症のための検査としての呼吸数の検査はおこなっておらず、術後の四時四〇分以降は血圧、脈拍の検査はまったくおこなっていない。四時四〇分以降、酸素についての検査もおこなっていない。また、モニターもおこなっていない。そして、ショック状態に陥った五時一〇分になっても、一九分後まで血液ガス分析はおこなっていない。その結果、五時一〇分に換気不能による心停止を起こし、ショック状態に陥っているものである。」と主張した。

高炭酸ガス血症は、麻酔時や手術時の直接的・間接的な原因によって発生しやすいので十分な対策を講じておく必要があり、麻酔・手術中は早期に発見し十分な処置をおこなわなければならないとされている。したがって、術中患者の呼吸状態のチェックは重要な監視事項なのである。

適切に「看視」したが、「心停止した。」と病院側。

病院側は、過失を否認して、次のように主張した。

「(一) 血圧、脈拍について。本件では、麻酔導入から、手術が終了した後、抜管覚醒まで、心電図モニター、自動血圧計による血圧測定、パルスオキシメータによる酸素飽和度測定をおこなっている。このような看視は、当病院では、手術の全例についておこなっているものである。

(二) 呼吸数の検査について。本件では、呼吸数を機械により測定していない。新生児の全身麻酔時の換気量は成人に比してきわめて少なく、人工呼吸器の測定値以下であるため、麻酔医の手によるバッグ加圧による換気をおこなっている。人工呼吸器による場合には設定値による回数が呼吸回数となるが、用手バッグ加圧であれば麻酔医が一分間に加圧した回数が呼吸回数であり、自動的に測定されない。回数は、麻酔医が、換気が普通におこなわれる回数を判断して調節している。

(三) 酸素化の検査について。本件では、最初から最後まで、パルスオキシメータによる酸素飽和度測定をおこなっている。心停止後は、当然に、(心停止のため) パルスオキシメータでは測定できない。

(四) 午後五時四一分の血液ガス検査の結果について。検査結果の内容を認める。同時刻は、患児の心停止状態があり、その後蘇生した直後であり、数値が異常を示すのは当然である。

(五) モニターについて。上記のとおり、心電図モニター、自動血圧計モニター、パルスオキシメータによる酸素化モニターをおこなっていた。」

病院側としては、これらの「看視」にもかかわらず、「心停止は発生した。」というのであった。

そして、手術に際しての麻酔管理の状況について、次のように説明する。

「午後三時五分、手術室に入室。ただちに手術台上で心電図モニター、自動血圧計、サチュレーションモニターを装着。測定を開始した。各機器は正常に作動したが、自動記録器の調子が悪く、正しく自動記録することができなかったため、麻酔医が手で記入した。

点滴は、すでに病棟で一〇％ブドウ糖液が補液されていた。

麻酔導入は、三・五フレンチサイズの気管内挿管チューブを挿管し、患者が生後二日目の新生児であり人工呼吸器を使用することができないため、麻酔医が8リットル酸素のジャクソンリース回路でバッグ手もみにて全身麻酔開始。その後、6号アトムチューブを膀胱内に留置し、尿量を確認できるようにした。

午後三時五五分執刀し、ストーマを造設。この間、酸素飽和度は96％から99％あった。脈拍は160から170だった。血圧は、収縮期圧が80から90、拡張期圧が40から50で安定していた。午後四時四三分終刀。

終刀後、まもなくバッグでの換気が困難となり、マスク換気としたがやはり換気困難。酸素飽和度が76％から60％に低下。緊張性気胸が疑われたため、胸部レントゲン撮影後、右胸腔穿刺をおこない、約15ミリリットルの空気を抜いた。この後一時、酸素飽和度は91％に回復。その後再び低下。推定午後五時一〇分ころ心肺停止。この間も、心電図モニター、自動血圧計、サチュレーションモニターを装着し測定していたが、措置に手をとられ、その数値を記録することができなかった。

心蘇生までの時間は、約三〇分とみられる。午後五時四〇分頃、再挿管し、心拍再開。午後五時四一分に動脈血を採取し、測定した。

心拍、自発呼吸が安定し、午後七時に手術室を退室。」

したがって、病院側としては、「麻酔管理は適切におこなわれた。」として、「患児にとって、人工肛門造設手術は、それが適切におこなわれたにもかかわらず、身体にとって大きな負担となったことは否めない事実である。換気不能による低酸素脳症の発症は、このような条件下での偶発症と考えられ、被告病院の医療上の過誤に起因するものではない。」と主張した。

「麻酔専門医が麻酔をおこなったとは思えない。」

病院側の「偶発症」という主張は、とても納得できるものではなかった。それどころか、カルテをみるかぎりにおいては、検査も治療も「適切におこなわれた。」とはいいがたいものであった。

麻酔中および麻酔後も、呼吸数の検査をおこなっていないことは、カルテからも明らかであり、手術後、血圧検査、酸素飽和度の検査をおこなっていなかった。手術中も、酸素飽和度の記載は麻酔記録にはない。手術終了後、まもなくバッグの換気が困難となったということだが、カルテには心電図、自動血圧計等の記載は何もなかった。

血液ガス分析をおこなったのは五時四一分である。換気困難となり、酸素飽和度が76～60％という異常な状態になっているというのに、三〇分以上も血液ガス検査をおこなっていなかった。ボスミンの投与、心臓マッサージ、気管挿管等の治療も五時一〇分以降だから、二〇分以上おこなっていないことになる。

患者側は、そうした麻酔管理が適切といえるのかどうかについて、麻酔の専門家に鑑定を依頼した。

帝京大学医学部麻酔科学講座森田茂穂教授による鑑定が提出されたのは、二〇〇三（平成一五）年一二月のことである。

鑑定は、「麻酔記録からどのような麻酔をおこなったかは不明である。よって、麻酔医として、全身麻酔の処置、検査、治療として適切かどうかは判定できない。しかし、本来あるべき、麻酔に関する情報がまったく欠落していることからも、麻酔科専門医が麻酔をおこなったとはとうてい思えない記録である。」と厳しく指摘していた。

そして、「一五時五分に入室し、全麻挿管3・5（内径㎜）O_2 8L／分と記載があるが、導入時の使用薬剤（筋弛緩薬を使用していたか否か）、挿管時の状況（チューブの固定位置、深さ、呼吸音の確認）、あるいは、人工呼吸器の使用の有無なども不明である。O_2 8L／分がどのように投与されたかも不明である。挿管後、手動による換気にこのような高流量の酸素が用いられたとすれば、きわめて気道内圧が上昇しやすく、気胸を起こしやすい状況であったと考えられる。この流量は通常の麻酔管理においては用いない量である。」と述べる。

手術後の処置、検査、治療についても、「『手術終了後に換気不能となる』とあるが、どのように不能であったか不明である。この時点で呼吸音、気道内圧の変化、血圧の急激な変化などから、緊張性気胸を疑っていれば、抜管してマスク換気をおこなうというのは間違った処置であったと推定される。

マスク換気をした後に、換気が不十分であり、右肺のエア入りが悪いことから、緊張性気胸を疑うとの記載があるが、そうであれば、その時点で確実な気道の確保をおこなうために再挿管すべきであったと考える。なぜならば挿管されていなかったために、マスクでは十分な換気が再開されなかった可能性が高く、このような状況下で新生児のマスク換気をおこなうのは熟練した麻酔医でも困難であると考えるからである。」

また、「脱気後、一時的にSaO_2は上昇しているが、再度低下し、心停止に至っている。一般に心肺蘇生の最優先事項は気道の確保であり、気管挿管をおこない、換気を確立した上で心マッサージをおこなうべきであった。CPR（心肺蘇生術）反応不良、SaO_2 70～80％とあるが、これは換気および酸素化が十分におこなわれていなかったためと推定される。」ということであり、「ICU入室前後の血液ガスでは、著しい過換気状態（高度のCO_2血症・PCO_2 18・5㎜Hg、13・2㎜Hgなど）になっており、換気（設定）が不適切であったと推定される。（PCO_2が低下すると脳血管が収縮するために脳虚血が生じることが知られている。）」と述べている。

結論としては、「①麻酔記録を適切に書ける程度の麻酔のトレーニングを積んだ医師が麻酔を担当していれば、このような事故は防げた可能性が高い。②8L／分の酸素投与のために、過度な陽圧換気がおこなわれていたとすれば、適切な流量でこれを避けることにより、緊張性気胸の発生を避けられたものと考える。③換気不能となった時点での鑑別が早くなされていれば、低酸素症の進行を早期に食い止めることができたと推定される。④緊張性気胸の診断が確定した時点で、気管挿管による気道の確保をおこない、適切な換気と、脱気をおこなっていれば、早期に低酸素症が解除され、心停止も回避、または早期に蘇生が成功していた可能性が高いと推定される。⑤ICU入室前後の換気条件が不適切であったために、その間（厳密にいつまで継続していたかは不明である）で脳虚血が生じていた可能性もあり、それが脳障害の原因または悪化に寄与していた可能性がある。よって、換気条件を適切におこなっていれば、症状は軽度であった可能性もある。」ということであった。

鑑定は、「麻酔記録を適切に書ける程度の麻酔のトレーニングを積んだ医師が麻酔を担当していれば、このような事故は防げた可能性が高い。」と指摘したが、実際、麻酔を担当したのは、患児の出産をおこなった産婦人科医師であった。

患者側は、「麻酔のトレーニングを適切におこなっていないことについて過失がある。」と主張を追加した。また、「麻酔医としては、換気不能となった時点で鑑別を早くおこなうべき」であり、「換気不全、緊張性気胸が起きた時点で気管挿管による気道の確保をおこなうべき」であったと主張した。五時四〇分まで気管挿管をおこなっていないことに過失があるとの主張である。

「緊張性気胸ではなかった。」と病院側主張。

病院側は、「担当医師は、決して経験の足らない医師ではない。経験した産婦人科手術の全身麻酔の症例は一五〇例をくだらない。」と反論した。

麻酔記録については、「自動記録器が当日不調であり手書きとなったため、記録の作成に関して不備のあることは認めるが、そのことが『事故を防げた可能性』に結びつくものではない。新生児でジャクソンリース回路での麻酔をおこなう（両手を使っておこなう）場合、施術中は医師が手を放せず、記録上の記載を後でおこなうのであるが、本件では、手術終了後に容態が急変し心肺蘇生となったため、結果として、記録の詳細が不備のままとなってしまった。しかし、このことは、麻酔を担当していた医師のトレーニングが十分であったとか不足していたとかという問題とは関係がない。」と主張した。

「一分間当たり八リットルの酸素を投与したことにより、気道内圧が上昇しやすく気胸を起こしやすい状況であった。」との原告側の主張に対しては、「ジャクソンリース回路での麻酔について基本的な理解を欠いた主張である。」として、次のように述べる。

「ジャクソンリース回路での麻酔にあっては、取り付けられた半閉鎖弁によって流量が調節され、適正な圧で換気をおこなうことができる。回路に接続された加圧バッグが適度にふくらみ、かつ被麻酔者の肺に適当な内圧をかけるには、毎分六〜八リットルの酸素量は決して過剰なものではない。本件においても、約四八分の手術中は、何ら問題がなく麻酔がおこなわれていた。本件において、異常が発生したのは、手術終了後、麻酔覚醒の直前であった。」

つぎに、「手術後換気不能となった時点で鑑別をおこなっていない。」との主張に対しては、「本件においては、術中には何ら問題がなかったので、第一に疑ったのは、挿管チューブのトラブルである。折れ曲がったか（屈曲）、深く入りすぎたか、抜けかけたか（位置異常）、あるいは分泌物が詰まったか（閉塞）であり、その時点ですでに手術が終了しており麻酔を覚ます段階であれば、まず抜管してマスク麻酔に切り替えるのは、妥当な判断である。」と弁明し、「呼吸数の検査をおこなっていない。」との点については、「ジャクソンリース回路による場合は、麻酔医がバッグを押す回数が呼吸数となる。」というのであった。

また、「換気不全、緊張性気胸に対する気管挿管の遅れ。」については、「本件が緊張性気胸であったと判断することはできない。」と主張した。

原告側から提出された鑑定についても反論をおこなった。

「鑑定者は『1分あたり8リットルの酸素投与のために、過度な陽圧換気がおこなわれていたとすれば』との仮定をし、その仮定を前提として『過度な陽圧換気』がおこなわれ、その結果、緊張性気胸が起こったとの結論を導いているが、本件麻酔が、ジャクソンリース回路による全身麻酔であるということを認識していないか、ジャクソンリース回路そのものを全く理解していない。ジャクソンリース回路による麻酔は、たとえ流量が8リットルであっても、半閉鎖弁で過剰な圧を逃がし、適正な圧で換気するよう調節するものである。

鑑定者は、また、『ＩＣＵ入室前後の過換気状態で不適切であった』ことが重篤な脳障害を引き起こした原因であるかのような見解を述べている。しかし、この見解は、根拠のない憶測に過ぎない。ＩＣＵには一九時に入室しているが、入室前の血液ガスの結果は、一八時二一分のデータで、PCO_2 １８・５、PO_2 ５８１・８であり、過換気ではあるが酸素化は十分である。」

病院側は、「緊張性気胸ではなかった。」との主張をはじめたが、カルテには、そのことがはっきりと記載されていた。入院診療記録には、「ope 後、経過中換気不能となる。緊張性気胸を疑う。」との記載があり、また、「３／22の朝より挿管準備」の下に「原因　右気胸（緊張性）と判断している。」といった記載があった。「気管チューブの事故抜去、逸脱、閉塞、位置異常などによる換気困難」については、そのような事実があれば、担当医師がその場で判断できないはずはなく、カルテにも記載され、家族にもそのように説明がなされているはずであった。

また、「術中には何ら問題がなかった。」との主張についても、患者側としては、「記録が不明であり、術中についても問題が起こっている可能性がある。」と反駁した。

呼吸数に関しては、「バッグを押す回数が呼吸数になると述べているが、呼吸数の数値を記載していないのであり、被告の主張は意味がない。」と批判した。麻酔医としては、呼吸数を検査することが大事なのであって、その検査によっても症状がわかるのである。

「術前の気胸の存在に気づかなかったことが原因。」との鑑定

二〇〇四（平成一六）年七月、病院側からの依頼を受けた鑑定人による鑑定書が提出された。

千葉県こども病院麻酔科集中治療科部長の羽鳥文麿医師によるこの鑑定は、森田鑑定に対して、「一部の鑑定結果が誤解に基づいた結論である。」としていたが、本件事故の発生原因については、「術前の気胸の存在、それに気がつかないままに全身麻酔管理を行ったこと。」と述べていた。

鑑定は、患児の手術前の胸部レントゲン写真から、気胸は麻酔中ではなく、「出生時から手術前までのいずれかの時点で自然気胸を起こしていたと考えられる。」ということであった。その点について、森田鑑定人は「羽鳥鑑定書によると、術前より気胸があったことを指摘しているが、これについては、鑑定書作成時に、術前の胸部レントゲン写真の現物を見ていなかったために複写では判定できなかったものである。よって、このことに関しては事実誤認を認める。」と後に認めている。

このことを踏まえて、羽鳥鑑定では、「もし、術前の胸部レントゲン写真の気胸が判明していた場合には、たとえその時点では症状がなくても、あらかじめ胸腔ドレーンを挿入するとか、陽圧呼吸時の気道内圧を適切に調整することなどで、麻酔中の呼吸管理がおこなわれ、かつ急激な換気不全に遭遇したとしても適切な対応ができたと推定できる。現実に、麻酔中には心拍数や血圧の変動もほとんどなかったことから、この気胸は通常では自然治癒する程度の微小な病変であり、手術時間内に症状を来たすほどのものではなかったといえる。新生児学の世界的な教科書にも、出生直後の気胸はほとんどが自然気胸で、かつ症状はほとんどないとされており、本事例の臨床症状にも矛盾しないが、麻酔中の陽圧換気によって気胸の程度がわずかに増強していった可能性は否定できない。」と述べ、「術前から気胸の存在を前提にした麻酔管理をおこなうことで、この事故の発生が予防できた可能性は高い。」と結論付けていた。

羽鳥鑑定人は、「術前の評価が正確におこなわれていれば、以下に示すような配慮が払われていたと考えられ、その結果、麻酔中あるいは術後の一過性の気胸は防げた可能性があり、また処置に要した時間も短く早めに回復した可能性が高い。」として、七点の選択肢を挙げている。「①成熟新生児の気胸は自然治癒することが多いので、手術時期を遅らせる。②予め胸腔ドレーンを留置し、手術をおこなう。③何時でも診断が迅速にでき、かつ胸腔穿刺ができる体制を整えておく。④吸入酸素濃度は一〇〇％に保つ。⑤吸入麻酔ガスには笑気を用いない。⑥自発呼吸を残す麻酔管理をおこなう。⑦低い気道内圧で陽圧呼吸をおこなう。」

結局、被告病院は、手術前に胸部レントゲン写真を撮影していながら、気胸が手術前に起こっていることを判断していなかったのである。そのことによって、手術にあたって適切な配慮がおこなわれておらず、結果、事故が発生して後遺障害が起きたのである。

病院側としては過失を認めざるを得ず、二〇〇四（平成一六）年一一月、病院側が和解金五〇〇〇万円を支払うことで和解が成立した。

麻酔ミス 2

帝王切開のための麻酔ミスで母子ともに死亡

地域の基幹病院における麻酔事故のケースである。高齢出産のため帝王切開による出産をおこなったが、全身麻酔導入後の気管内挿管困難によって低酸素状態が続き、産婦は心不全で死亡、こどもも仮死状態で生まれ、その後死亡した。一審は患者側敗訴であったが、控訴審で逆転勝訴和解した。事故が起きたのは一九九三（平成五）年七月で、翌一九九四（平成六）年一月に提訴、一審判決は一九九八（平成一〇）年三月までかかり、控訴審になって一年四ヵ月で和解に至っている。

麻酔導入後、換気不能、気管内挿管もできない事態。

患者は、病院で診察を受けて妊娠が判明して以降、継続して検診を受けた。四〇歳という高齢初産のため、妊娠三七週で帝王切開術を受けることとなり、一九九三（平成五）年七月二〇日に入院した。

入院の翌々日午後五時、手術室に入室した。麻酔は、この病院では慣例的に全身麻酔でおこなうことに決定されていた。消毒等がおこなわれた後、午後五時一〇分頃、麻酔担当の産婦人科医によって麻酔導入が開始されたが、導入後間もなく、マスク換気不能（不良）となり、麻酔担当医が気管内挿管をおこなおうとしたが、挿管ができない事態が生じた。二回試みて失敗したので、気管切開のため応援の外科医を呼んだ。駆けつけた外科医は、再度気管内挿管を試みたがうまくいかず、気管切開をおこなった。気管切開が完了したのは、午後五時五〇分頃であった。

気管切開して酸素を投与したところ、換気が良好となったので帝王切開術を開始し、娩出した。こどもは仮死状態で生まれた。すぐさま新生児集中治療室へ移された。産婦も移動可能と判断された時点で集中治療室に移されたが、午後一一時五二分、死亡した。こどもは、多臓器不全の経過をたどって一週間後に死亡した。

この経緯を普通に考えれば、産婦はそれ以前に死亡に結びつくような疾患もなかったのだから、麻酔上の、あるいは手技上のミスがあったとみるのが順当である。

麻酔導入から、気管切開までじつに四〇分が経過している。この間、ずっと低酸素状態に置かれたことが死亡の原因となる心不全につながったと思われた。

患者遺族側は、一九九四（平成六）年一月、訴訟を提起した。

病院側は、「全身麻酔導入後に予測し得ない喉頭気管支痙攣が発生し、これに対しあらゆる手段をもって最善をつくしたが、救命することができなかったものであり、不可抗力の事故といわざるを得ない。」と主張した。そして、その気管支痙攣は「ごく稀なアナフィラキシー様ショックの伴う喉頭気管支痙攣」であるというのであった。

アナフィラキシーは以前に投与された薬物に対して抗体が発生しているために抗原抗体反応の結果として起こるものだが、アナフィラキシー様反応は特に同じ薬物を投与されていなくても、薬物の最初の投与でアナフィラキシーのような急激な反応を示すものだという。したがって、まったく予測することの不可能な事態が生じたというのであった。

しかし、事故の後、患者遺族に対して、そうした説明はまったくなされていなかった。そればかりでなく、それほど重大な事実がカルテにも麻酔経過表にも記載されていないのである。死亡診断書にも、「麻酔導入時、喉頭気管支ケイレンを生じ」とあるのみで、アナフィラキシー様ショックの発生を裏づける記載はまったくなかった。

裁判で登場した「アナフィラキシー様ショック」の主張。

アナフィラキシー様ショックという言葉は、訴訟になってから医師の手で作成された「臨床経過表」という書面と、麻酔医の「陳述書」に突然あらわれたものである。

しかも、麻酔導入直後に換気不能となり、「この時顔面が急速に紫色となり浮腫状を呈し、更に口唇はチアノーゼ様に変色腫脹し、眼瞼結膜は浮腫状となった。」という。それを見て、「この状態は単なる挿管困難症の例ではなく極く稀なアナフィラキシー様ショックの伴う喉頭気管支痙攣と判断した。」というのである。

しかし、これはカルテや麻酔経過表の記載と明らかに矛盾する主張であった。

麻酔を導入したのは午後五時一〇分頃だが、五時一〇分から五時三〇分頃まで血圧、脈拍ともに正常域にあって異常はない。口唇チアノーゼ、顔面紫色、頻脈となったのは、午後五時二七分頃である。このことは、午後五時一〇分頃から低酸素状態が続いていたために、あらわれた症状なのである。チアノーゼは低酸素症の典型的症状である。

さらに驚くべきことが、裁判の中で出てきた。証拠保全によって保全されたカルテと、病院側が証拠として出してきたカルテの記載が一部違っていた。改竄されたことは、明白であった。

カルテの欄外に、「舌肥大、口蓋扁桃㊉　挿管可能と判断」とあったものが、「舌肥大、口蓋扁桃㊀」と、㊉を二本線で消し㊀に変えてあった。

これの意味するものは、おおむね次のようなことであろうと考えられた。

事故の後、その原因を考え、後日問題になったときのことを考えて、通常のカルテを記載した後に欄外に「舌肥大、口蓋扁桃㊉」と書いた。もともと体質的に挿管困難なケースだから医師に責任はないということにしたかったのである。ところが、裁判になってからさらに検討したところ、挿管困難な体質ということであるならば、そもそも全身麻酔、気管挿管をおこなったこと自体が問題になると考えて、挿管困難がなかったのに予想もできないアナフィラキシー様ショックが起こったとの筋書きにすることにした結果、「舌肥大、口蓋扁桃㊉」では矛盾すると考え、㊀に改竄したのであろう。

もっとも病院側は、「改竄ではない。」と弁解した。カルテに記載した時点では、舌肥大がなく、病的な口蓋扁桃がなく口蓋扁桃が見えたことから㊉と記載したが、後日記載内容を見直した際に、㊉と表示するより㊀と表示するほうがよいと考えて、医師の手控えコピーの記載を訂正したにすぎない、というのであった。しかし、単なる手控えなら、わざわざ訂正する必要はないと思われる。それをあえて訂正したところに、意図があったというべきであろう。

「経験があるから過失はない。」という鑑定。

このケースでは、裁判所が選定した鑑定人にも問題があった。

一九九六（平成八）年一二月に提出された、国立大学医学部麻酔科医師によるその鑑定は、病院側が訴訟対策として提出した「臨床経過表」を鵜呑みにした内容であり、「被告医師程度の麻酔の訓練を積んでいれば、たとえ挿管ができなくてもマスク換気は可能なはずである。」と述べ、「したがって、この患者のように薬剤投与後に換気ができなくなったのは、喉頭浮腫ないしは気管支痙攣が高度となるというような異常状態が突然に起こり、換気ができずまた挿管が不能になったと考えるのが妥当である。」と、本末転倒した結論を導き出していた。

この鑑定人は、証人尋問で、「麻酔経過表」については法廷ではじめて見たといい（鑑定資料には入っていた）、麻酔医にとって一番信用を置くべき重要な資料を鑑定の根拠にしていなかったことを認めた。

一九九七（平成九）年一〇月に出された国立病院副院長による鑑定も、前の鑑定人に追随するものであった。いや、前の鑑定人以上に被告医師をかばおうとする意識は強かったかもしれない。というのも、じつは一時期この鑑定人と被告医師とは同じ大学病院の麻酔科に勤務していて、いわば師弟関係にあったのである。そのため、「被告医師の経験からして、またその後の経過からも技術的未熟さによる気道閉塞とも考えられない。」とし、結局、前の鑑定人同様、経験があるから過失はないと結論づけているのである。医師側の「陳述書」「臨床経過表」を正しいものとして鑑定をおこない、「麻酔記録」「看護記録」「カルテ」を無視する態度も同様であった。

この間、一九九七（平成九）年六月に原告側から意見書が提出されている。

東邦大学名誉教授の黒須吉夫医師によるもので、「被告医師の言うアナフィラキシー様ショックが発生していたとは考え難い。」ということであった。

医師がアナフィラキシー様だと判断したという時点での症状としては、喉頭痙攣、気管支痙攣であり、しかもアナフィラキシー様だと判断しながら抗原の疑いのある薬剤（先に投与した麻酔薬チトゾールと筋弛緩薬サクシン）を再度、躊躇することなく静脈注射していることは矛盾した対応であると指摘した。そして、抗原と考えられる薬剤の再投与の後も症状が増悪していないことからして、アナフィラキシー様ショックと判断したことは誤りだったということであった。

結局、「麻酔導入直後に発生した喉頭痙攣、気管支痙攣による換気不能に近い状態に対し、挿管に固執して輪状甲状靭帯穿刺、切開などの迅速、容易な積極的な気道確保策を、気管切開の前に試みておらず、貴重な時間を浪費したことで、母児に高度の低酸素状態を長時間継続、このため高度の母体の心筋障害を来たし、心不全の結果死亡した。」との結論であった。

原告側は、黒須医師に対する証人尋問の申請をおこなったが、裁判所は採用せず結審した。一九九八（平成一〇）年三月に出された判決は、患者側敗訴であった。

判決では、麻酔医は「最初のチトゾール及びサクシン投与後、一瞬にして顔面が紫色になり、口唇チアノーゼ、眼瞼結膜の浮腫、換気不能の状態となったと判断した旨供述するが、麻酔表の記載や看護記録の記載に照らして、右供述は措信できない。」と、急激に症状が発生したからアナフィラキシー様だと判断したとの医師側の主張を排斥しながらも、鑑定及び鑑定人証言を根拠として「喉頭浮腫又は気管支痙攣は、その直前に投与されたチトゾール及びサクシンによるアナフィラキシー又はアナフィラキシー様反応であることも十分に考えられるところである。」と認定した。

また、挿管困難となった際にただちに気管切開を決断、指示すべきであるのにこれを遅らせ、また気管切開がおこなわれるまでの間にエアウエイの挿入による気道確保の措置等をとらなかったことについては、患者に「一度も心停止が起きず、後に、呼名に反応して左右の判断もできるようになるなど脳に障害が生じていないことからすれば」、ただちに気管切開をせず、マスクとバッグで酸素を送って換気を試みたことに過失はないとした。

判決の中で、黒須医師の意見書については一切触れられていなかった。

アナフィラキシーの有無は重要ではない。

控訴審では、裁判所が黒須医師の証人尋問を採用して、詳細な尋問がおこなわれた。

その結果、「本件ではアナフィラキシーもしくはアナフィラキシー様ショックの発生があったかなかったかが争点となってしまっているが、それの有無は重要ではない。」ことが明確になった。

アナフィラキシー様ショックの場合に医師がおこなうべき行為と、喉頭痙攣、気管支痙攣の場合に医師がおこなうべき行為とは同じものだからである。すなわち気道の確保と十分な酸素の供給である。その最重要の措置が確立されなかったことで、患者を四〇分もの長時間にわたる低酸素状態におくことになったということが鮮明になったのである。

また、アナフィラキシーショックの専門家による鑑定意見書も提出されたが、黒須医師の意見および証言を補強する意味合いしか持たなかった。

そうしたことから、裁判所による和解勧告があり、一九九九（平成一一）年七月、五〇〇〇万円の和解金で和解が成立した。

このケースは、医療事故を考えるうえで示唆に富んでいると思われる。

まず、事故原因の問題として、危機管理の欠如があげられる。医師が経験したことのない、しかし麻酔導入時に通常ありうる喉頭痙攣、気管支痙攣という事態に直面して、対処にもたつき、不幸な帰結を招いてしまったというのが事の真相である。

二度の気管内挿管を試みて失敗し、酸素の確保には気管切開しか方法がないということで外科医を呼んだにもかかわらず、その外科医が即座に気管切開に取りかからず、なおも気管内挿管を試みたことなど、言語道断の緊迫感のなさがその後を決定付けたと、黒須医師は法廷で証言した。その通りであろうと思われる。どういう事態が発生したときにはどう対処するかという、アルゴリズムを常に用意しておくべきだというのが、黒須医師の提言であった。

次に、訴訟になってからの医師側の対応の問題として、不可抗力を主張したいがためにことさらに医学論争に持ち込んだり、第三者的証人のいないことを好都合とばかりに後付の理由を織り込んだ「臨床経過表」を作成し、あたかも詳細な経過であるかのごとく修飾して裁判所の判断を惑わすなど、誠実とはいいがたい態度である。

それがまた、信頼をおくべきカルテ、看護記録、麻酔記録等と齟齬をきたしていたというお粗末さである。主張との矛盾を糊塗するためにカルテを改竄したことなどは、何をかいわんやというほかない。それらの不誠実さが訴訟を長引かせる要因になったといっても過言ではない。

三番目に、鑑定人の問題として、どうすれば公平性が担保されるかが、常に患者側を悩ます課題である。本件では、被告医師をかばうあまり、率直に検討するならば第一に基礎におくべき麻酔記録、カルテ、看護記録の記載内容を軽視し、訴訟になってから被告医師が作成した「臨床経過表」と本人の「陳述書」を重視して鑑定をおこなうという、奇怪というべき鑑定書が提出されたのである。

四番目は裁判所の誤判の問題である。一審裁判所の判決と、控訴審裁判所の判断の分かれ目がどこにあったかといえば、黒須吉夫医師を証人として採用したかしなかったかだけである。

一審裁判所が、黒須医師の証人申請を却下した理由は不明だが、証人尋問していたならば、判決内容は大きく変わったと思われる。裁判所としては、原告側の意図に沿っただけの「単なる意見」という受け止め方だったのだろうか。

だが、黒須医師は、東邦大学麻酔科教授および同大学付属大森病院副院長を勤め、日本麻酔科学会の医事紛争対策委員会委員長も勤めた日本の麻酔科医の重鎮ともいうべき医師である。その経歴は、裁判所も認識していたはずである。鑑定意見を、ただ無視することで済ませてしまった一審裁判所は、その点でも誤ったといわざるをえない。

麻酔ミス 3

胆のう結石摘出手術の麻酔ミスで死亡

手術としては比較的簡単な胆のう結石摘出手術であったが、麻酔専門医を置いていない病院での全身麻酔による事故で死亡したケースである。

手術後、昏睡状態が続いて死亡した。

患者は、六八歳の主婦である。一九九九（平成一一）年二月一五日、前日から下痢が続いたため個人病院で診察を受け、入院して検査を受けた結果、胆石症と診断された。そこで、二月二四日に全身麻酔のもとで胆のう結石摘出手術を受けた。

ところが、手術後、昏睡状態となって、三月一日に呼吸不全で死亡してしまった。

手術中に、「血圧と脈拍低下により執刀不可能。」との主治医の話であり、手術後の説明では、「筋弛緩剤かイソゾールによるアレルギーか、チューブを気管に挿入したときの気管支の痙攣によるものかもしれない。」ということで、以後ずっと昏睡状態が続いた。

院長からは、「麻酔の事故でこうなった。責任は感じているので、病院としては十分に対処したい。麻酔を担当したのは外科医で、麻酔医はいなかった。こういう事故は初めてだ。」という話もあった。

死亡後、院長から「誠意をもって対処することをお約束します。」という一筆が家族に渡され、主治医からも「麻酔導入時の気管支痙攣がその後の病態に影響したと考えます。私ども、医師の医療過誤と考えています。」との一文が手渡された。

しかし、結局、病院側は医師会に報告して任せるということになり、二〇〇〇（平成一二）年三月、遺族側は訴訟を提起した。

遺族側は、「胆石症の手術は、輸血が必要になることもなく、現在の医療では一番簡単な手術といわれている。病院は、本件手術を実施するにあたって、麻酔専門医を配置しなかったことに加え、麻酔導入ならびにチューブの気管内挿入の手技のミス等のため、酸素吸入が十分におこなえなかった過失により酸素欠乏を惹起せしめ、患者を低酸素脳症によって脳死状態に陥らせ、結局死亡させたものである。」と主張した。

病院側は、「麻酔導入とチューブの気管内挿入の手技のミス」があったことを否認し、「麻酔導入の際、気管支痙攣が発生し、低酸素状態となったと推測するものであるが、その原因はいまだ明確ではない。」として、過失を争った。

カルテを検討した結果、麻酔中の患者の症状から、遺族側は次のように主張した。

「二月二四日午後二時四〇分、全身麻酔のためサクシン（筋弛緩剤）を投与し、二時四二分ころ、気管挿管をした。すると、二時五〇分ころから血圧が上昇し、頻脈となっている。三時には血圧は一九五／一一〇と高度に上昇し、脈も一四〇と高度な頻脈になっている。成人の場合、血圧の平常値は一二〇～一三〇であり、脈は六〇～八〇である。

右の症状は、麻酔医としては高炭酸血症や低酸素症を疑うべきである。しかし本件では、酸素は低酸素状態になっていないので、高炭酸血症を疑うべきである。そして、血液中の炭酸ガス量の検査、つまり終末呼気炭酸ガス分圧の計測、換気量モニター、血液ガス分析をおこなうべきであった。

ところが、何も検査をおこなうことなく、三時一五分ころ、手術を開始した。

手術をはじめた直後、血圧が低下し、脈も二〇～三〇ときわめて高度な徐脈となった。この血圧低下と徐脈は、高炭酸ガス血症が悪化したことにより、心停止、ショック状態に陥ったことによる数値だと考えられる。

この後、医師は気管内チューブの入れ替えをしており、その後は血圧、脈はよくなっていることからして、高炭酸ガス血症になった原因は食道挿管をしてしまったものと推測される。」

「高炭酸ガス血症の原因は気管支痙攣。」と病院側。

これに対し病院側は、「気管挿管したのは二時四三分である。そして挿管カフを膨らますも、バッグによる胸郭運動がやや弱く、肺胞内酸素流入が不十分でカフのもれと考え、再挿管したのが二時四五分である。この時気管内チューブの入れ替えをしているのであり、原告主張の再挿管の時期は誤りである。」と主張した。

また、「血圧が一九五／一一〇、脈拍が一四〇となったのは三時であるが、その後すぐに血圧、脈ともに低下、改善し、三時一五分に手術を開始しようとしたが、急に徐脈となったために手術を中止したものである。このように一瞬の血圧上昇、頻脈は麻酔をかけ始めの際には起こりうるところであり、そのため麻酔深度を最良の状態にしていくことでその改善を図ったのである。本件ではその後血圧、脈拍ともに低下し、また血中酸素も正常の範囲内であった。従って、このような場合、終末呼気炭酸ガス分圧の計測、換気量モニター、血液ガス分析等の計測により高炭酸ガス血症を証明するより、気管支拡張剤を静注するなどしてその改善を急務と考えたものである。」

さらに、「患者が高炭酸ガス血症になったとする主張については、その可能性については認める。しかしその原因として食道挿管をしたとする主張は否認ないし争う。」というのであった。

その理由として、「食道挿管をすれば、空気を送り込む際あまり抵抗なく多量に入るが、一回目、二回目とも肺胞内圧が高くそのようなことはなかった。また食道挿管では鳩尾の所でボコボコという音がするが、本件ではそのようなこともなかった。」とし、「ただ、挿管の際、肺胞内の圧が高く（これは空気が肺に入っている証左である）、この抵抗の原因は気管支痙攣が発生したものと考える。」ということであった。

驚くべき主張であった。

再挿管の時期については、カルテに何も記載がなかったのである。血圧、脈拍については、「一瞬の血圧上昇、頻脈」で、三時からすぐに改善したというが、とてもそんな状態ではなかった。

血圧は、二時四〇分一三〇／七〇（正常）であったものが、二時四五分一五〇／八〇、二時五〇分一七〇／一二〇となり、三時には一九五／一一〇、三時五分一八〇／一〇〇、三時一〇分一八〇／九〇、三時一五分に一六〇／九〇となっている。脈拍は、二時四〇分に七〇（正常）であったものが、二時四五分に八〇、二時五〇分に一〇〇、二時五五分に一一〇、三時に一五〇、三時五分に一一八、三時一〇分に九〇、三時一五分に一〇〇である。

こうしてみると、病院側のいうように、食道挿管ではなく気管支痙攣が原因であるとしても、高炭酸ガス血症があることは明らかであり、手術を開始できる状態ではなかったのである。

また、カルテによると手術を開始したのは午後三時となっていて、そうであるなら、ますます手術を始めたことによって高炭酸ガス血症に陥っている患者にショック、心停止が起こったものとも考えられた。

だが、手術については、「右上腹部の皮下切離を行ったものであるが、長さは七㎝、深さは一・五㎝の切離であり、皮膚及び脂肪組織までで、筋肉層までは達していなかった。その時点で手術を中止し縫合したもので、これによりショック状態が発生したとは考えられない。」と、病院側は主張した。

「血液が真っ黒だった。」と医師の証言。

麻酔を担当した医師と主治医の証人尋問がおこなわれた。

麻酔を担当した医師は、気管支痙攣を疑った理由について、「バッグを押したときに空気が非常に入りにくい状態があったから。」と述べた。

気管支痙攣は、挿管の刺激によっても起こることがあるし、サクシン、イソゾールといった麻酔薬によっても起こることがあるとされている。

午後二時四五分以降、改善を図るためにいくつかの薬剤が投与されているが、気管支痙攣を疑ったといいながら、原因薬剤かもしれないサクシンを再度投与していた。また、ショックに対する治療薬（サクシゾン、ミラクリット）も投与している。一方、気管支痙攣の場合に通常投与される気管支拡張剤（ネオフィリン）が投与されたのは、三時一〇分になってからであった。その時点で、患者の状態はまだまったく改善されていなかった。にもかかわらず、三時一五分に手術は開始された。

直後、執刀した主治医は、真っ黒い血液を見て驚き、モニターに目をやると、高度の徐脈になっていたという。あわてて心臓マッサージをおこなった。その処置で脈拍はすぐに回復した。手術中止を決め、切った皮膚を縫合した。麻酔を中断、抜管して、自発呼吸できる状態になったが、意識は戻らなかった。

黒っぽい血液というのは、チアノーゼ状態ということである。

「換気が悪いと、高炭酸ガス血症になる可能性がある。」と医師は認め、また「高炭酸ガスが原因で呼吸性アシドーシスが起こることもある。」ことも認め、「呼吸性アシドーシスがあるかどうかの検査方法は、血液ガス分析しかない。」と証言した。そして、「チェックすることが必要だったかとは思います。」というのだった。

また、意識障害に陥った原因は「高炭酸ガス血症が原因で脳がやられてしまった。」とも証言した。

そして、家族に手渡した一文について聞かれた主治医は、麻酔を担当した医師ともいろいろ原因について話し合っていたが、「結局はその原因はわからないですけど、患者さんが亡くなったわけですから、何らかのミスがあったんじゃないかというふうには考えました。」と述べたのである。

担当医師の証人尋問が終了したところで、裁判所から和解勧告がおこなわれた。病院側も過失を認め、二〇〇二（平成一四）年八月、和解金二〇〇〇万円で和解が成立した。

麻酔ミス4

舌がんの手術後、全身麻痺・失明・言語障害

まだ、医療事故情報センターもなく、協力医の存在もなかった三〇年前の事案である。県立がんセンターという高度医療機関における事故だが、「たまたま手術中に脳溢血が起こった不可抗力の事故」と言い張る病院側に対し、原告代理人が徒手空拳で分厚い医学の壁を突き崩そうと奮闘し、ついに麻酔による事故であることを明らかにしたケース。時代が変わっても、基本的な構造は変わっていないことを本例から痛感する。

病院は「手術中に脳溢血が起こった。」と説明。

事故が起きたのは、一九七六（昭和五一）年五月一〇日である。舌がんの手術を受けた直後から、両手足がまったく動かせず、両眼も失明し、言葉も発せなくなった。ただ、耳は聴こえ、意識も明晰だということであった。他人には自分の意思を表現することはできないが、妻とだけは「会話」できるのである。妻が夫の手を握ってやっていると しか見えない方法で、意思を伝え、表現するのだ。その方法で、患者は、「自分がこんなことになったのは、手術に何か問題があったとしか思えない。何とか真相を明らかにしてほしい。」と、必死に訴えていた。

舌がんと診断されるまでは、健康だけが取り柄のような、病気知らずの人だっただけに、家族としても手術中に何かミスがあったのではないかと強く疑った。

だが、病院側の説明は、「手術中に高血圧になって、脳に障害が発生した。たまたま、手術中に脳溢血が起こったので、不可抗力だった。」ということであった。

脳溢血の場合、通常は片側に機能障害が起こるものだし、失明するという例はあまり聞かない。また、手術の当日に何も説明がなかったこと、手術から約一年間そのまま入院していたが、その間の差額ベッド代の請求がなかったことなど、不審な点はいろいろあった。

証拠保全をおこなって、カルテのコピーを入手した際も、立ち会った病院長は、「この方は脳溢血でこうなったので、病院には責任がない。」と強調した。

だが、手に入れたカルテを知り合いの医師に見てもらったところ、「カルテだけからは、過失があったかどうか明確にはいえない。高血圧による脳溢血があったともいえない。原因をはっきりさせるには、CTスキャン写真を撮ってみるといい。」とアドバイスをしてくれた。CTスキャンというのは、頭部を薄く輪切りにした状態に撮影する断層撮影写真である。

さっそく患者の妻が申し出をおこなうと、このとき患者が入院していた病院では快くCTスキャン撮影のための手続きをとってくれた。昭和五一年ころでは、CTスキャンは最先端の装置で、どの病院にもあるというものではなく、その病院になければCTスキャン装置を持っている病院にわざわざ移送して撮影しなければならなかった。入院先病院のはからいで撮影したCTスキャン写真から、重大な事実がわかった。

患者の主治医（脳外科専門）が、その写真を見てこういったのだ。「患者の症状は、いわゆる脳萎縮です。どういう理由でそうなったかはわからないけど、手術中に脳が酸素不足の状態に陥った結果、このような状態になったものでしょう。」

いわゆる脳溢血などではなく、何らかのアクシデントによって手術中に脳が酸素不足の状態になったということは明らかになった。そして、それは麻酔に問題があるとの見通しも出てきたのである。「麻酔医の毎日は、低酸素症との戦いである。」といわれている。麻酔医にとって、呼吸管理はきわめて重要であり、裏返せばいつでも酸素不足の状態に陥らせる危険もあるということなのである。

どうして酸素不足になったのかという点に焦点を絞っていけば医療ミスの真相は明らかになると確信し、一九七九（昭和五四）年二月、患者側は訴訟を提起した。

酸素不足による障害の可能性。

何回かにわたる準備書面のやりとりのなかで、問題点もそれなりに明らかになってきた。

病院側は、「障害の原因と考えられるもの」について、「悪性過高熱」「高体温による脳障害」「痙攣の結果生じた低酸素症」「高血圧による脳血管障害」など、いくつもの「可能性」を主張した。少なくとも証拠保全の際に病院長がいっていた「脳溢血による後遺症」という、単純で責任逃れとしかいいようのない主張は、消えていた。しかし、それにしても難解な医学用語を引用しての曖昧な主張であり、結局何が原因なのか明確に主張できないでいるという感じであった。

患者側としては、「酸素不足による低酸素症」一本槍の主張である。病院側も、最終的には酸素不足、低酸素症になった原因についてはともかく、それによって障害が起きた可能性が高いということは認めるようになった。

手術の経過は、次のようであった。

手術は、午前九時二〇分から始まり、午後八時一〇分までおこなわれている。麻酔は午前九時三分から午後九時二〇分まで、約一二時間にわたり、かなり長時間であった。麻酔方法は、笑気による全身麻酔を基礎にして、タラモナール、NLA変法、GOP麻酔の三種類を併用している。タラモナールは麻薬であり、たくさん使いすぎると後で呼吸困難を起こしたりすることがある。そこで、最近ではペンタゾシンなど麻薬ではない鎮痛剤を使うようになってきた。タラモナールを使う（原法）かわりに非麻薬性の鎮痛剤を使うことをNLA変法と呼ぶのである。また、GOP麻酔というのは、G（笑気ガス）、O（酸素）、P（ペントレン）を使う吸入麻酔である。

手術は、麻酔のための気管切開、患部の舌半分の切除、転移しているかもしれないので頸部付近のリンパ等の切除、除去、半分切除された舌を元に戻すために体の他の部分からの皮膚を移植する手術、という順序でおこなわれている。頸部付近のリンパ等の切除手術が終わるころの午後六時三〇分ごろまでは、手術もとくにトラブルなく推移しているようにみえる。ただ、これはカルテ上の外面的なもので、後に明らかになってくるように、このころまでの間にその後のトラブルの下地はできあがっていたと思われる。

午後六時三〇分、体温が三九度二分という高熱になっていることに、麻酔医ははじめて気づいた。体温を下げる努力を、その後少しはしているとはいうものの、手術終了まで高熱は続いている。午後八時三〇分ころ、患者は痙攣、チアノーゼの症状を起こした。この時点までに酸素不足は決定的となり、患者の障害を惹き起こすトラブルが発生したのである。

しかし、この一連の経緯は、あくまでも外面的現象にすぎない。どうして障害が起こったか、その真因に迫るには、直接手術に携わった医師から、手術時に何があったかをどこまで証言として引き出せるかにかかっている。

証人尋問は、一九八〇（昭和五五）年三月、まず執刀医からおこなわれた。だが、この証人からは、事件の核心に触れる点はほとんど引き出せなかった。手術は、手術と麻酔がそれぞれ分担が別になっているので、執刀医は「麻酔の経過についてはほとんど知らない。」のである。ただ、一二時間というかなり長時間にわたった手術の手術方法にも、問題があったのではないかとの疑問もあった。たとえば、がん部分の除去だけにして、同じ日に皮膚移植手術はやらなくてもよかったのではないかとか、そうでなくても高熱などのトラブルが発生した段階で皮膚移植手術は中止してもよかったのではないかといった疑問を抱いたのである。しかし、舌がんに関する文献がほとんどなかったこともあって、原告側からあまり突っ込んだ追及はできなかった。

麻酔の担当医師は経験不足の研修医だった。

争点は、なんといっても麻酔管理上の過失である。その最重要証人と考えられる麻酔科総責任者の医師に対する尋問がおこなわれた。この医師の証言態度はかなり率直で、真実に近いことを正直に答えているように見受けられた。

まずわかったことは、麻酔の担当主任が「医学部を卒業してまだ二年半程度の経験不足の研修医」であったことである。次に、執刀医は「舌がんの手術の場合、皮膚移植もしなければならない。」かのような証言をしていたが、麻酔科医師の証言では、「他の病院で皮膚移植をしない舌がんの手術に立ち会ったことがある。」ということで、執刀医の証言は意図的かどうかはともかく、虚偽である疑いも出てきたのであった。そして、「カルテには記載がないが、手術中、血液ガス分析を何回かやっていたはずだ。」と、麻酔科医師はいうのだった。

血液ガス分析は、血液中の酸素の濃度を測定するもので、患者の低酸素症の発生を判断するうえで重要なデータを提供する。また、アシドーシスの発症などもわかるので、麻酔管理の上で重要な検査なのである。したがって、手術中にこの検査をやったほうがよいことはいうまでもないのだが、手術中に血液ガス分析をおこなったという記録は存在しなかった。

じつは、患者は手術前から代謝性アシドーシスの傾向がみられていた。看護婦が書き記す看護記録の一部にも、手術後、代謝性アシドーシスの症状が重大な障害として起こっているとの記載があった。また、そのことを示す検査結果もあった。

このアシドーシス——体内の酸塩基平衡は、麻酔にとってきわめて重要で、「麻酔医が関心を抱くべき事柄である。」ことを、麻酔科医師は認めた。「手術時間が長引けば、当然麻酔時間も長引き、体が酸性化する傾向が出てくる。」ことも認めた。さらに、「笑気麻酔の欠点として、酸素欠乏を起こす危険が多い。」こと、「手術中、体温が三八度以上になると問題である。」ことも認めた。

体温はひとつの指標として重要である。体温測定をしていなくて、三九度になってはじめて発熱に気がついている。証言では、最初は「手で患者に触れて、体温をみるのだ。」と言い張っていたが、三九度になるまで気がつかなかったのだから、明らかに矛盾していた。

病院側が書面で主張していた曖昧な「原因」の一つ一つが証言の中で潰れていった。「悪性過高熱」などという主張は、裁判になってからひねり出した苦し紛れの弁解であることを認めざるを得なかった。「痙攣の結果生じた低酸素症」という主張も、逆に「血圧上昇、頻脈、痙攣が起こる原因として低酸素症がある。」と認めた。

この点は大きなポイントであった。午後八時一〇分から三〇分にかけて、患者に血圧上昇、頻脈、痙攣が起こり、そのときになんらかの障害が発生したと考えられるからである。その現象が、まさしく低酸素症状である可能性が強いということなのである。

しかし、敵性証人である麻酔科医師の証言は、ここまでが限度であった。障害の原因が何であるかという点になると、たちまち証言がぼけてしまうのである。

「人工呼吸器をはずした。」との証言。

一九八一（昭和五六）年三月から三回にわたって、直接の麻酔責任者の医師に対する証人尋問がおこなわれた。障害の原因となったのは、午後八時一〇分から三〇分にかけて発生したいろいろなトラブルにあることはもはや明白といってよかったが、八時一〇分前後にいったいどんな不手際があったのか、尋問でそれを引き出すのが狙いである。

午後八時一〇分ころ、血圧が一気に上がり、けいれんが起こり、頻脈が起こっていることは、とりもなおさず低酸素症の症状でもある。しかもこの段階になると、手術は長時間にわたり、麻酔もきわめて長時間になっている。また、六時ころから三九度という高体温が続いている。高熱が続くと、酸素消費量は多くなる。したがって、ずっと酸素不足の状態が続いていたとも考えられ、そういう酸素不足の状態にあるところへ、一時的に酸素の供給が停止するような事態が起これば、決定的な脳の酸素不足が惹き起こされることになる。この担当医師は、医師になってまだ二年半の経験しかないということであった。県がんセンターに研修医として来たのは、四ヵ月ぐらい前のことである。尋問のなかで、そういう事実がわかった。麻酔医として手術に立ち会った経験を聞いていくなかで、重大な事実も浮かび上がってきた。本件の手術は、「当初の予定では、八時間程度で終わることになっていた。」というのである。また、「他の大きな手術でも五、六時間、長くて八時間程度しかかからない。」こともわかった。約一二時間もかかったというのは、異例の長さなのであった。ということは、そこに何かトラブルが起こって、手術時間すなわち麻酔時間が延びたとも推定できるわけである。

麻酔担当医師は、尋問の中で妙なことを言い出した。手術前に検査した血液ガス分析に若干の問題があることは、病院側は主張段階で認め、執刀医の証言でも認めたことであったのに、「数値がおかしくなったのは、ガス分析器の数値がもともと違っていたからだ。」というのだった。唐突な主張だった。

これは、血液ガス分析について追及を受けた結果、認めてしまってはまずいということになって、このようなことを言い出したのであろうと思われた。このことは、血液ガス分析が重要な意味を持つことを、逆に裏付けていた。「血液ガス分析を手術中におこなった。」ということについては、麻酔担当医師もその証言で認めた。しかし、カルテにその記載は一切なく、検査結果を示すカードもない。術前と、術直後の血液ガス分析のデータはすべて提出されているのに、術中の記録は消失しているのである。このことが意味するものは、やらなければいけない検査だから、やってもいないのにやったといっているのか、事実やっていながらその分析結果が病院側に不利なために隠してしまったのか、どちらかしか考えられない。カルテは何百枚も提出されていながら、術中の重要な血液ガス分析結果だけがないというのは、常識的に考えておかしな話というべきである。しかし、こうしたことは医療裁判ではよくあることであって、患者側としては、そのことの意味を裁判全体の見通しの中で正しく把握し、見極めなければならない。

この場合、手術終了直後の午後九時四五分の血液ガス分析結果をみると、代謝性アシドーシスの重大な症状が出ていたのである。

　麻酔医にとって呼吸管理が重要なこと、アシドーシスも気をつけなければならないことを担当医師は認めた。そして、その呼吸管理に関する尋問のなかで、思いがけない核心的証言が引き出された。

　麻酔中は、患者が自分で呼吸できないため、他動的に機械で呼吸をさせることになる。その機械のひとつを人工呼吸器というのだが、これを「途中ではずした。」という証言がポロッと出たのである。時刻は、問題の八時一〇分頃であるという。「人工呼吸器をはずし、手動に切り換えた。」というのであった。

　人工呼吸器をはずすということは、患者が呼吸するためのチューブをつなぎ換える作業をしたということである。つまりは、いったん患者への酸素供給が中断することを意味する。この作業は、よほど要領よくやらないと、酸素が送られない状態がその間続いてしまうことになる。また、人工呼吸器をはずして手動に切り換えるということは、麻酔医がいろいろなデータを分析しながら自分の手で呼吸を管理することになるということでもある。当然、豊富な経験が要求される。だが、本件の担当医師は、経験の浅い未熟な研修医である。いよいよ、この八時一〇分前後に重大な不手際があったことをうかがわせた。もっとも、担当医師が不手際の事実を認めるはずもなく、また、こうした推論を患者側の立場に立って証言してくれる医師もほとんどいないから、文献と証人の断片的な証言に基づく事実とをあわせて患者側の主張として裁判官を説得するほかないのである。

　幸いにもこのケースでは、裁判官がそうした事情を汲み取ってくれたようであった。

　その後さらに二人の医師の証人尋問がおこなわれた。一人は、被告病院の管理者であり、抽象的な証言に終始した。もう一人の医師は、患者がリハビリテーションを受けている病院の医師で、ＣＴスキャン写真を見ながら解説してくれた人である。その説明が、裁判を起こす上で大きなヒントになったのだが、期待に反して、この医師も法廷での証言は抽象的で、歯切れの悪いものでしかなかった。

ほぼ証人調べは終わり、後は鑑定人による鑑定を残すだけとなった段階で、裁判所から和解の勧告があった。双方で何回か話し合いを重ねた結果、一九八三（昭和五八）年三月、和解金三〇〇〇万円で和解が成立した。

麻酔ミス 5

手術後の疼痛を抑えるための麻酔で寝たきり——訴訟前和解

子宮筋腫による子宮全摘手術後の痛みを抑えるための麻酔投与において、投与量と投与方法をまちがえるという単純ミスによって、患者を意識不明の寝たきり状態にしてしまったケースである。

持続注入する装置を外して、麻酔薬を直接注入。

患者は、六五歳の主婦である。一九九三（平成五）年一月一四日、大病院において子宮筋腫のため子宮全摘の手術を受けた。手術そのものは順調におこなわれた。ところが、手術の翌日、突然ショック状態に陥り、意識不明となり、その後は寝たきりの状態となってしまった。

親族への説明では、「手術後の痛みを抑えるための麻酔注射をした後、ショックを起こした。」ということであった。三日後の一八日に詳しい経過説明があり、病院側は医療ミスであることを認めた。

その説明によれば、麻酔薬キシロカインをＤＩＢカテーテルを用いて持続注入して硬膜外麻酔すべきところを、当直医師が誤ってＤＩＢカテーテルと持続硬膜外麻酔チューブを外して、直接硬膜外チューブより注入してしまったということであった。

ＤＩＢカテーテルというのは、薬剤をゴム風船のようなもの（バルーン）に入れ、その収縮力で少しずつ薬剤を体内に注入する装置である。医師は、その装置を薬剤のキャップと勘違いして外したのだという。そして、一日かけて注入するはずだった四〇ｍｌという量を一気に注入してしまったのである。当直医師はこの病院の常勤医でなく、医師になってまだ六年目であり、大学病院から当直パートで来ているということだった。

麻酔薬を注入したのは、午前一一時三五分ころからであった。注入終了直後の一一時五〇分ころ、看護婦が口唇チアノーゼを発見、血圧が８０／０であったため、ただちに医師を呼んだ。無呼吸を確認し、マウスツーマウスの人工呼吸をおこなった。脈拍を触知しなかったので、心マッサージをおこなった。それから、気管内挿管し、人工呼吸器で調節呼吸とした。

その後、薬剤の投与や心臓のカウンターショックなど、種々の手当てをおこなった結果、洞性リズム（正常リズム）となり、血圧８８／５０、脈拍７１／分となった。意識は混濁し、反応は乏しいが一応死亡は免れたのである。

病院側が当初からミスを認めて謝っていたため、補償等については話し合いで進められ、一九九五（平成七）年三月、病院側の負担で回復のための治療および介護を継続し、かつ和解金四五〇〇万円を支払うことで和解が成立した。

第三章 診断ミス

診断ミス 1

肺炎で入院治療中ショック状態となり寝たきりの後遺障害

肺炎で入院した個人病院で、抗生物質の投与を受けていたところ、ショック状態に陥り、高度医療病院へ転送され治療を受けたが低酸素症を原因とする後遺障害を負い、寝たきりとなったケースである。ショック状態が発生しているのに高度医療機関への転送が遅れたことを過失の争点として、鑑定証言を求めるなどした結果、病院側も過失を認めて和解が成立した。

肺炎で入院したが、症状悪化。

患者は五九歳の主婦である。一九八九（平成元）年二月ころから高血圧、狭心症などのため個人の内科病院へ通院していた。一九九〇（平成二）年二月ころにも風邪をこじらせて通院していたが、四月末に高熱を発したので診察を受けたところ肺炎とのことで、五月七日に入院した。

入院して胸部X線撮影がおこなわれた結果、気管支肺炎との診断であった。入院後は、治療によって順調に回復に向かっていると思われたが、六月八日ころから患者は背中の張り、苦痛を夫に訴えるようになり、熱も高い状態が続くようになった。

そこで、夫が医師に患者の病状を話し、「大丈夫だろうか。」と尋ねたところ、医師は「肺炎の治りきっていない部分があるので、そのせいだろう。どうぞご心配なく。」と答え、特に新たな投薬も治療もしなかった。

ところが、患者の容態はしだいに悪化し、六月一二日午後九時ころには血圧が異常に低下し、意識も混濁してショック状態となり、担当医師の判断で地域の高度医療病院へ転院した。

転院先の病院医師の診察によれば、患者は著しい血圧低下と低酸素症の状態にあり、レントゲン撮影の結果、間質性肺炎に罹患しているということであった。そのためただちにステロイド剤の大量投与、昇圧剤の極量投与、人工呼吸管理といった処置がとられ、一命を取り留めた。

しかし、入院時の低血圧症、低酸素血症が原因で全身麻痺の障害が残り、一〇月一日、リハビリ目的のため整形外科病院へ転院した。

だが、症状は改善せず、一九九〇（平成二）年一一月七日、障害固定と診断された。

障害名は「小脳性失調（体幹・四肢等の障害）、右腓骨神経麻痺」である。原因疾病名は「低酸素脳症」とあり、総合所見として「四肢失調性麻痺、膀胱直腸障害、構音障害みられ日常生活動作は寝返りのみ」（将来再認定不要）とされていた。参考となる合併症状は「間質性肺炎、慢性膵炎」で、障害の程度は身体障害者福祉法別表に掲げる一級相当に該当するということであった。

一九九一（平成三）年二月一二日から、整形外科病院の紹介で医科大学病院のリハビリテーション部へ転入院したが、リハビリ治療の効果もなく、これ以上の改善の見込みもないということで、患者は四月二日に退院し、以後自宅で寝たきりの生活となった。

間質性肺炎の発症を見逃がした。

「内科病院の医師は胸部レントゲン写真で肺に異変を認めていたのに、聴診器を使用することもなく、間質性肺炎に罹患していたことを看過し、漫然と気管支肺炎と誤診し、適切な処置（ステロイド剤の投与）を怠った。」として、患者側が提訴したのは、一九九四（平成六）年三月のことである。

根拠となったのは、転院先の高度医療病院から出してもらった「入院証明書」であった。その文書には、「内科病院に肺炎のため入院加療中、六月一一日より間質性肺炎を発症」と記載されていた。そして、その後入手した診療録等の資料によれば、間質性肺炎の原因は「ペントシリンによる薬剤性のもの」がもっとも考えられるとされていた。

整形外科病院宛の文書でも、「平成二年四月二五日より、せき、発熱出現、五月七日内科病院に入院し、肺炎と診断、アジセフ投与にて解熱するも六月五日に再度発熱、ペントシリン投与されたところ六月一一日呼吸困難出現し、翌六月一二日ショック状態になって本院へ転送されました。胸部X線写真上急速に出現した間質性肺陰影をみとめ、間質性肺炎を診断」とされていた。

内科病院のカルテを検討したところ、抗生物質のペントシリンは、五月二五日から六月一二日まで投与されていたようであった。さらに検討していくと、当初の肺炎は五月二四日ころには軽快していて咳も消失し、白血球数も正常値になっていた。

それが六月一日には冷や汗、めまい、全身倦怠感、頭重、不眠の症状が出て、六月五日ころから咳が出始め、七日ころからは発熱があり一二日まで続いていた。

六月一日からの症状は白血球、血沈、ＣＲＰ、レントゲン像が正常の状態での諸症状の発現であり、明らかに当初の肺炎とは別の疾病が起きていると考えるべき症状であった。

ところがショック状態で転送された六月一二日について、なぜか、被告病院のカルテには、そのときの状況はまったく記載がなかった。

転院先病院の「入院証明書」によれば、「六月一二日夜、『ショック状態』となり本院へ転送された。」とあり、診療録でも、「２２時５５分、ＱＱ車にて来院、顔面蒼白＋、冷汗＋、末梢冷感＋、ＢＰ（血圧）最大８０、最低触診」

ということで、危篤状態で運び込まれたことは明らかであった。

その日の被告病院における症状についても記載があり、「20時30分までは会話ができていた。」、「21時30分DIV（点滴）漏れ、入れ替えしようにもできず、意識レベル↓（低下）。」、「BP（血圧）↓（低下）に気付く、O_2（酸素）吸入開始、ラインとれず」とされていた。

こうしたことから、患者側は、「内科病院に入院中にペントシリンを投与され続けた結果、薬剤性の副作用による間質性肺炎に罹患した。」と主張したのである。

これに対し、被告病院側は、「医学経験則に照らして被告医師の本件症例におけるペントシリンの使用については、その用量および用法につき、何ら過失とされるべき問題は存在しない。」、「原告は、被告方病院入院中に間質性肺炎が発生したと主張しているけれども、正当な根拠はなく、原告の転医転送の日である六月一二日頃であると判断され、少なくとも六月六日撮影のレントゲン写真では異常が認められないのであるから、当該レントゲン撮影時点より以降であったことは間違いがない。」、「また、患者が転院当日の夜にショック状態に陥ったことについては、その原因は不明であるが、被告医師は当該ショック状態の発症に対処して、当夜早急に救急医療機関病院へ転医転送しているのであるから、その点でも何ら被告医師には手落ちはない。」として過失を否認した。

しかし、転院先病院の医師に対する証人尋問において、「搬送されてきた時点で、患者は自分で目を開けることもできず、話もできず、体を動かすこともできない状態で、ショック状態にあった。」こと、また「五月二一日から二六日ぐらいは最初の肺炎は改善されているが、二四日にそれまでのアジセフからペントシリンに変更しており、六月六日に発熱があって、この頃から新たに間質性肺炎を発病した。その原因はペントシリンが考えられる。」との証言がおこなわれた。

すると、被告病院側は次のような主張をおこなった。

「患者は、転入院の直前である六月一一日および一二日に三八度を超える発熱が出現したが、これは黄色ブドウ球菌の抗生物質に対する耐性が急速に発現したことから、急激に起炎菌の増殖が起こり、気管支肺炎の病状急変をみたものである。平成二年当時の医療水準では、抗生物質ペントシリンに対し、黄色ブドウ球菌の耐性が短期間に発現するとは一般に予想されておらず、稀な症例であった。一二日夜一〇時半ころに転院の措置をとったが、その日は午前中に二階の病室から一階のレントゲン室まで患者が自力で往復して胸部レントゲン写真を撮影しているし、朝食も全部摂取しており、また便所へも数回往復して排尿、排便をおこなっている。したがって、夜までは呼吸困難などの重篤な症状は出ていなかった。しかし、血圧が低下し、午後一〇時半ころ血圧を測定したところ上が一一〇で下が八〇という結果であり、意識が少しぼんやりして、高血圧傾向の患者としてはプレショック状態と診断した。ショック状態に陥る前にただちに転入院させているのであるから、対応に遅滞はなかった。

また間質性肺炎に関しては、一二日午前中に撮影した胸部レントゲン写真の所見では間質性肺炎を特徴づける陰影は現れていなかった。なお、ペントシリンの副作用として間質性肺炎発症があるとの記載は平成六年五月改訂以後のものであり、平成二年当時の能書には存在していなかった。」

そしてさらに、被告病院の医師は証人尋問において、「高度医療病院に転送した時点ではまだプレショック状態で深刻な状態ではなかったが、転入院後の治療が不適切であったためにショック状態が続き、低酸素脳症となって脳障害という重大な後遺症を残す結果となった。」と主張した。患者の後遺障害は、転入院先病院での治療ミスが原因だというのであった。

「抗生物質による薬剤性肺炎よりは腎不全による肺水腫」の鑑定。

鑑定が求められ、裁判所が選任した東北大学医学部老人内科学教室の佐々木英忠教授および同大学法医学教室の匂坂馨教授（鑑定書提出時は東京都監察医務院院長）による鑑定が、一九九八（平成一〇）年一二月に提出された。

鑑定の結果は、「ペントシリン等の抗生物質による薬剤性肺炎よりは腎不全による肺水腫の可能性が高い。」ということであった。

肺水腫というのは肺胞に水分が溜まった状態であり、間質性肺炎というのは肺胞をおおっている組織（間質）に炎症が起きている状態である。炎症が起こって、水が溜まれば肺水腫にもなる。

内科病院では発熱ごとに解熱のためインダシンを使用していたが、インダシンは腎障害を起こしやすい薬剤であり、またペントシリンの前に投与していた抗生物質のアジセフも腎障害を起こしやすいことが知られており、したがってそれらによって腎障害を起こし、ショック状態さらには肺水腫に陥り、脳低酸素状態になった可能性が高いということであった。そして、「肺水腫に対する対処は人工呼吸器による呼吸管理であるが、内科病院から高度医療病院への搬送時に重篤な低酸素脳症になった可能性が高い。記録で見るかぎり転送先病院での呼吸管理に落ち度はなく、ここで低酸素脳症が増長したとは考えられない。」という判定であった。

鑑定人尋問で、匂坂鑑定人は患者がショック状態に陥った時期について、「血圧が一〇〇まで下がったり、頻脈になったり、尿が出ないなどの症状があった六月一二日の午後の早い時期にすでにプレショック状態にあった。」と指摘した。また、午後九時半に点滴が漏れ、入れ替えようとしたが静脈が確保できなかったという事実について、「静脈が確保できないというのは、血圧が下がったために針が入らないのであって、かなりショックに近い状態だったと思われる。」と証言し、午後九時半の時点で開業医としては転送すべきだったと述べた。転院した時点で患者は意識喪失の状態であり、脳の低酸素状態はかなり進行していたと考えられるとも明言した。そして、「ショック状態にあり、脳への酸素供給が低下しているときには、分単位の争い」であり、「一時間早ければ、助かる確率も高くなる。」とのことであった。

一方、被告病院側は、呼吸器の専門医である大学病院医師による鑑定意見書を提出した。その鑑定意見は、「一二日午前中に撮影したレントゲン写真の所見から同日の九時半頃から急激に進行したと思われる患者の病状の変化を予測することは呼吸器の専門医でないと困難である。」としていたが、鑑定人尋問では、「普通の細菌性肺炎と間質性肺炎の違いは、一般の医者にもわかる。」と証言した。これについては、被告医師自身も、「レントゲン上、間質性肺炎ないし過敏性肺臓炎と気管支肺炎の区別はつきます。」と証言していた。

また、肺水腫の原因については、「一番説明がつくものとしてペントシリンによる薬剤アレルギーのきわめてまれな例であるということ以外考えにくい。」ということであった。

転院先病院の医師は間質性肺炎と診断し、佐々木・匂坂鑑定人は腎臓疾患による肺水腫と判定し、呼吸器の専門家は間質性肺炎を否定しないということであり、判定は分かれた形になったが、原告側としては、肺水腫の原因をどう考えるかは過失、因果関係を考えるにあたって関係ないものとし、「高度医療機関への転送が遅れた点に過失がある。」との点に絞って、主張の整理をおこなった。

「被告病院は個人病院であり、ショックに対処して必要な血液検査や血液ガス分析をおこなう設備はなく、低酸素状態を防ぐための気管内挿管、人工呼吸をおこなうこともできないのであるから、完全なショック状態に陥っていた午後九時半には速やかに転院の措置をとるべきであったのに、適切な処置もしないまま転送を決定したのは午後一〇時半ころであり、転入院したのは午後一〇時五五分であった。その一時間半のロスタイムが結局、患者に低酸素脳症による不可逆的な障害を及ぼした。」との主張である。

このことは、佐々木・匂坂鑑定証言によって、被告病院側も過失を認めざるを得なかったのである。結局、裁判所からの和解勧告を受け入れて、二〇〇一（平成一三）年七月、病院側が和解金五〇〇〇万円を支払うことで和解が成立した。

診断ミス 2

腹膜炎を風邪の腹部症状と誤診して死亡

急性虫垂炎から腹膜炎を起こしていたのに、感冒による消化器症状と誤診し、適切な治療をしなかったため死亡してしまったケースである。病院側は、「典型的症状がなかったまれな例である。」として争ったが、「手術方法の選択や診断努力に欠けていた。」との鑑定が決め手となり、和解した。

激しい腹痛と発熱で受診。

患者は七九歳の主婦である。一八年前に胃がん手術の既往があるが、毎日畑仕事をしているほど元気に暮らしていた。右下腹部の痛みを訴えて大学病院の診察を受けたのは、一九九二（平成四）年一二月二五日のことである。血液検査と胸部、腹部レントゲン撮影をし、結果が出るのは翌年一月八日になるといわれ、投薬もなく、これといった治療もされなかった。家で安静にしながら様子をみていたが、一二月二九日から三九度の発熱をしたので近くの病院で風邪薬を処方してもらった。

一九九三（平成五）年一月一日に、吐き気、腹痛、発熱があり、大学病院へ行った。近所の病院でもらった薬を見せたところ、よい薬なので続けて飲むようにいわれ、他の薬も追加された。

一月三日には、水分も受けつけず、激しい腹痛に疲れきって衰弱がすすむばかりなので、次女が救急車で大学病院へ連れて行き、点滴を受けた。その際、次女が病状を聞いたが「なんでもない。」といわれ、何の点滴をしたのかを聞いても答えがなく、点滴と同じ効果があるという薬をもらい、家に帰った。患者は夜の間ずっと痛がり、苦しんでいた。

翌朝、腹部の痛みが激しいので、痛みを止めてもらおうと再び病院へ行ったが、「入院の必要はない。」というだけで、納得のいく治療をしようとしなかった。そこで、他の科を紹介してほしいと強く希望したところ、他の医師と交代した。後任の医師はすぐに血液検査をし、白血球の異常値から腹部の異常を診断して、入院の措置がとられた。

一月五日も容態が悪く、衰弱がひどかったが、適切な治療はされなかった。

一月六日、緊急の手術がおこなわれた。家族への説明では、腹部の膿を除去する手術だということであった。ところが、一月七日未明に血圧が急降下し、患者は午前九時二八分に死亡してしまった。

解剖がおこなわれ、死因は急性虫垂炎で、腹膜炎を起こしていたということであった。また死亡診断書によれば、急性虫垂炎の発病は約一〇日前からということであった。

患者遺族は、「病院が十分に注意して診察していれば、一二月二五日の段階で症状と検査結果から虫垂炎であることは診断できたはずであり、早期に適切な治療をしていれば死亡しなかった。」として、一九九四（平成六）年四月、訴訟を提起した。

「急性虫垂炎の典型的症状がなかった。」と病院側主張。

病院側の主張は、「病理解剖の結果、患者の病態は急性虫垂炎ではなく、上行結腸が穿孔し後腹膜および腎周囲膿瘍、敗血症となったもので、被告病院においても経験した例のないきわめて稀な症例であり、早期診断が困難なものであった。」というものであった。

治療経過は、一二月二五日においては「触診所見では、腹部全体に圧痛所見はみられなかった。身体所見は、発熱なく、消化器症状も乏しいため、緊急性はないと判断した。」ということであり、一月一日、三日の来院時には投薬等をおこない、四日は「右側腹部から右下腹部に圧痛があったが、筋性防禦やブルンベルグサインはなかった。血液検査の結果を確認したところ、白血球数一二六〇〇、CRP二七・八と高値を示し、腹部レントゲンでも腸管ガス像が多いことから、入院の必要ありと判断した。」としている。

筋性防禦は、腹膜に炎症があるときに腹筋が緊張し、腹壁が硬く触れるものであり、ブルンベルグサインは、腹壁を手指でゆっくりと圧迫し急に離したときに疼痛が存するもので、腹膜に炎症が及んでいることを示す兆候であって、急性虫垂炎の典型的症状であるという。患者の場合は、この所見がなかったというのである。外科担当医にも診察してもらったが、緊急手術の必要は認められず、抗生剤、補液等を投与して経過をみることにしたという。

一月五日には、不整脈が出、意識レベルが低下し、白血球数一六七〇〇、アンモニア四七八と異常値を示したので、高アンモニア血症、脳血管障害を疑い、頭部CT検査を施行したが、異常所見はなかった。

一月六日、血圧八八まで低下し昏睡状態に陥り、呼吸も不安定になったため、昇圧剤投与、人工呼吸器を装着した。腹部超音波検査、腹部CT検査をおこなった。「右胸壁と右腹壁、右腸腰筋、ダグラス窩に膿瘍形成、回盲部の肥厚が認められたが、虫垂部は不明瞭であった。緊急ドレナージ手術を施行したが、腹腔内の膿がほとんどみられず、反応性の腹水をみただけであり、回盲部は周囲に癒着していた。腹腔内にドレーンを二本、皮下に三本挿入した。」

そして、手術をおこなったが、翌七日に死亡した。剖検の結果、「盲腸壁に認められる穿孔および回盲部を中心とする膿瘍形成を伴う急性化膿性炎症所見」があったという。

「一二月二五日の時点では、全身状態が良好で典型的急性虫垂炎の症状はなく、解剖の結果からも、虫垂とは部位の異なる上行結腸（盲腸）壁の穿孔によるもので、急性虫垂炎を疑わせる典型的な症状がなかったことから、一月四日の時点でも急性虫垂炎と判断することは困難であり、治療法に過失はない。」というのが、病院側の主張である。

さらに、入院時から翌五日朝まで当直担当医として診察し、手術および解剖にも立ち会った医師の陳述では、「胃がんの開腹手術後の癒着性腸閉塞を含めた急性腹症と診断したが、腹膜炎や虫垂炎を疑うような所見に乏しく、緊急手術の適応はないと思われたので抗生物質等で経過観察した。」とのことであり、解剖時の肉眼的所見は「回盲部および回盲周囲広範囲の腸腰筋への癒着とそれに伴う右腸腰筋、右側腹部、右腎下極の膿瘍形成」であり、「胃がん切除術後の腸管の偏位、回盲部および虫垂の付近が一塊となって癒着していたために診断を困難なものとした、非常に稀有でかつ大変不幸な結果となった例であった。」というのであった。

そして、死亡診断書に書く最終診断名について相談を受けたので、厚生省や日本医師会等のガイドラインに、疾患の終末期の状態としての症状名を記載するのは避け、「直接に死亡を引き起こした一連の病的事象の起因となった疾病若しくは損傷」を書くようにとあるので、患者の場合、「汎発腹膜炎や敗血症、多臓器不全は当然あるが、その原因疾患として虫垂炎もしくは虫垂周囲炎等が疑えると考え」、その旨意見を述べたという。

証人尋問でその点を訊かれ、「解剖して確認した時点で、回盲部付近が一塊となって、背中側へ固く癒着している状態で、その一塊となった部分の中に虫垂もあり、一般的に考えやすいものということで、急性虫垂炎も疑わしいということで診断をした。」と、医師は答えている。ただし、虫垂の状態を確認することはできなかったということであった。

また、病埋学的診断で「盲腸壁穿孔」とある点について、盲腸と虫垂とはまったく別の臓器で、盲腸の下に尻尾のようについているのが虫垂であり、虫垂が炎症を起こした場合に虫垂炎といい、その周囲の腹膜に炎症が波及して特有の痛みを示すが、このケースでは、そのすぐ上の大腸の一部に炎症を起こし、背中側の後腹膜に炎症が波及したためお腹の表面からの所見としてはほとんど出なかったというのであった。結果的には急性虫垂炎ではないとの主張である。

「手術方法や診断努力に欠けていた。」と鑑定。

鑑定が求められた。

東海大学外科学教授（退官後非常勤教授）の白石幸治郎医師による鑑定書が、一九九六（平成八）年九月に提出された。

鑑定は、腹膜炎の発症原因となった疾患が何であるか、詳細な検討を加え、「1盲腸壁が穿孔していたのは事実であろうが、一次的に盲腸が穿孔する疾患は稀有であり、それらが存在したとする手術所見や病理解剖学的根拠が乏しい。したがって該当する疾患を推測できない。はじめに膿瘍が形成され二次的に穿孔が発生した可能性があると推測する。2腹膜炎―限局性腹膜炎―膿瘍形成の原因疾患として虫垂炎による虫垂の壊死穿孔の可能性が高いと推測する。」と結論づけていた。

病院側が主張するような、虫垂炎ではなく盲腸壁に穴があいたことが腹膜炎の原因だとするのは認められないというのである。

しかも、手術で開腹したというが、麻酔記録や手術記録がカルテに欠落しており、虫垂の所見がないことから、「手術といっても単なる瞥見程度の手術で、虫垂付近の病変を十分確かめたとはいえない。」と厳しく指摘した。

また病因を解明するために、膿汁のサンプルを当然採取すべきであるのに、細菌学的検索がおこなわれた形跡がないことは、高次医療機関としては批判されてもやむをえないし、膿瘍へのアプローチが、距離的に近い側背部方向からの試験的穿刺を試みてからにすべきだったのに、膿瘍から最も遠い腹側からのアプローチであったため所見が得られなかったし、膿汁のサンプルさえ得られなかったと苦言を呈し、「これらの点から手術方法の選択や診断努力に欠けていたとの批判が生まれよう。」と断じていた。

発生時期についても、「一二月二〇日、他医を受診し、三九・三度の発熱があった時点ではすでに腹膜炎を併発していたと推測する。」として、一二月二五日の初診時に診断することは困難だったが、「一月一日以降ではなんらかの化膿性炎症性疾患が腹腔内で発生したとの診断は可能だった。」と述べている。そして、「特に一月三日以降では重大な化膿性炎症性疾患が発生したと診断できた。」として、「診断の遅延は否定できない。」と結論していた。

鑑定人としては、一月一日の時点で、次回の診察予定日を二日後としていたことから、担当医がこの疾患に対して重病感を持たなかった点を重視しており、しかも一月三日の診察、治療の具体的記載がカルテに見当たらないことを不審とし、一月四日以降の、重症感染症に罹患している全身状態のよくない高齢者に対し、手術という手段しか考えられないのに外科医のコンサルテーションをおこなっておらず、内科的評価に終始した点を問題としている。もっとも有効な画像診断をおこなったのが、それよりさらに二日後の一月六日であったことも「診断行為に遅延があった。」とした大きな理由である。

早期に診断され、手術がおこなわれていれば、「治癒は別にしても多少の延命は期待できたと思う。」ということであった。

鑑定が提出された後、裁判所から和解勧告がなされた。大学病院側も過失を認め、一九九六（平成八）年一一月、五〇〇万円の和解金を原告側に支払うことで和解が成立した。金額が低かったのは、延命可能性に関する鑑定内容が「腹膜炎が併発した一二月三〇日以降では年齢、既往歴を考慮すれば治癒や延命の可能性は低かったと判断する。」ということであったことが考慮されたのである。

診断ミス 3

検査で腸がんを見逃し、切除手術をしたが手遅れで死亡

成人病検診で便潜血反応が陽性と診断され、腸がんの精密検査を受けたところ異常なしと判定された女性患者が、その後上行結腸がんが発見され切除手術を受けたが、やがて再発して死亡したケースである。大腸がんは、早期に発見し早期に治療すれば完治する可能性が高いといわれており、レントゲン写真の読影を誤った医師の責任が問われた。ただ、がんの場合、医師が過失を認めても和解金額はほとんどのケースが一〇〇〇万円以下と低額しか認められないのが実情で、その点は今後の課題であろう。

腸がんの精密検査では「異常なし」と判定

患者は、死亡時四五歳の女性である。一九九一（平成三）年七月、夫の会社の家族検診を受け、便潜血反応で陽性と診断され、腸がんの精密検査を受けるようにいわれた。そこで、住まいに近い総合病院を受診し、八月に注腸X線検査を受けた。結果は「異常なし」という判定であった。

翌一九九二（平成四）年八月の家族検診でも、また便潜血反応で陽性と出た。一一月に、再度総合病院で検査を受けたが、貧血と胃炎という診断で、その治療のため通院して投薬や点滴などを受けた。ところが、この年の末ころか

ら右下腹部に時々痛みを訴えるようになり、一九九三（平成五）年六月ころに夫が手でさわって右下腹部にしこりがあるのを発見した。総合病院で検査を受けたところ、結果は上行結腸がんと診断され、七月に結腸切除手術を受けた。ところが、一九九四（平成六）年五月、手術した部位の腹壁にがんが転移しているということがわかり、国立がんセンターに転院して腹壁腫瘤切除手術を受けた。

その後、一九九五（平成七）年三月に再発の疑いで国立がんセンターに手術のため入院したが、前回手術した部位のそばの骨盤内および肝臓にもがんは転移しており、手術不可能ということになった。結局、患者はその年の九月一日、国立がんセンターで死亡した。

患者遺族側は、「病院の医師はレントゲン写真の読影を誤って、死亡原因となった結腸がんの陰影の存在を見逃し、異常なしと誤診した過失がある。」として、一九九六（平成八）年一〇月、訴訟を提起した。

原告側は、「平成三年八月二一日に患者の注腸検査で撮影されたレントゲン写真に、がんを疑わせるに足りる異常な影が写し出されていた。」と主張した。

これに対し、病院側は、「平成三年当時、患者の結腸ガンが既に発症していたのかは不明であり、過失に関する指摘は医学的妥当性を欠く。」と反論、「検査で撮影されたエックス線フィルムは、まず放射線科の医師により読影され、結果は通過良好、狭窄マイナス、潰瘍マイナス、総合判断として正常範囲とされるものであった。読影結果は直ちに内科外来主治医に伝えられた。主治医は自ら再度読影を行ったが、同じ所見であった。」として、「後日患者の疾患は、上行結腸ガンと判明したのであるが、上行結腸は、深部大腸に属し、回盲部、盲腸部等と並び進行ガンにおいてすらその発見が最も困難な部位とされている。しかも本件上行結腸ガンは症例数が希な未（低）分化ガンであった。」と主張した。加えて、「原告らの主張は、本件大腸ガンの特徴とかかるガンの早期発見に関する臨床医学の場における限界を無視するものと言わざるをえない。」とまでいうのであった。

便潜血反応陽性で貧血なら「結腸がんを疑うべき」。

大腸がんの大きな症状としては、血便がある。結腸がんなどの場合は、便の潜血反応検査で診断する。潜血反応が陽性だった場合は、レントゲンや内視鏡検査をすることになる。また、貧血も大きな症状のひとつであり、潜血反応が陽性で貧血がある場合には、「結腸がんを疑うべき」とされている。

一九九一（平成三）年八月の注腸検査の時点で、患者の便潜血反応は陽性であり、かつ高度な貧血であった。翌一九九二（平成四）年八月の成人病検査においても同様であった。

同年一一月の検査は、胃内視鏡検査をおこなった。「前年、注腸検査で異常がなかったので、上部消化管からの出血を考えたため。」と、主治医は後の証人尋問で答えている。その結果、潰瘍はなく「胃炎」ということだった。医師は問診で子宮筋腫はないということも把握しており、出血原因は不明のまま、貧血の治療をおこなったが、貧血は治癒しなかった。

それらの事実を踏まえて、患者側は、次のように主張をおこなった。

「大便潜血反応が陽性であり、かつ貧血であるのだから、結腸がんの発症を予見して注腸検査においてもガンを見落とすことなく、慎重に厳格に診断すべき注意義務があった。レントゲン写真の陰影の識別を誤った過失があり、レントゲン識別においてガンであると診断できないとしてもガンの疑いをもち、内視鏡検査をすべきであった。」、「仮にレントゲン写真の識別に過失がなかったとしても、遅くても六ヵ月後における血液検査、注腸検査の再検査を受けることを勧告すべきであった。」

また、「平成四年一一月二七日、患者が診察を受けに来院したときに、便潜血検査でも陽性であり、貧血が悪化しているのであるから、注腸検査、内視鏡検査をおこなうべきであった。」、「右注意義務が認められないとしても、一二月七日胃カメラ検査をして胃に異常がないことを確認した時点で、貧血に対する薬剤投与による治療をおこなっているにもかかわらず、貧血が治癒しないのであるから、その時には注腸検査、内視鏡検査をすべき義務があった。」

これに対する病院側の反論は、「便潜血反応陽性者には原則として全員に注腸検査を行い、何らかの異常が疑われる場合には追加検査として大腸ファイバースコープによる検査を実施していた。患者の場合も右診断プロセスに従ったものである。本件ではレントゲン写真を医師二名がそれぞれ読影した結果、特に疑わしい点はなかったため、大腸ファイバースコープ等による追加の検査は行わなかった。」というものであった。また、「このように注腸検査で問題なしとされたケースの次回検診までのフォローアップ期間は、平成三年当時において二年から三年程度と考えられていた。」として、胃カメラ検査だけをおこなった正当性を主張した。

「貧血のデータを見落としていた。」と主治医の証言

原告側から、一九九七（平成九）年七月、専門家の意見書が提出された。都立駒込病院内科部長の石渡淳一医師による意見書である。一八枚のレントゲン写真を検討した結果、「1、四枚のフィルムで回腸末端部から盲腸にかけての部分を中心に異常所見を認める。しかし、これのみでがんの存在を積極的に推定することは困難であるが、少なくとも異常の存在は疑えると思われる。2、回盲部の注腸X線像は消化管診断専門の医師でも診断の困難な部位である。3、しかし、便潜血反応が陽性であることと、持続する貧血の存在を考慮すると、再検査ないしは大腸内視鏡検査を積極的に進めるべきであったと思われる。」としていた。

主治医に対する証人尋問がおこなわれた。

それまでの病院側の主張が、根底からくつがえった。主治医は証言の中で、「当時は異常なしと判断した。あとから見直してみれば、異常所見がある。」と認めたのである。

さらに、一九九一（平成三）年の注腸検査のときは、成人病検診で出ていた貧血のデータを「見落としていた。」というのである。その貧血のデータの認識があったならば、「もう一度、再検査を考えただろうと思う。」ということであった。

結局、一九九一年の検査で貧血のデータを見落とし、レントゲン写真の所見も異常なしとしたことが、翌年、注腸検査をおこなわないことにつながり、上行結腸がんの発見を決定的に遅らせた原因となったのである。

原告代理人が提訴前に意見を求めた専門家は、「平成四年一一月に発見できれば延命の可能性があり、平成三年八月に発見されていれば救命しえた可能性がある。」と述べていた。

鑑定の申請もおこなわれたが、裁判所は鑑定を採用せず、和解勧告をおこなった。一九九八（平成一〇）年五月、五五〇万円の和解金で和解が成立した。金額が少ないのは、難しい部位のがんであったことと、患者が専業主婦であることを勘案した結果である。

診断ミス４

肺がんを見落とし、手術を受けたが死亡

レントゲン写真の読影を誤って肺がんを見落とし、翌年同じ場所に肺がんが発見されて手術を受けたが、リンパ節に転移していて、入退院を繰り返した末に死亡したケースである。

「肺がんを指摘したのに、患者が放置した。」とウソの報告。

患者は、死亡時五七歳の主婦である。一九九一（平成三）年一二月に総合病院で成人病・主婦検診を受け、「異常なし」と診断された。翌年一〇月に同じ病院で検診を受けたところ、「左下肺野円形陰影要精検」と診断され、内視鏡、エコー等数回の精密検査を受けた結果、肺腺がんの疑いが強いと判断された。

総合病院から紹介された医科大学病院で、一九九三（平成五）年一月、左下葉切除手術を受けたが、手術後採取したリンパ節に転移が認められた。

総合病院の医師は、医科大学病院の手術結果から「肺腺がん高分化型ステージⅢｂ」であると家族に説明し、患者は三月および四月にそれぞれ二週間入院して、化学療法を受けた。その後も、一九九四（平成六）年一〇月ころまで定期的に通院して、腫瘍マーカーの測定等の診察を受けた。

さらにその後は、化学療法のために医科大学病院に入退院を繰り返したが、一九九六（平成八）年一月、肺がんのため死亡した。

患者遺族は、一九九八（平成一〇）年三月、総合病院に対して訴訟を起こした。

一九九一（平成三）年一二月の検診で撮影されたレントゲン写真で、肺がんを診断すべきであったのに、それを見落とし「異常なし」と誤診した過失があるという理由であった。

誤診の事実が判明したのは、医科大学病院から渡された「入院証明書」の記載による。

総合病院の医師は、医科大学病院の医師に対して、「平成三年一二月六日の検診で肺がんが分かりその異常を患者に対して指摘して、精密検査、治療を受けるように指示したのに患者が放置していたのでこのようになってしまった。」と報告していたのである。

おそらく、そのレントゲン写真を総合病院の他の医師が検討した結果、誤診をしていたことが明らかとなったため、誤診の事実を隠蔽して、治療が遅れたことを患者の責任に転嫁する意図でそのような報告をおこなったのであろうと思われた。

一九九二（平成四）年一二月に医科大学病院を受診した際に、医師から「昨年一二月の検診で異常の報告があったはずだが、なぜそのあと行かなかったのか。」と質問され、「異常がなかったと報告を受けたので行かなかった。」と患者夫婦は答えたことも記憶にあった。

そうした病院側の姿勢に怒りを感じたことも、提訴の動機になっている。

「平成三年当時、肺がんについても早期に発見し、早期に治療すれば、治療成績は良好とされており、救命される可能性が大きかった。」と、患者側は主張した。

病院側は、過失については否認し、「検診の際のレントゲンフィルムは現存しない。」ということであった。一九九一（平成三）年のものは検診後五年経過したので廃棄しており、一九九二（平成四）年のものも、理由は不明だが見当たらないというのであった。

また、被告病院としては、「入院証明書」に記載されている内容は、「そのいきさつについては、分からない。」ということであり、「腺癌は腫瘍の増大速度が緩慢なものが多いと言われており、しかし早期に血行性に転移すると指摘されている。仮に被告病院において平成三年一二月の検診において、肺癌を疑い精密検査を指示していたとしても、患者の予後は変わらなかったと思われる。従って、因果関係もない。」と主張した。

そのように主張したものの、しかし、すぐに過失を認めた。証拠物の紛失もあり、担当医師らの証人尋問になったら、勝ち目がないと判断したのであろう。提訴から九ヵ月、一九九八（平成一〇）年一二月に和解が成立した。ただし、がんであったため、和解金は二〇〇万円ということで納得せざるを得なかった。

診断ミス 5

肺がんを見逃し、末期で発見したが手術もできず死亡

肺がんの診断、検査が遅れたことで、発見されたときには末期で手術もできない状態であり、最終的には腸管破裂で死亡したケースである。初期の段階で肺がんを発見していれば、救命の可能性は高かったと思われるが、直接の死亡原因との因果関係が争点となった。

精密検査で異常なかったのに、末期がんだった。

患者は、死亡時五九歳の男性である。かねてより年一回の人間ドック診察を受け、とくに異常もなく過ごしてきた。ところが、一九九五（平成七）年一〇月の人間ドックにおいて、「肺線維症の疑いがあるので精密検査が必要。」と診断された。

そこで、一九九六（平成八）年二月一〇日に大学病院を受診し、以後一一ヵ月にわたってレントゲン検査、胸部CT検査を受けたが、「異常は認められない。」ということであった。その年の一二月二八日には、肺が苦しく呼吸困難になったため検査を受けたが、これも異常がないということだった。

しかし、翌一九九七（平成九）年一月になって食欲低下等の体調の異常を感じ、二月五日に大学病院に入院した。

すると、諸検査の結果、肺がんⅢbまでがんが進行していることが発見された。しかも、すでに手術によるがん細胞の切除ができない末期の状態になっていることが判明した。

五月二八日に退院し、自宅で痛み止めの対処療法を受けたが、呼吸困難等の末期症状となり、八月一五日に再度入院したが、翌一六日死亡した。

死亡原因は、「消化管穿孔、腹膜炎、腸管破裂」ということであった。

患者遺族側は、「平成八年当時、肺がん、特に肺腺がんについては早期に発見し、早期に手術等の治療をすれば、治療成績は良好とされており、救命され、社会復帰し、普通に生きる可能性が大きかった。」、「遅くとも平成八年一〇月のレントゲン検査、CT検査のデータにおいて肺がんを疑うべき陰影の存在があるにもかかわらず、それを見落とし、初期の段階で肺がんを発見できなかった過失がある。」として、二〇〇〇（平成一二）年四月、訴訟を提起した。

「肺繊維症があったため、経過を見た。」と病院側主張。

大学病院側は、過失を否定して、次のような主張をおこなった。

「平成八年二月一〇日に患者を診察した医師は、問診上、両側肺野にベルクロ音を聴取し、また平成七年一〇月撮影のX線上に線維化の所見を認めたので、CT写真の予約をとり、呼吸機能検査、採血一般、血中の腫瘍マーカー検査を指示し、次回の診察の予約をした。呼吸機能検査の結果は、軽い拘束性障害が認められるというものであった。

三月九日の診察の際、先の血液検査の結果が出揃っていたが、その中で原発性肺癌を念頭にして測定された腫瘍マーカー値はCEAが八・四（標準値五・六以下）とやや高めであったが、他のSCC（同二・〇以下）は一・三と標準、またNSE（同五～一二）も一〇・四で標準内であった。」

CT検査の結果に対する放射線診断部医師による読影結果の結論は、「肺線維症。悪性腫瘍の明らかな所見はない。」というものであった。

その後、六月二九日、八月一〇日にも診察しているが、血液検査の結果、CEA値が八・四から一〇・一とやや上昇したが、一方NSEは一〇・四から九・八と減少したので、引き続き経過観察とした。

そして、一〇月の診療では、

「一〇月五日に診察した医師は、患者に息切れや体重減少は見られなかったものの、二、三日前に咳があったという問診結果と、当日撮影したレントゲン写真に影があったことから、一週間後の一二日に胸部CT検査が施行されることを念頭に置いた上で、痰の結核菌検査、細胞診検査、一般血液検査、腫瘍マーカーの各諸検査を行った。

そして一〇月一六日の診察の際には、右諸検査の結果がすべて出揃っており、結核菌検査は陰性、細胞診検査は癌の疑いにつき陰性であるクラス2、血液検査一般については著変なく、また腫瘍マーカーはCEAが前回の一〇・一から八・五に下がっており、またNSEは一〇・五と前回よりやや上昇したものの標準値内にあった。」

また、一二日に施行されたCTスキャンに対する読影結果は、「右肺の胸膜に接する直径約一五㎜の結節状の病変を認めます。また結節状の病変部近くにも胸膜に接して直径約二〇㎜の結節状病変を認めます。これらの病変は一部融合傾向を認め、全体として多結節性の炎症性結節と考えます。念のため経過観察して下さい（胸部X線写真も）。下葉背側を中心にやや壁の厚い小のう胞が多発しており、蜂窩肺の所見を考えます。また胸膜面の微細な凹凸像、軽度の肺野濃度の上昇、及び末梢気管支の（壁の）肥厚も認められ、いずれも肺線維症と考えます。前回（三月一八日）よりも増悪しています。縦隔リンパ節に明らかな異常所見（腫大）は認められません」というものであり、所見としては「肺線維症、炎症性結節（?）」、「経過観察」ということであった。

こうしたことから、「一〇月一六日の時点において、患者に肺がんが発生したとの判断を下すことは、当日までの種々の検査結果からでは極めて困難であった」というのである。

しかし、「なおこれに付け加えると」として、「この一〇月一六日の時点で患者に肺がんが発生していることを全く疑っていなかったというわけではない。」ともいうのであった。そして、「ただこのように、CT写真上に見られる陰影が、はっきりと肺がんの発生によるものであると判断することができないような場合、医師としてどのように対処すべきか、大きく分けて次の二つの場合が考えられる。一つは当該陰影の正体を正しく鑑別するためにさらに進んで精密検査を行うという対処の仕方であり、もう一つは検査はここまでにしておいて、しばらくは経過を観察するという対処の仕方である。」という。

具体的な検査としては、気管支に内視鏡を挿入して細胞を採取する方法か、体外から肺に向けて細い針を穿刺する吸引細胞診（肺穿刺法）があるが、「患者にはもともと肺線維症があり、しかも増悪しているため、気管支鏡や肺穿刺などの検査に対する予備力が低下していると考えられる。また本件のように陰影の部分が末梢にある場合には、気管支鏡下の生検や体外からの肺穿刺によって気胸を合併する可能性がある。特に間質性肺炎（肺線維症）を基礎疾患にもつ場合には、難治性となることもある。」

「従って、一〇月一六日の時点では、患者への肉体的侵襲を控えて、経過を見る、という方法も一つの選択肢として考えられた」という。

そして、肺がん発生の可能性を視野に入れていたから、「将来の気管支鏡検査などの精密検査に備えて、患者の免疫血清検査をして、次回一二月二八日の診察に臨んでいるのである。」ということであった。

また、こうも主張した。

「仮に百歩譲って、被告病院が、右の時点において肺癌の診断のため、内視鏡検査及び肺穿刺等の諸検査を行うために患者に検査入院の措置を取ったとしても、患者の当時の病状、被告病院の入院待ち、検査待ちの状況、肺癌診断のための諸検査、専門医による診断等に照らすと、患者を肺癌と診断し、その治療方針を決定するためには、一ヵ月程度の時間を要したと言わざるを得ない。そうすると、患者の肺癌の進行の速さからして右の診断時において直ちに肺癌の切除手術に取りかかったとしても、既に患者の延命の可能性は著しく低かったものと言うほかない。加えて、患者の肺線維症（特発性間質性肺炎）は相当程度進行しており、直ちに肺癌切除の手術を断行できたかどうかは、患者が検診で常態的に心筋虚血や高血糖値を呈していることと合わせ、その適応に疑問があったと言うべきである。」

証人尋問で明らかになった病院側主張の矛盾。

ここで一点奇妙なことに気付く。病院側はことさら詳細な経過の主張をおこなったが、なぜか一二月二八日の診察内容に関してだけは、ひどくアッサリしていたのである。

「患者は咳を訴えたが、痰はプラスマイナスで発熱はなかった。その際スピロベント（気管支拡張剤）が処方された。」

わずかこれだけである。しかも、カルテに日付記載がなく、そのことを指摘されると、「記載漏れ」ということであった。この日、精密検査に備えて免疫血清検査をして診察に臨んだはずなのに、レントゲン写真は撮影したが、気管支鏡検査はおこなっていない。

その後患者は、一九九七（平成九）年二月一日に受診し、五日に入院して気管支鏡により肺腺がんと診断され、化学療法（抗がん剤）が開始されることになる。このときは、すでに根治手術がおこなえないほどに症状が進行してしまっていたのである。

病院側の主張の矛盾は、一〇月の時点で気管支鏡検査をおこなうには一ヵ月程度の時間を要するということだったが、二月の入院時には即座におこなっていることである。

また、肺線維症の基礎疾患があるため危険が大きいということだったが、二月にはさらに症状は悪化していたのだから、より危険は大きかったはずである。

結局、一〇月の時点では気管支鏡検査を前提にして感染症の有無を調べる血液検査をおこない、感染症はないとの結果を得ていたが、それきり気管支鏡検査を実施することを忘れてしまったのではないかと思われた。それどころか、担当医師は一二月二八日に撮影したレントゲン写真さえ「見ていない。」と、証人尋問で証言している。むろん、CT検査も、他の検査もおこなっていない。

担当医師の証人尋問のなかで、検査が不十分であったことが、いよいよはっきりしてきた。

一〇月に気管支鏡検査をおこなわなかった理由を聞かれて、担当医師は、「迷っていた。」と答えた。「一回の検査で、肺線維症を増悪させてしまうこともあるから。」ということだった。その一方で、患者の肺線維症は「治療する必要があるほどには悪化していなかった。」とも述べ、「肺がんの確定診断のためには気管支鏡検査が必要だ。」ということも認めた。また、「肺線維症の場合、肺がんを合併することが非常に多いと考えられている。」とも証言したのである。

腫瘍マーカーについては、肺腺がんの場合、「CEAが異常値になる。」と証言した。また、細胞診検査についても、一回の検査では不十分だから三日間連続しておこなう必要があるとされており、実際、一九九七（平成九）年二月の検査では三回おこなわれ、そのうち二回は肺がんとはいえない数値であった。一九九六（平成八）年一〇月の検査は一回しかおこなっておらず、それによって陰性と出ても診断の根拠にはならないということも明らかとなった。

死亡との因果関係については、病院側の主張は、「死亡原因は腸管破裂であり、肺癌、あるいは肺癌に続発した疾患によるものではない。」としていた。

しかし、患者側はこう主張した。

「肺がんが悪化し、末期症状になると合併症として胃・十二指腸潰瘍、多臓器不全、敗血症等が起こるとされており、それらが原因となって腹膜炎を起こしたものと考えられる。したがって、直接の死亡原因は腸管破裂による腹膜炎としても、肺がんの診断が遅れ手術をすることができない状態にまで悪化してしまったことがその原因であるのだから、因果関係はある。」

放射線診断医と主治医の証人尋問が終わったところで、裁判所から和解勧告がおこなわれ、二〇〇一（平成一三）年八月、和解が成立した。病院側も検査が不十分であったことを認めたが、直接の死亡原因は腹膜炎であったこと、肺がんでは手術をしても完全に死亡を防ぐことは難しいことなどから、和解金は三〇〇万円とされた。

診断ミス 6

心臓喘息を気管支喘息および過換気症候群と誤診し、心不全で死亡

繰り返し症状を訴えて来院する患者に対し、担当した複数の医師は、精神的なものが強いとみなしていたため、心不全の症状を過換気症候群と誤診し、翌日胸部レントゲンで異常が発見されたときにはすでに手遅れで、緊急入院したが二時間余で死亡してしまったケースである。

「胸が苦しい。」と訴えたが、「異常ない。」と診断。

患者は、四八歳の主婦である。一九八六（昭和六一）年一一月一二日、咳が出て体がだるく、風邪を引いたのだろうと思って市立病院へ行き、診察を受けた。病院では、レントゲン、心電図、尿および血圧の各検査をおこなった。検査の結果、異常はなく「風邪」という診断だった。

しかし、翌日以降も咳はずっと続き、一一月二三日には「胸のあたりが苦しい。」と患者は訴えた。顔面蒼白で、前かがみになり、胸を両手で押さえて、全身に脂汗をかいて苦しがっていたため、家族が救急車を呼んで市立病院に運んだ。病院では、「軽い心不全のような状態で、心臓も大きいので、入院して調べてみましょう。」ということで、患者はそのまま入院した。

翌二四日と二五日の二日間にわたって、レントゲン、尿、血液、心電図の検査をした結果、「異常がない。」ということで、市立病院医師は二六日には「退院して大丈夫。退院後は普通の生活をしてよい。」との診断を下した。

そこで、患者はその日のうちに退院したが、退院後も体がだるい状態が続いて、二九日午前中に再度市立病院で診察を受けた。しかし、やはり「異常はない。」との診断であった。その日の夜、依然として体がだるく、食欲もない状態が続いたので、急患で市立病院へ行った。医師は、相変わらず「異常なし。」ということで、「午前中に診察を受けていますね。」といい、家族からの「入院させてください。」との訴えに「その必要はありません。」と受け入れなかった。

患者は、自宅で畳の上にずっと座位でテーブルにもたれ掛かり、ほとんど何も食べていない状態であった。自分の足で歩くことも困難なくらいだったので、家族は一二月一日から六日まで、毎日市立病院へ連れて行った。しかし、診察した医師は「精神的なものではないか。」というばかりだった。四日の深夜、患者が「苦しい。」と訴え、午前一時に急患で診察を受けた際は、「帰そうとすると cough（咳）出はじめる。」と、医師はカルテに記載した。また、看護婦も「女の人の体は、いくら息子さんでもわからないものよ。」と、更年期障害の症状であるかのようにいうのだった。

その後、二、三日は自宅で我慢していたが、一〇日に受診し、入院を希望したところ、空床がないとの返事だった。市立病院から帰宅後、いっそう「胸が苦しい。」と訴えるので、家族が駐在所に相談してみると、近所の個人医院の往診を勧められ、往診をしてもらった。個人医院の医師は、患者を診察して、「喘息」と診断した。

一二日にも、二度この医師の往診を受けた。ところが、午後八時になってもよくならないので、再び往診してもらうと、医師は「自分の手に負えない。」と判断して、市立病院に電話をかけ、「喘息の重積発作が起こり、危険なので入院させてほしい。すぐ救急車で送るからよろしく。」と依頼した。

市立病院には、午後九時二五分ころ着いた。患者は一人では歩行できず、家族が両脇を支えて抱きかかえなければ行動できない状態だった。ところが、診察した医師は、「入院の必要はない。」といって、点滴をしただけで、患者は午前〇時過ぎに自宅に帰された。担当した医師は、「明朝、診察してもらってください。」といって、白衣を脱いで、さっさと先に帰ってしまった。

やむなく家族は、車で三〇分ほどの自宅へ患者を連れ帰った。しかし、帰宅後も患者が苦しがったため、家族は病院に電話して症状を訴えたが、応対に出た看護婦は、「さっき帰ったばかりだし、病院は寒いので、朝になってから来てください。」と取り付く島もなかった。

一二月一三日は、午前九時前に市立病院へ行った。「患者が苦しい様子なので、すぐ診てほしい。」と家族は懇願したが、看護婦は「順番がありますので、待ってください。」ということで、三〇分ほど経ってからやっと診察を受けた。その間、患者が廊下通路で苦しんでいたところ、通りかかった看護婦から、「ほかの人に迷惑になるので、少し静かにしてください。」と注意された。

診察は、聴診器をあてただけで、レントゲン検査をおこなった。そして、患者に入院を指示し、さらにもう一度レントゲン検査をおこなった。

午前一〇時一〇分ころ、六人部屋の病室に入った。顔面蒼白、唇も紫色に変色し、手足も冷たくなっていた。しかし、処置としては、点滴と鼻口カテーテルで酸素を投与しただけだった。

午前一〇時四五分ころ、患者が呼吸不全によるショック状態を起こしていることに気づいた医師は、患者を六人部屋から個室へ移したが、午後〇時一五分ころ、患者は死亡してしまった。

患者遺族は、「一二月一二日の時点で喘息の重積発作を起こしており、急性呼吸不全の状態にあった。病院としては患者を入院させ適切な医療措置を講じるべきであった。一二月一三日、入院した患者が急性呼吸不全の悪化によるショック状態を起こしているにもかかわらず病院は適切な救急措置をおこなうべきところを怠り、この点においても過失がある。」として、一九八七（昭和六二）年六月、訴訟を提起した。

病院側の示した「診療経過」。

病院側は、過失を否認し、詳細な「診療経過」を提示した。

まず、一九八六（昭和六一）年一一月一二日の外来受診について、次のように説明する。この外来担当医は、一九八三（昭和五八）年から折に触れて患者を診療してきており、いわば主治医である。便宜的にこの医師を〝外来主治医〟とする。

「一ヵ月前から咳が続いているとし、右胸部痛・右肩凝りを訴えた。胸部写真を撮影（正面・側面）したところ、これによれば乳癌転移性結節影は認められず、左上肺野の炎症性索状影（放射線照射によるもの）は昭和六一年八月二日のそれに比し収縮傾向を示した。心胸比は五六・四パーセントでやや拡大。肺鬱血、胸水の所見なく、肺炎の明らかな所見もない。尿・心電図の検査はおこなわず。胸部にラ音は聴かれない。鎮咳剤、鎮痛剤を交付した。」

患者には乳がんの既往歴があり、一九七九（昭和五四）年にこの市立病院で手術をおこなっている。所見は、その際の放射線療法の後遺症として炎症の傷跡が残っていることを指しており、八月におこなった検査時より小さくなっているということであった。また、「ラ音」とは、気道が狭くなったために起こる異常な呼吸音のことで、湿性ラ音（ブツブツとかバリバリといった音）と乾性ラ音（ヒューヒューとかギーギーといった音）がある。

一一月二二日の外来受診。診察は外来主治医である。

「咳はなお高度であったが呼吸困難はない。胸部ラ音はない。医師の診断としては気管支炎であったが、平易に風邪と告げているかもしれない。鎮咳剤を増強し、交付した。」

同月二三日、入院。入院中の主治医は外来の担当医師とは異なる。この医師を便宜的に〝入院主治医〟としておく。

「午後四時二〇分、急患として来院。当日の日直医（外科医）が診察。胸部写真を撮ったところ、肺鬱血の疑いがあり入院の運びとなった。

患者は既往歴として、四〇歳時頃ノイローゼのため二、三ヵ月間医院に通院し服薬治療を受けたことがあるとのことで、また、昭和五四年には乳腺せんい腺症（乳癌）の手術を受けていた。

入院時にラ音は聴かれず、心雑音、チアノーゼもなかった。肝腫大や浮腫も認めなかった。抗生物質の投与により咳嗽は減少し、入院翌日からは呼吸困難を訴えることもなくなった。白血球増多はなく、血沈も正常で心電図上の異常もなかった。肝機能に軽度の障害が見られたがその原因は明らかではない。

二五日に胸部写真を撮ったが変化は認められない。なお、左乳房切除術による陰影濃度の左右差も考慮の必要があり、軽い鬱血性心不全があるとしても、安静や減塩食の摂取で改善が期待できると考えられた。

二六日、耳鼻科にて診療するも咽喉頭に異常はなく、患者本人の希望もあって退院することになった。

退院時は、フスタコディン六日分、エピナール五日分を交付したが、今後利尿剤や強心剤が必要かどうか外来で検討してもらうことにし、また肝機能異常についても経過を見る必要があると考えられ、一二月三日に外来受診を予定。」

外来受診の予定は一二月三日だったが、退院からわずか三日後の一一月二九日午前に、患者は「前日午後から呼吸困難があり、食欲がない。」と訴えて、受診した。この時の外来担当医は二二日とは別の医師である。「血圧も一二〇―八〇で、胸部ラ音も聴かれなかった。」ということであった。

だが、同じ日の午後一〇時四五分、患者は急患として再度受診している。ここでまた、急患担当の別の医師が診察した。

「咳、胸部不快感、食欲不振、咳をすると吐き気があるなどを訴えたが、血圧一〇四―七二、脈拍八〇で整脈、胸部にラ音なく、心雑音も聴かれず、痰もなかった。心窩部に一定しない圧痛があった。過換気気味と観察し、鎮静剤（コントール）三日分を処方した。」

その後も、患者は一二月一日、二日、三日と続けて受診。一日の外来担当医はまた違う医師である。

「咳、悪心、食欲不振を訴えたが、胸部および腹部に特別の所見も認められず、鎮静剤（セレナール）三日分を処方し、食欲不振に対し輸液（フィジオゾール三号五〇〇ｍｌ）をおこなった。」

二日の担当医は、二九日の急患診療をした医師である。

「咳が一日中続き、咳き込むと呼吸困難があり、食欲もないとの訴えであったが、熱がなく、肺にラ音も聴かれなかった。前日同様、フィジオゾールの輸液をおこなった。」

三日の担当医は、外来主治医である。

「咳が高度で、左胸部の苦痛を訴え、『背中や頭がカッカする』と言い、食欲もないとのことであった。胸部にラ音なく、腹部では肝を二横指触知した。咳や悪心に対し処方（コルドリン、フスタコディン、ペクシー、プリンペラン）し、また、鎮静剤（セレナール）を投与した。

患者は、『姉が一〇年前に心筋梗塞で倒れたことが頭から離れず、自分も当時の姉と同じ年齢になったので非常に不安である』旨告白した。そこで主治医は、心筋梗塞ではないことを説明したが、記録によれば実姉は昭和五二年九月に大動脈弁狭窄兼閉鎖不全症に心筋梗塞を併発し、当病院に約二ヵ月半の間入院していたことが判明し、また同女は四年前に脳梗塞のため死亡したとのことであった。」

「肝を二横指触知」とは、肝臓の底部が二横指（約三センチ）下がっていたということであり、肝臓が肥大しているか、あるいはその肝臓を下部へ押しやるほどに肺が増大していた疑いがあるが、なぜかそれに対する検査（レントゲン検査等）はおこなわれていない。

一二月五日、午前一時に急患室で受診。担当したのは、当日当直の整形外科医である。

「前胸部痛を訴え、咳があり、『窒息感があってそれがこわくてたまらない』旨訴えた。血圧一五二―一〇〇、熱はなく、肺にラ音なく、心雑音も聴かれなかったが過換気の状態と認められた。患者の夫と子息が入院を希望した。担当医が患者に対し更年期障害について説明するとかなり落ち着くようになったが、帰宅して安静にするように勧めると『切なくなり』咳が出始めるという状態であった。精神的なものが影響していると判断されたので鎮静剤（フェノバール一ml）を注射した。」

六日および一〇日、外来受診。外来主治医が診察している。

六日は、「呼吸は大分楽になったとのことであるが、腹満感強く、また食欲不振を訴えた。検査のため採血し、輸液（フィジオゾール三号五〇〇ｍｌ、ビスコン一筒）をおこなった。

右検査結果によれば、末梢血の白血球八九〇〇とやや増多、肝機能を中心に異常が認められた。」

一〇日は、「『三日間くらいは食べられたが、今日からまた具合が悪い、夜間の咳のため眠れない』と訴えた。血圧一三〇―七八、胸部にラ音は聴かれなかったが腹部は膨隆していた。前回同様の処方に加え、利尿剤（ラシックス）を投与した。

患者は入院を希望していたが、当時市立病院ではベッドに空きが殆どなく、消防署にも救急車による急患搬入を遠慮されたいと願い出ていた状態であったので、もう少し待ってほしいと依頼し、これが了解された。」

以上が、一〇日までの診療状況だという。そして、問題となる「一二月一二日から死の帰結に至る経過」については、次のように詳細に述べている。

「死の帰結に至る経過」。

一二月一二日。

「夜、個人医院から『喘息重積状態の患者を送るのでよろしく』との電話が入った。医院医師の持参させたメモによれば、朝より呼吸困難があり、午後四時にネオフィリン一筒、五％ブドウ糖二〇ｍｌを静注し一時改善された。午後七時にネオフィリン一筒、五％ブドウ糖二〇ｍｌを静注、五％ブドウ糖五〇〇＋ネオフィリン一筒静注、二〇％プレドニン一筒側管注射、ビソルボン一筒静注。ネオフィリン後一時軽快するも症状変化なし、とのことであった。

来院後直ちに血液ガス分析の検査をおこない（午後九時四四分）、内科医師が急患室で診療に当たった。受診時両肺に喘鳴があり、起座呼吸であった。ガス分析の結果では、呼吸性アルカローシスを示していた。

医師は、気管支喘息に過換気が加味されたものかと考えて、ソリタTで血管確保し側管よりソルコーテフ（ハイドロコーチゾン）三〇〇mlを静注した。ソルコーテフ静注後、肺のラ音は消失したが患者自身は横になれないと訴えた。

内科医師は入院させることを考えて、女性用の空床のあった病棟に連絡をとった。病棟では連絡を受けた病棟担当医師が待機していたが、搬入に時間がかかったことから急患室に出向き、内科医師から患者を引き継いだ。

病棟担当医は、カルテの記載等からしてノイローゼの印象を強く感じ、また、ガス分析は呼吸性アルカローシスを示しており、酸素分圧がやや低いことは気になったものの、気管支喘息が加味されておれば不合理ではないと考え、ビニール袋による呼気の再呼吸（ノイローゼなどにおける過換気症候群の場合に呼吸性アルカローシスを治療する方法）をおこなった。そして、再呼吸させたところ、患者も『楽になった』と告げるなど改善傾向を示した。

患者は未だ四肢に震えがあり、呼吸もやや速かったが、呼吸困難はなく、チアノーゼもなく、肺にラ音は聴かれなかったので、病棟担当医は、付き添いの家族に対し、おおむね『喘息発作自体はたいしたことなく心配ない。あとは種々の心因による過換気のみである。患者自体の依存性（病気への不安）を考えるとき入院するよりは帰宅して不安を取り除いたほうがよいだろう』と説明し、その旨家族の納得を得た。」

一二月一三日。

「午前九時頃外来受診。車椅子に座って苦しそうにしている患者に気づいた看護婦が速やかに受診できる手筈を整え、外来主治医が診察に当たった。患者はショック状態にはなく、問診、打聴診を終えた後、頻呼吸あるが過換気症候群とは趣き異にすると判断し直ちに動脈血ガス分析をおこなった（この時刻が九時二〇分である）。

不眠、食欲不振、呼吸困難の改善がないことが訴えられ、ガス分析の結果、代謝性アシドーシスを示していた。その後胸部写真を撮ったところ、右胸水、右肺門近くの浸潤影、心影の拡大が認められ、胸部側面写真を追加撮影して入院の手続きをした。

午前一〇時一〇分、車椅子にて病室に入院。主治医は前回入院の際の事情に明るい医師が当たり、これに病棟担当医も協力した。」

前回入院の際の事情に明るい医師とは〝入院主治医〟であり、病棟担当医は前夜の救急で診察に当たった同じ医師である。

「一〇時一〇分、血圧一〇四―七〇、脈拍微弱で、酸素吸入開始（二・五ℓ／分）。

一〇時三〇分、利尿剤（ラシックス二筒）静注。

一〇時四〇分、冷汗著明、呼吸促拍あり、心電図モニターを装着。モニターでは洞性頻脈の所見であり、心拍数は一三八―一四四であった。

一〇時五〇分、血圧四四（触診）で顔面蒼白、口唇と爪にチアノーゼが現れ、四肢冷感、冷汗著明となりショック状態に陥った。

生理食塩水一〇〇mlに昇圧剤（ドブトレックス）一筒を入れ点滴静注が開始された。

一一時〇分、心拍数一三八。いったん脈が触知できなくなったがこれが回復し、さらに一一時五分頃に再び触知できなくなった。そしてそのころ瞳孔散大となった。ソルコーテフ（ハイドロコーチゾン・副腎皮質ホルモン）二五〇mgを静注。

一一時一五分、生理食塩水二〇〇mlにドブトレックス二筒を入れての静注を追加。

一一時二〇分、血圧測定不可能、脈拍微弱、呼吸浅く、アンビューバッグで人工呼吸をおこないながら個室に移搬。

一一時三〇分、呼吸停止。」

これ以降は、ボスミン（アドレナリン）を直接心腔内に注射し、心臓マッサージをしたり、カウンターショック（心臓に通電して不整脈を取る一種の蘇生術）を繰り返しおこなったり、気管挿管して人工呼吸器を装着し、メイロン、ボスミン、イノバン（強心昇圧剤）などを投与するなど、蘇生の努力をおこなったが、一二時一五分、死亡が確認されたということである。

そして、「死因考察」として次のような主張をおこなった。

「１　主治医らは、死因について、原因不明のショック、迷走神経の過緊張、急性心筋梗塞、脳卒中などの可能性を考えた。
２　胸水に関しては、感染による単純性胸膜炎、癌性胸・心膜炎、心不全による胸水貯留などが可能性としては考えられたが、いずれも決め手を欠いていた。本件程度の胸水貯留であれば、最終的には胸水の原因となる病気の性質により予後は支配されるとしても、直ちにこれのみで死亡に結びつくとは考えがたいところである。
３　主治医は急性心筋梗塞の可能性が高いと考え、遺族に対しては、それによる心不全（ポンプ機能不全）ではないかと説明をした。
なお、外来担当医師は乳癌の可能性も否定できないとし原因究明のために遺族に解剖の同意を求めるもこれが得られずに、その原因は正確には不明のままである。」

「患者は心臓喘息。」との驚くべき証言。

患者遺族側は、死因は不明だとする病院側に対し、次のような反駁をおこなった。

「病院側の『診療経過』によっても、一二月一二日には喘息の重積状態にあり、急性呼吸不全状態にあったことが明白である。喘息の発作が強くなってくると、患者は呼吸が苦しいため臥位をとることがむずかしく、起座位をとる。そのような姿勢を『起座呼吸』と呼んでいるが、病院に到着した時点では『歩行困難』、『喘鳴の存在』、『起座呼吸』といった典型的『喘息重積状態』の症状であった。」

喘息重積状態は、喘息発作の状態が一二時間以上持続するような場合をいうもので、通常の治療に反応せず、発作が持続し、適切な治療がなされなければ死亡する危険のある致死的な緊急事態である。

発作が長時間持続すると、呼吸困難のため、水分の経口摂取ができず、過呼吸・発汗による水分喪失が起こり、脱水状態になる。このため、気道から分泌される粘液が硬くなり、排出困難となって気道閉塞をますます助長する。通常は、気道閉塞のため換気血流不均衡が生じ、低酸素症を招き、代償的に過換気の状態になり、呼吸性アルカローシスがみられるが、気道閉塞がさらに高度になり肺胞低換気が進行すると、代償できなくなって高炭酸症をきたし、呼吸性アシドーシス、代謝性アシドーシスへと移行する。適切な治療がおこなわれないと、死亡に至ることになる。したがって、病院の医師が、入院させずに、しかも冬の深夜、患者を帰宅させてしまったことは、信じがたい行為というべきである。

そのため、「翌一三日午前九時ころにおける患者の状態は最悪の事態に立ち至っていた。血液ガス分析の結果でも、代謝性アシドーシス、低酸素症の数値を示した。その症状は悪化を続け、午前一〇時五〇分には血圧が四四まで低下し、完全なショック状態に陥っている。」

それに対して、医師の対応は事態の緊急性を理解していたとは言いかねる緩慢さといえた。

「午前一〇時一〇分に『酸素吸入』を開始し、一〇時三〇分に『利尿剤』を静脈に注射し、一〇時四〇分に『心電図モニター』を装着したのみである。そして、一〇時五〇分、患者の血圧が『四四』まで低下し、口唇と爪に『チアノーゼ』が現れ、『四肢冷感』、『冷汗著明』となり、『ショック状態』になったにもかかわらず、生理食塩水にドブトレックスを入れ、点滴静脈注射を開始したのみである。患者に対して『メイロン』を静注し、『気管内挿管』したのは、一一時四〇分である。」これは、あまりにも遅い対応であると指摘したのである。

こうした主張の応酬の後、担当した医師らに対する証人尋問がおこなわれた。

証言に立ったのは、外来主治医、一二月一二日の急患担当医、患者を引き継いだ病棟担当医、入院主治医である。

その、外来主治医の証言は驚くべき内容であった。

死亡当日に撮影した胸部レントゲン写真を見て、「患者は心臓喘息だと考え、すぐに入院の措置をとった。」というのである。

　レントゲン写真には、「右胸に胸水が溜まり、肺門部に影が見えたので、浸潤影ではないかと思った。また、明らかに心拡大が見られ、その異常な拡大は心臓の中に血が溜まっているか、心臓のまわりの心包の中に水や血液などの液体が溜まっているのではないかと考えられた。」という。

　心臓喘息とは、心不全状態で心臓が空回りして血液を効果的に心臓の外に出せなくなる状態をいう。そうなると、左心房に血液がうっ滞し、さらには肺静脈や肺の毛細血管にも血液が溜まった状態を生じさせる。すると、肺の中にむくみが生じ、そのため呼吸困難となり、座っていないと苦しい状態である「起座呼吸」や「喘鳴」が起きる。気管支喘息の症状によく似てはいるが、まったく別のものなのである。

　そして証言は、レントゲン写真の結果から、「逆に考えると、一二日の夜の患者の状態は、気管支喘息の発作状態ではなく、心臓喘息だったと思う。気管支喘息の発作状態では、胸水が溜まることはなく、肺鬱血が起きることもないからです。」というのであった。

　一二日夜に患者を診察した救急担当医と、病棟担当医の二名の医師は、心臓喘息の患者に対し、気管支喘息であるとの誤った診断をおこなって、その診断に従った治療をおこなっていた。個人医院の医師からの申し送りが「喘息の重積患者」だったからというだけでは弁明にならない、明らかな誤診だったわけである。

　そもそも患者は、この病院に以前からかかっており、これまでの病状、治療の経過を記載したカルテが存在している。救急で来院したとはいえ、そのカルテを診断の資料にすることは医師としての常識である。

　そのカルテを検討していくと、一九八五（昭和六〇）年九月には「左室肥大」、一九八六（昭和六一）年一一月一二日「心拡大増大」、同一三日「肺うっ血で軽度増悪していたので入院」とあり、この一三日には重積状態となり呼吸困難となって来院したのでただちにレントゲン写真を撮影して、うっ血、心拡大を認めて入院させた様子がみられる。そして、一一月二六日の退院時の考察として「胸部写真上肺うっ血も疑われるので、利尿剤、強心剤は今後必要か」とある。また、一二月五日には「前胸部痛プラス」、六日には「腹満強いと食欲不振」とあるうえ、一〇日には「腹部膨隆」とあって右心不全を疑わせ、「ラシックス七日分を投与」して心不全の治療をおこなった経過がみられるのである。

「カルテを全部見れば、心臓喘息を念頭に置く。」と認める。

一方、証言にたった病棟担当医と救急担当医は、診察した当時の患者の症状は軽度であったと力説した。病院に着いた当初は、「起座呼吸で、ラ音も聴取された」が、診察を始めてまもなく、「ほぼラ音がない」状態となり、「心因性の過換気症候群」を疑ってリブリージング（ビニール袋を使った呼気の再呼吸）をおこなったところ、患者は「楽になった。」といったので、「入院させる必要はないと判断した。」というのであった。患者には、個人医院でいろいろな薬が投与されており、それが「診察中になって、効き目をあらわした。」とも主張した。

しかし、症状が軽かったと強調するあまり、病棟担当医は、「気管支喘息に心因性過換気症候群が加味された状態だった。」と、心臓喘息を微塵も疑っていなかったことを披瀝するありさまだった。その一方で、「起座呼吸をみたら心臓のことを考えない医師はいない。」とも証言し、また、「現在、カルテを全部見れば、心不全のこと、心臓喘息のことも念頭に置かないといけない。」と認めるにいたった。

一一月二六日の退院時の考察を書いた入院主治医は、「心疾患の疑いについて、強く注意をうながすために書いた。」と明言し、一二月一二日に急患で来たときに担当医であったならば、「心臓の可能性をさらに強く疑っていたと思う。」と証言した。

入院主治医が、心不全の疑いをカルテに記載して警鐘を鳴らしていたにもかかわらず、急患担当医らは単に心因性に起因するとして、入院を強く希望する患者を深夜に無理やり帰宅させてしまったのである。カルテに記載されている家族へのムンテラ（説明）の内容は、「過換気のみ」と強調され、その前に「帰宅ＯＫ！」とわざわざ感嘆符つきで記されていた。

もし、心臓喘息であると診断していたならば、その治療としては「安静、酸素吸入、強心剤投与、利尿剤投与」が必要不可欠で、「大量の補液をすれば、かえって心臓が空回りして症状が悪化する可能性がある。」（外来主治医証言）ということであり、救急担当医と病棟担当医のおこなった治療は補液の投与というまったく逆の治療を実施したことになり、その結果、心臓への負担を倍加させ、心不全による死亡を引き起こしたものというしかない。また、少しでも心臓を疑っていたならば、その診断のために胸部レントゲンを撮影していたにちがいない。この病院は、夜間でも必要に応じてレントゲン撮影はできる体制になっていたのである。

本件は、担当医らの証人尋問が終了した段階で、裁判所から和解の勧告がおこなわれ、一九九一（平成三）年七月、病院側が和解金三〇〇〇万円を支払うことで和解が成立した。

本件で特筆すべきことは、医師への証人尋問のなかで、裁判所が積極的に心証形成をおこなったことである。次の裁判官の質問はそのもっとも核心に触れる部分と思われる。

「結局のところ、被告病院では、患者の症状について、全体的にかなり甘く見ていたのではないかという気がするのです。あなたも述べてきたように、患者はたびたび被告病院に急患で来ては、かなり強い症状を訴える患者でした。そういうことで、被告病院では患者のことを、どちらかというと症状を強く訴えてきがちな患者で、実際にはそれほど悪くないのではないかという全体的な印象を持っていたのではありませんか。そういう印象に基づいて応対しようというふうになったのではないかという気がするのです。被告病院内にそういう雰囲気があったのではありませんか。」

この指摘こそが、本件医療ミスの根本原因であったように思われる。

関与した医師も、外来主治医をはじめ、当直医（整形外科）、救急担当医（内科）、入院主治医、病棟担当医など多数に上り、にもかかわらず相互の連絡、引き継ぎ、協調態勢がまったくなく、唯一医師間を結ぶカルテすらも十分には機能せず、それがために患者は、適切な診断・治療を受ける機会を失ったということなのである。

なお、一二月一二日の夜診察に当たった二名の医師は、ともに経験一年半程度であった。そのことも、何らかの影響を及ぼした可能性はあるように思われる。

診断ミス 7

急性心筋梗塞の診断が遅れ、心不全で死亡

休日の救急病院で、診療にあたった当直医が心筋梗塞の症状を見逃し、診断が遅れたため、専門病院へ移送し手術を受けたが、心不全が回復せず、結局死亡した事案である。急性心筋梗塞は、二〇年前には助からないものとされていたが、一九九八（平成一〇）年ころからめざましい治療法の進歩があり、早期に適切な治療をすることで救えるようになってきた。本件では、ショック状態に陥ってからの搬送であったため、多臓器不全を合併するまでに病状が進行してしまったケースである。

胸の痛みと息苦しさで診察を受けた。

患者は、三九歳の男性である。二〇〇〇（平成一二）年三月二〇日の午前三時ころ、自宅において突然、左腕と左脇腹の疼痛と息苦しさの症状におそわれた。朝になるのを待って、休日診療所から紹介された整形外科で診察を受けたが、「なんでもない。」といわれ、再度休日診療所の紹介で午後二時三〇分ころ、地域の救急総合病院を受診した。診療所からの紹介状には、「気胸の疑い」と申し送りがあった。

病院では、胸部レントゲン撮影をおこない、「気胸ではないが、肺に異常があるかもしれないから、明日、また来

院するように。」といって、患者は帰されてしまった。当直の医師が「脳神経外科医だから。」ということであった。患者は、仕方なく帰宅したものの、痛みや息苦しさの症状はますます強くなったので、午後六時四〇分ころ、急患として診療を求めたところ、「入院しましょう。」ということになった。そして、検査がおこなわれ、その結果、「酸素濃度が普通の人の半分しかない。原因はわからないが、すぐO_2処置をしますから、楽になりますよ。」ということであった。

その後帰宅した家族に病院から電話があったのは、午後一一時ころであった。急いで病院へ駆けつけると、「酸素をあげても苦しいというので、心電図をとってみたら、心筋梗塞でした。いまから救急車で専門の病院へ運びます。」とあわてた様子だった。救急車が病院を出発したのは、午前〇時を一〇分ほど過ぎた時刻であった。患者は、救急車の中で「苦しい、息ができない。」といったきり、動かなくなってしまった。

搬送された専門病院で、患者はただちにＰＴＣＡ（経皮的冠動脈形成術）を受け、一命をとりとめたものの、症状は悪化の一途をたどり、心不全、敗血症、多臓器不全を合併して、五月八日に死亡してしまった。

患者遺族は、「心筋梗塞の場合、早期に診断して、早期に治療すれば、現在では助かるとされている。しかるに、被告病院の過失により、心筋梗塞の診断が遅れ、治療・処置も遅れ、かつ心筋梗塞の専門病院への転送が遅れたために、専門病院へ搬送された後の治療措置も遅れ、結局死亡するに至ったものである。」として、二〇〇一（平成一三）年三月、訴訟を提起した。そして、次のような主張をおこなった。

「心臓を休まず働かせるための血液を心筋に送っている血管が、冠動脈である。動脈硬化のために、この冠動脈のどこかがつまってしまうと、その先に血液が流れなくなり、壊死をおこす。これが心筋梗塞である。

心筋梗塞は、発症時には胸部痛、悪心、嘔吐、冷汗などをともなう。また、息切れ、呼吸困難も重要な徴候である。血栓溶解療法や冠動脈形成術などの冠血行再建療法の開始が早いほど予後の改善が見込めるため、胸痛、呼吸困難などの自覚症状、心電図、心筋逸脱酵素などから速やかに診断するべきとされている。そして、一般に血栓溶解療法の効果は二四時間を過ぎるとほとんどなくなるとされており、早期診断と治療の重要性が強調されている。」

本件の患者の場合、三月二〇日午後二時三〇分ころ、診察を受けたときの症状は「胸痛、呼吸困難。胸痛は午前三時ころよりあったと医師に話している。」であり、午後六時四五分入院時の症状は「胸痛が続いている。呼吸困難。体温三七・四℃。入院時の血液ガス検査値は、ｐＨ＝７・３９６、$PaCO_2$＝２９・８、PaO_2＝４７・２、ＢＥ（ベースエクセス）＝マイナス４・６」であった。

また入院後の症状は、血液検査のデータが白血球二一四〇〇、ＣＰＫ四一八九、ＧＯＴ四一四で、あきらかに心筋梗塞と診断できる数値であった。午後一〇時二〇分に心電図検査がおこなわれている。V_1～V_3のＳＴ上昇が認められた。心電図検査では、あきらかに心筋梗塞であることを示していた。

心筋梗塞に対する治療としては、午後一一時ころ、血栓溶解薬パンスホリンが投与されている。それまでは何もしていないし、それ以外の処置もおこなわれていない。

したがって、三月二〇日午後二時三〇分ころ患者を診察した際、「胸痛、呼吸困難を訴えていたのであるから、医師としては心筋梗塞を疑って心電図検査および血液検査をおこない、かつ心筋梗塞に対する早期の治療をおこなうべき注意義務がある。しかるにその検査をおこなわず、帰してしまったもので、過失があるというべきである。」

また、同日午後六時四五分ころ、「胸痛と呼吸困難がさらに悪化して来院してきて、血液ガス分析の結果、低酸素状態にあるのであるから、医師としては心筋梗塞を疑って、心電図検査、血液検査をただちにおこなうべき注意義務があるのに、この検査が遅れた過失があるというべきである。心筋梗塞の発見が遅れ、適切な医療処理が遅れて心不全の最悪な事態を惹起してしまったものである。」

「休日で専門外の当直医だから過失はない。」と病院側。

病院側は、過失を否認して、次のように主張した。

「本件においては、初診から急性心筋梗塞診断までに約七時間五〇分を要している。また、初診から専門病院へ向け出発するまで約九時間四〇分を要している。しかし、そのように時間を要したことは、やむを得ないものであって、被告病院の当直医に過失は認められない。当直医の過失の有無を判断するに当たっては、次の諸事情が考慮されるべきである。

①　患者は当時三九歳であった。急性心筋梗塞は、通常本件患者の年齢では発症のみられない疾患である。
②　整形外科の医師も、医師会休日診療所の医師も、急性心筋梗塞を疑っていなかった。
③　当日は、休日で当直医による診療体制であった。
④　当日の当直医は、脳神経外科常勤医であった。
⑤　同当直医によって、血液検査、心電図検査が実施され、初診から約七時間五〇分後に急性心筋梗塞と診断されている。
⑥　診断後、当直医は、内科の医師と相談してすぐ移送を決め、移送先の手配をおこなっている。
⑦　当直医は、循環器専門医の指示に従い、昇圧剤を投与して、血圧の上昇を図っている
⑧　本件患者に対する専門医による急性心筋梗塞の治療が発症から二四時間以内におこなわれ、本件患者は急性心筋梗塞から回復している。

上記事情の下で、医師が初診後ただちに急性心筋梗塞と診断することは不可能である。また上記事情からすると、逆に当直医が初診から約七時間五〇分後に急性心筋梗塞と診断したことが評価されなければならない。かつ、急性心筋梗塞診断後の処置について、当直医の過失は認められない。」

総合病院、救急病院としての自覚を疑うような、驚くべき主張であった。当然、患者側は強く反論した。

「①患者の年齢では急性心筋梗塞の発症が通常みられないと主張するが、そのようなことはない。②整形外科、休日診療所は全く専門外であるからこそ、被告病院を紹介され、被告病院へ行ったものである。③休日で、当直医による

診療体制であるというが、被告病院は総合病院、救急病院であって、休日でも正しい診断をすべきである。休日だから医師の責任がないということは法的には考えられないことである。④担当医が専門医でないということは、その担当医としては専門医である内科医等に相談すべきである。そうでなければ、被告病院が救急病院として休日でも診療体制をしていること自体おかしい。⑤血液検査、心電図検査が遅い。⑥内科医に相談できているのだから、初診時に相談すべきである。」

病院側の診療経過説明のなかに、「休日診療所の紹介状には『帯状疱疹ではなさそう。気胸の疑い』と記載されていた。いずれの医師も心筋梗塞を疑っていなかった。被告病院初診時、肺炎が疑われたが、それは疑いに過ぎなかったため、当直医は患者に帰宅してもらい、経過を見ることにした。」とあった。

患者側は、こう指摘した。「被告病院は少なくとも肺炎は疑っているのであるから、肺炎についての検査としての血液検査はおこなうべきであったし、おこなっていれば心筋梗塞になっていたことは診断できたはずである。」

血液検査の実施は、病院側の診療経過説明では、「午後九時三〇分に採血をおこない、午後一〇時一五分血液学検査、生化学検査の結果が判明し、異常値が認められた。」ということである。そして、「午後一〇時二〇分心電図検査を実施した結果、V_1、V_2誘導でST（洞頻脈）の上昇が認められた。」ということである。きわめて遅いとしかいいようがない。

というのも、午後六時四五分の入院時の症状としては、直後の午後七時の血液ガス検査によればあきらかにショック状態にあるからである。体温は三六・九℃、血圧八〇／六四、脈拍九六、顔色不良チアノーゼの状態であった。

血圧の正常値は、最高血圧一二〇～一三〇、最低血圧七〇～八〇とされている。血圧八〇／六四は異常である。脈拍の正常値は六〇～八〇とされている。九六は頻脈である。動脈血ガスの正常値は、pH＝7・35～7・45、PaO_2＝80～100、$PaCO_2$＝35～40、BE＝マイナス2・5～プラス2・5である。本件ではPaO_2が47・2できわめて異常である。六〇以下ということは、呼吸困難等が原因で低酸素状態にあるということであり、さらに五〇以下の場合には、医師としては完全に異常状態にあると考え、低酸素症についての治療はもちろん、その原因を診断すべきなのである。

また、「入院時看護記録」には、病名として、「肺炎、急性心筋梗塞」との記載があった。「主訴」として、「左胸痛、左上肢痛」の記載もある。「入院時看護記録」にこのような記載があるということは、病院でも心筋梗塞を疑っていたのではないかという疑念も生じるのである。

死因は「心不全」。

こうした患者側の主張に対し、病院側は、「患者の心筋梗塞は、移送された専門病院で三月二一日におこなわれた経皮的冠動脈形成術（ＰＴＣＡ）によって回復をみた。しかし、同月二六日には感染症による高熱など症状が生じ、その感染症に起因する敗血症が発症するに至った。次いで敗血症性ショックとなって、多臓器不全の状態となり、死亡したものである。よって、被告病院でおこなわれた診療と本件死亡との間の因果関係は認められない。」という主張を出してきた。

しかし、この主張は、専門病院の担当医師の証人尋問であっさり否定された。

担当医師は、死因について、「最終的には心不全が完治しないで、心機能が改善しないためにいろんな状態が好転しなかったというふうに考えております。」と証言して、心不全が原因となって腎不全や肝機能障害などの多臓器不全が起こり、肺水腫も悪化して、結局は死亡してしまったと説明した。

そのメカニズムについても、「心筋梗塞になって血管が閉塞して三〇分以上たつと、もうその先の筋肉は壊死しはじめるんですね。それが二時間、三時間たてばたつほど壊死する筋肉の量は多くなります。で、治療が終わって血管を完全に開通させたとしても、壊死した筋肉の量が多ければいくら血液が流れても心臓の機能は回復しないということです。（この患者の場合）血液は流れましたけれども、最終的にはエコー上は心機能は回復しませんでした。」と述べている。

そして、患者は、搬送されてきたときにはすでにショック状態であり、もっと早く治療していれば、「助かった可能性はある。」ということであった。また、心臓の専門ではない一般の医師が診察した場合でも、胸痛と呼吸困難の訴えがあれば、「心筋梗塞を疑うと思う。」ということであり、心電図をみれば「わかる。」ということであった。さらには、午後七時ころ心筋梗塞の判断がついて搬送されていれば、「救命の可能性はあった。」と証言した。

被告病院の当直医も、証言において、医師としては胸痛が続いていれば「心筋梗塞を疑う。」ことが一般的であることを認めた。また、早い段階で心電図をとっていれば、「心筋梗塞がおこっていることはわかった。」ことも認めた。結果として、発症時期は、「午前三時の時点で起こっていた可能性をいまなら考えられる。」というのであった。

この段階で、裁判所から和解の勧告がおこなわれた。

しかし、病院側としては、専門病院の医師の証言も、当直医の証言も「本件について利害関係を有する」から、「公正な医学的意見を求める必要がある。」として、鑑定の必要性を強く主張した。

鑑定は、聖マリアンナ医科大学循環器内科の三宅良彦教授、および平泰彦助教授に複数鑑定の形で依頼された。鑑定書が提出されたのは、二〇〇四（平成一六）年六月である。

三宅鑑定は、三月二〇日午後一〇時一五分の生化学検査に着目して、「CPK４１８９、GOT４１４と上昇しており、これは心筋壊死の存在（本例においては急性心筋梗塞）を強く疑わせ、さらに高値であることから、その発症は少なくとも採血の3～4時間以上前と推測される。このほかにLDH１９３２と上昇しており、これからは発症が採血の半日（１２時間）程度以上も前と推測される。」としていた。

そして、「PCIを発症2～3時間以内に施行できれば、心室筋の壊死（梗塞）発現は免れないが、梗塞範囲を限定させる（拡大を防止させる）ことはできる。さらに、3時間を過ぎてのPCI施行でも、患者の生命予後をある程度は改善する。実際、PCIなどが導入される以前、急性心筋梗塞の病院内死亡率は２０％程度であったが、現在は

10％以下となっている（ＰＣＩだけでなく、新しい薬物や補助循環の併用の効果であるが）。」と述べる。ＰＣＩとは、風船付きカテーテルによる冠動脈拡張の手技である経皮的冠動脈形成術（ＰＴＣＡ）にとどまらず、現在では種々の方法（カテーテルを用いたステント療法やＤＣＡなど）により閉塞冠動脈の血流の再開通とその維持を得ており、この種々のカテーテルを用いた治療法をカテーテル・インターペンション（ＰＣＩ）と呼ぶということである。

本件については、「発症からかなりの時間が経過しており、ＰＴＣＡを含むＰＣＩによって急性心筋梗塞を完治させることはできないが、生命予後のある程度の改善は期待できたかもしれないが、ごくわずかの改善率と思われる。」ということであった。

午後二時三〇分に診断がなされていた場合、「重篤な状態ではあったが心停止には至っていなかったことを考慮すると、この時点での積極的な処置は、わずかではあろうが救命率を向上させた可能性も否定できない。」としていた。また、脳神経外科医の診療については、「脳外科医であっても、急性心筋梗塞は主要な鑑別疾患であり、心電図や血液生化学検査の施行は必須であった。もしこれらが施行されていれば、急性心筋梗塞は容易に診断できたはずである。」と指摘した。

再来院時に症状の悪化があった。

平鑑定は、結論は「三宅教授の鑑定と同じ」としながらも、いくつかの点に注目して、次のように述べる。

「午後二時三〇分はおそらく自力歩行で来院したと思われる。しかし、約四時間後の再来院においては救急車で来院している。症状の増悪があったものと推測する。胸痛、呼吸困難の持続のみならず、おそらく自覚症状の増悪ゆえに救急車来院となったものと推測する。午後七時の症状欄に胸痛、左上肢痛自制不可との記載があるが、これは痛みが強く耐え切れないほど強い痛みを表している。午後二時三〇分来院時の記載にはなく、このときの疼痛は自制可能（我慢できる）な程度で、また自力歩行で帰宅し得たと推測する。これが午後六時四五分の時には痛みが強く増強したことを示している。」

初診時にくらべて症状の悪化を指摘している。

「午後三時一四分に撮影された胸部レントゲン写真を考慮すると、肺炎の急性増悪も考えるべきではあるが、同時に急性冠症候群、急性心不全（心機能の低下）による肺うっ血、肺水腫を考慮すべきである。本症例においては、肺うっ血、肺水腫により肺がいわば、水浸しの状態となり空気を取り込んでも、ガス交換（酸素を取り込み、二酸化炭素を排出する）がおこなわれない状態となって呼吸困難を来たしたと考えるのが妥当であろう。」

肺水腫を診断していれば、心電図をとっていたと思われる。

「午後二時三〇分の初診時に急性心筋梗塞と診断されていれば、より早い適切な処置がなされたと考える。しかし、本症例が左冠動脈主幹部の完全閉塞による心筋梗塞であったことを考えると、発症時刻と推測される三月二〇日午前三時頃に突然死することなく、二〇日午後九時頃のショック状態にいたるまで、一八時間の長時間にわたりバイタルサインや意識が保たれていたことが希であると考える。」

この点については、その理由までは触れていない。

三宅鑑定でも、「採血の3～4時間以上前」に症状の悪化があったとしており、平鑑定でも「再来院時には痛みが強く増強した」ということで、まさに午後二時三〇分の初診時に診断すべきであったことを裏付けていた。

二〇〇五（平成一七）年一月、患者側から、もう一つの鑑定書が提出された。東京女子医科大学心臓血管研究所内科部長の田中健医師によるものである。

鑑定は、「救急病院でありながら、午前三時から続いている胸痛を訴える患者の胸部写真を撮影したが心電図を記録しなかった。当直医師である脳神経外科医は鑑別として急性心筋梗塞を完全に失念していたと考えられ、これは重大な過失である。午後六時四五分入院。この時、血圧は低く、動脈血酸素分圧も低く、ショック状態となっていた。しかしショック状態に対しての治療もなされていない。またこの時点でも、ショックの原因が心筋梗塞であると診断されておらず、専門病院への転院が遅れてしまった。これも重大な過失である。」と述べていた。

そして、「本例は発生から一二時間後の午後三時の時点ではショックとなっていない。側副血行路が発達していたと考えられる。」ということであった。これは、平鑑定で「希である。」としていた、発症から長時間にわたり意識やバイタルサインが保たれていたことについての補足説明ともいえる内容であった。

「左冠動脈主幹部病変が詰まると、一遍に二本の冠動脈が詰まるので、広範な心筋が壊死になるため予後不良ということになっている。逆に左冠動脈主幹部病変例の生存例はいずれも側副血行路の発達が認められていたり、右冠動脈が大きい。左冠動脈主幹部病変だからといって全例の予後が悪いわけではない。本例は発症から一二時間後の午後二時三〇分でも状態が保たれていたので側副血行路の発達があったと推定される。したがって、この時点で専門病院に転送されていれば救命されるばかりでなく、社会復帰が期待できたと考えられる。」ということである。

ここで、裁判所から和解の勧告がなされ、二〇〇五（平成一七）年四月、病院側が和解金二三〇〇万円を支払うことで和解が成立した。

第四章 投薬ミス

投薬ミス 1

バセドウ氏病治療薬の副作用で肺炎に罹患し死亡

個人病院でバセドウ氏病と診断され、治療を受けていたが、治療薬の副作用から肺炎に罹患し、死亡してしまったケースである。病院側は、当初争う姿勢を見せたが、すぐに過失を認め、和解が成立した。

入院してバセドウ氏病と診断。

患者は二八歳の男性である。一九九五（平成七）年一一月四日、通院していた個人病院で「腹部と足に水がたまっている。」と診断され、入院した。担当の医師に家族が病状を尋ねると、「本人と話をしながら治療をしているが、そんなに心配する病気ではない。大丈夫ですよ。」といわれた。

一二月一〇日ころ、「バセドウ氏病」だと診断されて、甲状腺の治療を受けはじめた。中旬には食欲が出て、患者は「病院の食事では足りない。」といって、食事時間外にパンや果物を食べるなどしていた。年末年始は外泊も許可され、自宅へ帰ることができた。

一月三日に病院に戻ったが、その日から熱が出はじめ、扁桃腺が腫れて高熱状態になった。風邪だといわれ、投薬を受けた。また、高熱が続いたため、座薬で解熱をしていた。

高熱が続くことに、家族が不安になって、看護婦にその原因を尋ねても要領を得なかった。一月八日になって、七〇歳近い婦長から「いま危険な状態だから、先生に何でも聞きなさい。」といわれたので、副院長に「ここでは心配だから、大学病院へ移してほしい。」と申し出たが、「からだに風邪の菌が入ったから、大学病院でも治療方法は同じですよ。」と、取り合ってくれなかった。

一月九日には大学病院から来ている医師が患者を診て、「大分悪くなったね。大学病院の無菌室に入ったほうがいい。」といい、看護婦に投薬した薬を尋ねて、「その薬ではだめだ。」と、飲んでいた薬を全部取り上げてしまった。

一月一〇日、副院長の回診があったので、「大学病院の無菌室へ転院させたい。」と申し出ると、「そんな無菌室へ入れてもだめだ。個室に入れて、家族以外面会させないように。」ということになった。

患者の勤務先からの電話で、仕事に復帰できる日を聞かれていたので、病院の医師に「いつごろ復帰できますか。」と尋ねたところ、「二月下旬に退院して、三月から出勤できますよ。」といわれ、家族はほっとしていたが、個室に移った翌日の一一日、患者は顔が黄疸症状となり、眼球も真黄色で、夕方からいらいらして落ち着かない様子になっていた。そして、医師が「注射してあげる。」といったとたん、患者の目が一瞬動かなくなり、言葉がもつれ出した。午後七時過ぎ、心マッサージをしたが患者は死亡してしまった。

後日、急に死亡してしまった原因を問いただすと、副院長は、口ごもりながら「いろいろ手当てをしたが、だめでした。」とくり返し、「薬が合わない体質だったかもしれない。」と、患者が特異体質だったため急変して死んだかのような説明をした。ところが、どういう薬を使ったかという質問には、答えようとしなかった。

患者の遺族としては、病院側が事実を隠蔽してうやむやにしてしまおうとしているように思え、一九九七（平成九）年四月、訴訟を提起したのである。

抗甲状腺薬メルカゾールの副作用。

患者側は、「バセドウ氏病の治療のため投与した抗甲状腺薬メルカゾールによって、その副作用である無顆粒球症が発現し、悪化重篤化して肺炎に罹患し、死亡に至った。」と主張した。

バセドウ氏病というのは、甲状腺機能亢進症のことで、甲状腺の腫大、ホルモンの過剰分泌のほか、種々の程度の眼症状、前脛骨部粘液水腫などの全身症状を呈する自己免疫疾患である。

治療法としては、内科的治療と外科的治療があるが、手術療法は重症例の場合とされている。抗甲状腺薬は、通常メルカゾール錠が用いられるが、掻痒性発疹、薬物性肝障害、関節痛、無顆粒球症などの副作用があるので、注意を要する。

無顆粒球症は、最も重篤な副作用で、服薬開始後四週間から八週間に起こることが多い。白血球数が急激に減少することもあるが、発症前に徐々に減少することもあるので、この時期に定期的な血液検査が必要である。

症状としては、発熱悪寒、咽頭痛からはじまる。当初は、咽頭に軽度の発赤を示し、その後急速に重篤な化膿性扁桃炎に進行する。このとき白血球は一μℓあたり一〇〇〇台である。リンパ球が残っているためで、白血球の分類が必要とされている。抗甲状腺薬をただちに中止し、できるだけ無菌環境にて抗生物質療法をおこなう。無菌ベッドが最も有効である。

抗甲状腺薬による無顆粒球症は可逆的で、生命予後は他の薬物による無顆粒球症に比し良好で、死亡率は約一〇%とされている。薬物中止後、約二週間で回復する。抗甲状腺薬療法の開始前に、患者に症状が出たときにはただちに服薬を中止するよう指示しておくことが大切である。

また、末梢血中の顆粒球数（とくに好中球数）が減少する状態を顆粒球減少症というが、無顆粒球症は、顆粒球が激減または消失し、重篤な感染症をともなっている状態をいう。一般に、末梢血で顆粒球が一〇〇〇／㎜³以下になると感染に対する抵抗力が落ち、五〇〇以下で感染に対する危険はいっそう高くなり、一〇〇以下ではしばしば敗血症を主体とした重症感染症を引き起こす。顆粒球五〇〇以下の患者に対しては、感染の危険があるので個室に入院させ、一〇〇以下では無菌室入室が望ましい。

急性に顆粒球減少が出現し、五〇〇以下で三八度C以上の発熱をともなっている場合は感染症を合併している可能性が高いので、丹念な診療と胸部X線写真、血算、検尿、生化学検査、さらに咽頭、痰、尿、血液の培養を早急におこない、結果を待つことなく感染症に対する治療をおこなう。グラム陰性菌感染症の頻度が高いので、必ずグラム陰性菌をカバーする抗生物質の組み合わせで投与する。菌が同定されたら、感受性にしたがって投与する。

医学書には、以上のような解説が見られる。それらを踏まえて、本件の治療経過を振り返ってみると次のようであった。

重篤な副作用の症状なのに投薬し続けた。

バセドウ氏病の治療のため、メルカゾール一日六錠の投与を受けはじめたのは、一二月一一日からである。一二月三一日から一月三日夕方まで外泊として自宅に帰った。

一月三日午後八時に病院に戻ったが、その日から熱が出はじめ、翌四日から咽頭痛、嗽咳の症状が出た。体温は三八・五度C、発汗多量という状態であった。

一方、メルカゾール投与中は、白血球の数値、およびその変化が重要であるが、一二月二八日から一月三日までと、一月五、六日は血液検査がおこなわれていなかった。

白血球の数値をみると、一二月四日は六〇〇〇と正常値であったが、メルカゾールを投与して四日目には三八〇〇と低下し、一二月二五日には三二〇〇に低下している。

そして、一月四日の血液検査では一六〇〇に急減し、顆粒球数も一六・三％という異常値を示していた。それ以降も、八日の白血球数は四〇〇、十日が五〇〇ときわめて異常な数値になっている。

こうしてみると、三日からの症状は、メルカゾールの副作用のうち最も重篤な副作用とされる顆粒球減少の症状である。四日からは肺炎に罹患したものと考えられ、八日になるとラ音も聴取され、肺炎は重篤化している。

ところが、四日以降も、病院は患者を一般病室で治療していた。メルカゾールの投与を中止したのは、一月八日である。抗生物質の投与は、ようやく七日から開始した。

以上のことから、患者側は、三点について過失を指摘した。

「一二月二八日に血液検査をしてからその後おこなわないまま、一二月三一日から一月三日まで帰宅させてしまい、患者と家族に対して副作用の出現について全然説明することもなく、副作用の発現を発見できない状態で、かつ自宅という感染しやすい環境でメルカゾールを投与し続けた過失がある。」

「白血球の急減、顆粒球数の異常値からメルカゾールの副作用である無顆粒球症の臨床症状を示していたのに、メルカゾールの投与を中止せず、一月八日まで漫然と投与し続けた。明らかに予見義務、結果回避義務違反の過失がある。」

「無顆粒球症が発症すると感染に対する防禦が困難となり肺炎に罹患する危険性がきわめて高くなるのに、患者を四人部屋の病室に収容したままであった。一月九日に二人部屋に移しているが、死亡するまで無菌室はもちろん個室に収容していない。また、点滴による抗生物質療法は一月七日までおこなわれていないのであり、注意義務違反の過失がある。」

これに対し病院側からは、「顆粒球減少症の発現に対してメルカゾールの投与の中止の時期が遅れたことと患者の死亡との間には因果関係はない。検査で甲状腺機能亢進を示すデータが持続していたにも拘らず、副作用の発現のためメルカゾールの投与を中止せざるを得なくなり、メルカゾールの投与の中止により甲状腺機能が亢進し心不全で死亡したものである。肺炎は中等度であり死亡原因になるようなものではない。」との反論がおこなわれた。

しかし、「顆粒球減少症が発現したと診断できる時点でメルカゾールの投与を中止すべきであったことを認め」ており、裁判を継続しても病院側としては勝てる見込みはないと考えたのであろう。すぐさま病院側から和解の提案があり、一九九七（平成九）年七月、三五〇〇万円の和解金で和解が成立した。提訴から三ヵ月のスピード決着であった。

投薬ミス 2

不整脈の薬で心肺停止となり死亡

不整脈の治療のため抗不整脈薬を投与され、薬剤を処方してもらって帰宅した後、その薬を服用したところ突然苦しみだし、意識を失った。大学病院に救急車で搬送したが心肺停止しており、その後死亡したケースである。薬剤の処方ミスと、患者を帰宅させてしまったこと自体の過失が争点となった。

処方された薬を飲んだら、突然苦しんで倒れた。

患者は、一五歳の男性である。二〇〇〇（平成一二）年一月一二日ころ、「最近、運動時に息苦しくなることがあり、思い切り走ることができず、心臓が痛くなることがある。」と、家族に不調を訴えていた。

一月一五日朝八時半ころ、患者は突然失神し、声をかけると意識を回復したが、様子がおかしいので病院へ急行した。病院では、血液検査、心電図、胸部レントゲン撮影、心臓超音波検査をおこなった。その結果、心拍のリズムが不規則で、心拍数が一一〇〜一八〇回／分、頻脈性の心房細動が認められたが、心臓の器質的な異常は認められないということだった。

午後〇時三〇分ころ、医師は除細動のため抗不整脈薬サンリズム一〇〇ミリグラムを経口投与し、再度心電図をとったところ二時間ほどしてふたたび心房細動があらわれ、結局除細動はできなかったうえに、房室ブロックが認められた。

心房細動とは、心房の各部分がばらばらに絶えず動いている状態で、まったく無秩序に心室に興奮が伝導する状態である。この不整脈の問題点としては、心拍数が非常に早くなった場合に循環動態を保てず心不全を生じうること、また正規の心房収縮を欠くため（ポンプ機能の消失）心房が拡大し、心房内血液が停滞し血栓を生じやすくなることである。一般に、心房細動は加齢に伴い発生頻度が増加する傾向にあり、老人に見られる心房細動は致命的なことが少ないとされているが、若年の場合は基礎疾患が隠れている可能性が高く、疾患によっては致命的となる。

また、房室ブロックとは、一般に房室伝導系における伝導の遅延もしくは伝導途絶と定義され、心電図上、その程度によって、第Ⅰ度、第Ⅱ度、第Ⅲ度に分類される。第Ⅰ度は房室伝道時間の延長を示すもので、第Ⅱ度は房室延長時間が徐々に延長しついには心房興奮が一拍心室に伝導されず、その後このパターンを繰り返すタイプと、房室伝導時間の延長を伴わず突然心室への伝導が途絶するタイプとがある。第Ⅲ度は、心房興奮がまったく心室に伝導されず心室が補充調律となっているものである。

医師の説明では、「心房細動だけで致命的になることはない。しかし、器質的な心疾患の検査と不整脈の治療はしたほうがよい。」ということであり、一七日に大学病院を受診することにした。午後三時二〇分ころ医師が処方した薬を看護婦から受け取って、患者は帰宅した。その際、特に薬についての注意事項等の説明はなかった。薬は、それぞれ別の紙袋に入れられ、一方には錠剤が三つ入っていて、袋の表に手書きで「小児用バファリン」と記載され、「1日1回3日分　食後朝　1回1錠宛服用」とあった。この小児用バファリンは、後の証人尋問における証言によると「血栓予防のための薬として出した。」ということである。

もう一方の袋には、九つのカプセルが入っており、「1日3回3日分　食後　朝昼夕　1回1錠宛服用」とあった。薬の名は記載されていなかったが、カプセルの包みには「Inderal　LA　60mg」と記載されていた。

朝から食事していなかったこともあり、午後三時三〇分ころ帰宅してすぐに食事をとり、食後インデラルのカプセル一個を服用した。するとまもなく、トイレに入った患者のうめき声がして、家族が駆けつけるとトイレの中で倒れていた。

あわてて救急車を呼び、大学病院へ搬送したが、病院に着いたときには心肺停止の状態だった。救急救命措置によっていったんは一命をとりとめたものの、その後意識を回復することなく、患者は五月二〇日に死亡した。

患者遺族側は、医師に過失があるとして、二〇〇一（平成一三）年五月、訴訟を提起した。

「処方ミスはあった。」が過失は否定。

患者側の主張は、次の三点である。

まず、治療義務違反として、「二、三日前から息苦しさがあり、当日は一時的に意識を失い、心電図上心房細動が認められ、サンリズムを投与しても心房細動および房室ブロックが認められたのであり、心臓の状態が極めて不安定であったのだから帰宅させるべきでなく、入院させ、心電図を装着した上で心拍数のコントロールおよび血栓塞栓症の予防をするなどして治療すべきであった。しかし、被告病院の医師は、漫然と薬剤を処方して、患者を帰宅させた。」

次に、処方ミスとして、「医師は、患者に対してサンリズムを投与しており、また心電図上房室ブロックが認められたのだから、サンリズムとの併用注意および房室ブロックがある場合には禁忌とされているインデラルを、病院に入院するのでなく帰宅する患者に処方すべきでなかったのに、処方した。」こと、「また、被告病院の医師及び薬剤師は、インデラルを処方する場合には一日三〇ミリグラムから投与を始め、効果が不十分な場合に一日一二〇ミリグラムの限度で増量すべきであったのに、はじめから一個六〇ミリグラムのカプセルを一日三回計一八〇ミリグラム服用するよう処方した。」

そして、「インデラルのような副作用のある薬剤を処方したのだから、その使用方法、禁忌等はもちろんのこと副作用の危険性等についても説明すべきであるのに、薬剤の名前はおろか服用回数等についても一切説明をしなかった。」ことの説明義務違反があるとしたのである。

病院側は過失を否定したが、その主張において、奇妙な事実が判明した。「処方ミスがあった。」というのである。しかし、それは患者側が主張する処方ミスではなく、医師の指示とは違う薬剤を渡してしまったというのであった。とはいえ、そのことと患者の死亡原因とは関係ないというのである。

医師の指示は、「インデラルを翌日から服用する」というものであったが、看護婦がそれを家族に伝えず、しかも渡した薬がインデラルＬＡであった。インデラルもインデラルＬＡもともに成分的には同じ塩酸プロプラロールであり、本態性高血圧症（軽症～中等症）、狭心症などに効果があるとされている。インデラルは錠剤であり、医師が指示したのは二〇ミリグラムのものであった。これを一日三回服用するとの指示であった。一方、インデラルＬＡはカプセル入りの顆粒で、六〇ミリグラムであり、一日一回の投与で二四時間効果が持続するというものである。

投薬と心肺停止との関係についての病院側の主張は、まちがえてインデラルＬＡを渡し、翌日飲むべきところを帰宅後すぐに服用したものだが、「インデラルＬＡが投薬されてから効果が生じる時間（最高血中濃度レベル）は服用後五時間後であるから、服用後三〇分～四〇分で急変したのは薬が原因とは考えられない。」というものである。また、一カプセル服用しただけであるから、「結果的に過量ではなかった。」とも主張した。

さらに、受診後、患者を帰宅させた点については、「受診後の経過で危険な不整脈を認めず、また心不全も認めなかったのであるから、その後の患者の急変を予測するのは困難であった。」と、過失を否定した。

結果的には併用投与していた。

この病院側の主張には、大きな問題点があった。

サンリズムは、通常の用法としては、内服の場合一日一五〇ミリグラム三回分服とされており、一〇〇ミリグラム単回投与の場合、最高血中濃度に至るのは約一時間後、半減期（血中薬物が半分になるのに要する時間）は五時間である。

一方、インデラルは、房室ブロックⅡ、Ⅲ度のある患者には禁忌とされていて、Ⅰ度の患者には慎重投与とされている。また、インデラルとサンリズムは併用による作用増強で心機能が過度に抑制され、心停止があらわれることがあるので、併用注意とされている。

患者がサンリズムを投与されたのは、午後〇時三〇分ころであった。インデラルLAを服用したのは午後三時四〇分ころで、サンリズム服用から約三時間後のことである。また、サンリズム服用後の観察で、心房細動およびⅠ度の房室ブロックが認められていた。

こうしたことから、患者側は、「患者が心肺停止に至った原因は、そもそも房室ブロックがありながらインデラルLAを服用したこと、またサンリズムが血中に残留している間にインデラルLAを服用し心機能抑制作用が増強したことにある。患者はインデラルLAを服用しなければ心停止を起こすことはなかった。」と主張した。

そしてまた、「そもそも患者は、失神を起こして受診しているのである。失神は不整脈の症状としてはもっとも危険で致命的なものとされており、心停止に近い状態が生じていたことを意味する。」、「医師としては、いつでも心停止に対応し救命ができるように入院させるべきであった。」として、帰宅させたことの過失を主張した。

これに対し、病院側からは、「診療経過において認められた不整脈を心房細動と診断したが、心房頻拍であった可能性がある。」と、別の主張が持ち出された。

心房細動と心房頻拍の違いは、心房細動は心房の各部分がばらばらに絶えず動いている状態でまったく無秩序に心室に興奮が伝導するのに対し、心房頻拍は刺激生成源が心房の小領域に限局した頻拍であるという点にある。心停止を引き起こすような危険な不整脈ではないと強調したかったのだろうか。「ただし、心房頻拍については心房細動と同様の抗不整脈薬が用いられるので、結果としては適切な処置がなされていた。」との弁明も付け加えている。

もっとも、この主張は、証人尋問では「後から心電図を見直して、心房頻拍の可能性もあると考えた。」という程度にトーンダウンした。

裁判所が、証人尋問の中で非常に不審がった事柄が二点あった。

ひとつは、最終的な診断が終わったあと、もう一度心電図を見直すという作業をなぜおこなったかという点である。もうひとつは、患者が別の病院で精密検査を受ける予定になっているのに、つまり継続して治療するわけでもないのになぜ薬を出したのかという点である。

「自分のほうでずっと診療するのであれば、責任がある対応ができるけれども、別な病院へ行くことになっているのに、薬を出しておこうというのがちょっとわからない。」と疑問を投げかけられて、担当医師は、「脈拍が非常に速くなったときに、うっ血性の心不全が起きえますので、頻拍のコントロールのためです。」と答えている。

「重症であれば死に至ることもある」という「心不全と同義」の症状を予防する目的であったというのである。と同時に、サンリズムとインデラルの併用による合併症を懸念して「翌日から服用する指示を出した。」とも証言した。結局、その指示が患者に伝わらず、帰宅後すぐに服用したことで結果的に併用投与したことになり、心停止を招いたのである。

病院側は、なおも「患者はインデラルＬＡを服用後四〇分で急変したということであり、薬理効果が生じる前なので、インデラルＬＡとサンリズムとの併用状態は生じていない。」と主張したが、担当医師の証人尋問が終わった時点で、裁判所から和解勧告がおこなわれ、病院側も過失を認めて、二〇〇二（平成一四）年一一月、和解金三〇〇〇万円で和解が成立した。

投薬ミス 3
気管支喘息の治療中アナフィラキシー・ショックを起こし植物状態——訴訟前和解

気管支喘息の患者が抗生剤ペントシリンを投与されたところアナフィラキシー・ショックを起こし、植物状態になってしまったケースである。ペントシリンを投与する必要性がなかったことと、ショックに対する処置の遅れ、特に気管挿管の遅れを争点として訴訟準備をしたが、訴訟提起前に、被告病院の代理人との間で過失を前提にした和解の話が進み、和解が成立した。

必要のない抗生剤を投与した。

患者は、三八歳の主婦である。二〇歳ころから気管支喘息の症状が出て、大学付属病院で治療を受けていた。一九八九（平成元）年、地方に移り住んだが、一九九〇（平成二）年ころから徐々に喘息が増悪してきた。そこで、町立病院に通院していたが、一九九一（平成三）年二月に県庁所在地の大病院を紹介され、受診した。

それ以来、大病院に通院し、ステロイド剤の投与を受けていた。その年の九月からは、病院から渡されたピークフローメーターで自己管理をしていた。

一九九三（平成五）年八月一九日、ピークフロー値が悪化したので、患者はいつも通りパートの仕事に出て午後二時ころまで勤務した後、会社から病院へ行った。病院では、外来処置室で気管支喘息の薬剤の点滴を受けた。すると患者は、呼吸困難となり、チアノーゼが発現した。アナフィラキシー・ショックを起こしたのである。その後の救急救命措置も遅滞した。その結果、呼吸停止、心停止となり、低酸素症による重度の大脳障害を起こし、植物状態になってしまった。

使用した薬剤は、気管支喘息の薬剤ソルデム、ネオフィリン、クレイトン以外に、それまで投与したことのないペントシリン1gを点滴によって投与していた。

ペントシリンは、緑膿菌その他の細菌による気管支炎、肺炎、敗血症等に対する治療薬としての抗生物質である。その能書には、気管支喘息の疾病がある人にはアナフィラキシー・ショック等が発生する可能性が高いから、ショックが発生した場合に緊急の対応ができる態勢をとらなければならないと記載されている。

ペントシリンの副作用を考えるならば、副作用の発生する可能性が高く、しかも気管支喘息以外に肺炎等の症状はなかった患者に、ペントシリンを投与する必要性はなかった。

また、仮に必要性があったとするなら、アナフィラキシー・ショックの発生に備え、ただちに気管挿管などの処置がとれる準備をしておくべきであった。

ところが、医師は、救急処置のとれる場所から五〇メートルも離れた外来処置室において、バイタルサイン（血圧、脈拍、体温）のチェックもせず、血液検査をすることもなく、また感受性テストもおこなわず、ペントシリンを投与したのである。

このペントシリンの投与は、どうにも理解しがたい処置であった。

病院側から提出された「報告書」には、「気道感染に対して」とだけ触れている。説明では、「緑膿菌が検出されたため」ということだったが、菌を分離、培養、同定したとの報告は認められなかった。外来カルテに、「黄色い痰」の記載があるが、それをもって緑膿菌感染の根拠とはなりえないと考えられた。いずれにしても、ペントシリン投与は誤りであったとの確信は深まった。

そして、アナフィラキシー・ショックが発生した場合は、すぐさま血圧、脈拍の測定をおこない、血液ガス分析をおこない、血管を確保し、気管挿管等による気道の確保（酸素供給）をし、アドレナリンの静注投与をおこなうなどして、気道の確保および血圧の維持につとめなければならないのだが、そうした処置がなされていなかった。

「報告書」によれば、「開始後間もなく異常（口唇チアノーゼなど）が認められ、直ちに点滴を中止し、酸素吸入3ℓ／分を実施した。血圧150／80、脈拍90／分、医師診察時『苦しい』と訴え、チアノーゼあり。呼気延長著明、喘鳴（＋）、ボスミン0・3ml注、クレイトン500mg（静脈）を投与したが、改善なく気管内挿管による補助呼吸が必要と考えて救急外来室に搬送した。」ということだった。

対応に手間取り、処置が後手にまわって、「少なくとも一五分間ぐらいの間、酸素供給が不足する事態となったことが推測される。」と、患者側代理人の依頼で意見を書いた医師は指摘している。

もっとも、病院側の「報告書」は、「点滴後の症状は血圧低下などのショック症状ではなく、点滴による気道攣縮誘発と思われる。」としていた。

たしかに血圧150／80、脈拍90／分の時点では、病院側のいうようにショック症状ではないといえる。しかし、この後、約三〇分後に心停止に至っているのであり、その一連の経過はアナフィラキシー・ショックに合致するものであった。カルテにも、「ペントシリンにてショック状態となる。」と記載されていたことからも、その事実は明らかといえた。

こうしたことを踏まえて、一九九八（平成一〇）年一月、患者側代理人から内容証明郵便で催告書を発信したのである。

病院側は、患者の家族には、「ペントシリンによるアナフィラキシー様ショックが起こり、呼吸困難となったが、ペントシリンの投与に問題はなく、ショックが起こってからの処置にも過失はない。」と説明していたが、裁判で争うことなく、病院側の過失を認める内容で和解したいと病院側代理人から申し入れがあり、一九九八（平成一〇）年三月、被告病院に病院側の負担で生涯患者が入院し、かつ和解金六〇〇〇万円を支払うことで和解が成立した。

第五章
治療ミス

治療ミス 1

C型慢性肝炎の治療中に敗血症を発症して死亡

C型慢性肝炎の治療のため、インターフェロン療法をおこなっていたところ、敗血症を発症し死亡したケースである。当初、インターフェロンとステロイドの併用投与という特殊な療法でおこなわれていたことから、その副作用が原因で感染症を誘発したものとして争ったが、裁判が進行する中で、鑑定意見などにより留置針（注射針を血管内に持続的に留置しておく方法）からの感染が原因であることが明らかとなった。

二週間の治療後に異変。

患者は四〇歳の男性である。一九九七（平成九）年一月一四日、体のだるさや倦怠感を感じるようになったため、勤務する会社の診療所で診察を受けたところ、C型肝炎と診断された。診療所の医師は、「C型肝炎についてはインターフェロンの投与による治療が有効である。」と説明し、大学病院の専門医師を紹介した。

三月一一日、医大の外来専用病院で診察を受けた結果、二週間程度入院してインターフェロンの投与による治療を実施することに決まった。

入院したのは四月一四日である。翌一五日には、肝生検（肝臓の生体検査）がおこなわれ、結果は一七日に出た。その内容は、活動型のC型慢性肝炎であり、ウイルスの個数は三・八×一〇の五乗、肝機能の数値はGTO、GPT、γ-GTPともそれほど高くないとのことであった。

治療は、検査結果を待たずに一六日から開始された。治療の内容は、点滴注射によってインターフェロンβを投与するというもので、四月一六日から二九日までは一日に朝夕の二回（午前七時半と午後七時半）、一回あたり三〇〇万単位投与し、四月三〇日以降は一日一回（午前七時半）、六〇〇万単位を投与するということであった。また、インターフェロンによる副作用をやわらげるためということで、ステロイドを二九日までは一日二回各二・五ミリグラム、三〇日以降は一日一回五ミリグラム併用投与するということだった。

治療を開始した当初は、激しい悪寒、発熱、関節痛、吐き気など、インターフェロンの投与に伴って通常見られる激しい副作用が生じたが、治療開始後一週間を経過したあたりから副作用も徐々にやわらいでいき、経過は良好であった。

ところが、インターフェロンの投与が一日一回になった四月三〇日以降、患者は妻に体のだるさを訴えるようになった。その四月三〇日に採血した血液検査の結果が五月二日に出た。尿蛋白が増加し、白血球、血小板が減少して異常な数値になっていた。

しかし、医師は、「蛋白が出ることはよくあります。」といい、「退院が一週間くらい延びます。」というだけで、インターフェロンβ療法を続行した。

五月四日、五日と担当医は休暇をとっていた。五日午後七時ころ、患者の体温は三八・七度の高熱となった。また、患者は「点滴の針のところが腫れて痛い。」と看護師に訴えたが、「古くなっているので替えましょう。」といっただけだった。

翌六日、午前七時半、いつものように点滴注射を開始したところ、患者はこれまでと違う震えや苦しみ方となり、点滴箇所の痛みも訴えたため、看護師は投薬を半分で打ち切った。意識は朦朧としており、顔色は土気色になっていた。主治医が八時過ぎに駆けつけ、何度も患者に「大丈夫？」と問いかけると、患者はか細い声で「大丈夫です。」と返事をしたが、呼吸は激しく、肩で息をしている状態だった。その状態もいったんはおさまり、医師も看護師も引き上げたところ、九時ころ、患者は起き上がって点滴のスタンドを押しながら部屋を出ようとして、尻もちをつくような格好で仰向けに倒れてしまった。

あわてて駆けつけた医師や看護師によってベッドに運ばれたが、すでに重篤な状態になっていて、個室に移された。そして、まもなく呼吸が停止し、意識不明となってしまった。

その夜、午後一一時ころ、担当医師から家族に説明があった。「このようになった理由がまったくわからない。可能性としては、脳内出血の可能性が一番大きい。次に考えられるのが、インターフェロンの副作用によるショックである。あと、強いていえば、何らかの感染症にかかった可能性もある。」との話であった。

もっとも、インターフェロンの副作用の可能性に関しては、「患者にはインターフェロンによる治療が有効である。患者には、インターフェロンの副作用についても説明しているし、本人も了解済みである。インターフェロンの副作用による重大な事故は、ここ四、五年は存在しない。過去にあった死亡例も、うつ病による自殺、肺炎による死亡などである。最近は医療も進歩して、そういう事故が起こらないように管理できるから、何の心配もいらない。したがって、インターフェロンの副作用でこうなったとは考えられない。」と、否定した。

また、「脳内出血かもしれないということであるなら、脳のＣＴを撮って早急に治療してほしい。」と家族がいうと、担当医は、「血圧が不安定であり、また人工呼吸器をつけているので、移動させるのは危険だ。」といって、実施されなかった。

五月七日の夕方、主治医から新たな説明があった。「血液検査の結果、グラム陰性桿菌が検出された。血液検査は二回実施して、一回目で陽性反応が出たものの、二回目は出なかった。抗生物質を投与したので、それが効いたのだろう。そうだとすると、細菌による敗血症の可能性が一番大きい。敗血症だとすると、放っておけば死亡してしまう。そこで、危険ではあるが、腹膜透析をやってみたいので、家族の同意がほしい。」ということだった。家族が同意して、腹膜透析が実施された。

その後、午後一〇時ころになって、血圧が安定してきたことから本院のICUに移送された。しかし、患者はすでに脳死状態であり、人工呼吸器をつけてようやく生命を維持しているという状態が続いた。そして、五月二八日に、患者は死亡してしまった。

患者遺族は、一九九九（平成一一）年三月、「死亡原因は敗血症による多臓器不全であり、敗血症の原因はインターフェロンβ及びステロイド投与による副作用としての白血球、血小板減少、ネフローゼ症候群、感染症の誘発、増悪によるものである。」として、訴訟を提起した。

インターフェロンで治癒する確率は約三〇パーセント。

患者遺族側は、病院側の過失を主張するにあたって、まず「医学的前提事実」として次のように述べる。

「一、C型肝炎

肝炎ウイルスと呼ばれるウイルスの感染によって、肝臓全体の肝細胞が広い範囲にわたって破壊される病気をウイルス肝炎という。肝炎ウイルスの感染を受けてから、発熱などのかぜに似た症状や黄疸その他の症状が急激にあらわれてくる場合と、はっきりとした肝炎の症状があらわれない状態が何十年も続く場合とがある。前者が急性肝炎、後者が慢性肝炎である。

慢性肝炎になるのは、B型肝炎（B型慢性肝炎）と、C型、E型肝炎の一部で、A型肝炎が慢性肝炎のかたちをとることはない。慢性肝炎の定義としては、六ヵ月以上肝臓に炎症が持続する病態とされている。診断は、肝生検によりおこなう。

Ｃ型肝炎ウイルスに感染した場合、慢性肝炎、肝硬変を経て肝がんに発展する可能性があるが、慢性肝炎になってもそこから肝硬変に移行する確率は、二、三割程度といわれ、そこからさらに肝がんに移行する確率はそのまた二、三割程度であるという。Ｃ型肝炎に罹患してもただちに肝硬変や肝がんになるわけではなく、一〇年、二〇年、三〇年と何でもない場合も七割以上はあるということである。

二、インターフェロン療法

インターフェロンは、ウイルスの増殖を抑制し、肝炎を沈静化することを目的とする免疫療法剤である。インターフェロンαとインターフェロンβがある。

インターフェロン療法によりＣ型肝炎がすべて治癒するわけではなく、治癒する確率は約三〇パーセントといわれている。

治療法は一日三〇〇万〜六〇〇万単位を一日一回連日投与する方法が現在の医療水準における一般的な治療法である。本件でおこなわれた一日二回投与し、かつステロイドを併用投与する方法は医療水準に該当する治療法ではない。

副作用として、間質性肺炎、重篤なうつ状態、糖尿病、ネフローゼ症候群、白血球減少、血小板減少（骨髄機能抑制）、急性腎不全等々、種々の副作用があるとされている。本件でおこなわれた一日二回投与方法は、一日一回投与方法より副作用の発生率が高いとされている。

血液検査、尿検査を定期的におこない、ネフローゼ症候群、白血球減少、血小板減少が認められたら、減量または薬剤投与の中止をすべきものとされている。

三、ネフローゼ症候群

腎臓は、糸球体で血液を濾過して、濾液中の不必要な成分は尿として捨て、必要な成分は尿細管で再吸収して血液中に送り返すという仕事をおこなって、血液を正常化している。糸球体と尿細管がひとつの単位となって血液を正常化しているわけで、この二つを合わせてネフロンと呼んでいる。

ネフローゼ症候群は、糸球体におこった障害のために、多量のたんぱく質が糸球体から濾過されてしまい、尿細管の再吸収が間に合わなくなって、多量のたんぱく質が尿といっしょに漏れ出てしまう病気である。多量の蛋白尿が続くと、血液中のたんぱく質が少なくなる低蛋白血症になり、コレステロールが多くなって、高コレステロール血症になる。また、血管から水や電解質がもれ出て、これが皮下にたまり、浮腫（むくみ）もおこってくる。

目で見てわかる症状は、浮腫である。ひどくなると、腹腔や胸腔にも水がたまり（腹水、胸水）、腹部膨満感、せき、たん、呼吸困難などがおこる。また、むくみが急速におこってくるときは尿量が減り、乏尿や無尿になることもある。血尿が多ければ腎炎がかなり進行しているといえる。病状の進行はさまざまで、自然に蛋白尿などの症状が消えてしまう（自然緩解）ものもあれば、心不全やショックを起こして死亡する場合もある。

合併症としては、血小板の機能が高まり、異常に血液が固まりやすくなって、動脈や静脈に血栓ができることがある。また、血液中のたんぱく質、とくにアルブミンが低下するために、感染に対する抵抗力が弱くなり、肺炎、尿路感染症、敗血症などを起こして生命が危険になることもある。

検査は、採尿と採血をおこなって、尿と血液をしらべる。蛋白量が（＋3）、一日の尿の蛋白定量が三・五g以上であるとネフローゼ症候群であることは明らかである。また血液中のたんぱく質（血清たんぱく質）の量をしらべると、減少している。たんぱく質のなかのアルブミンの量をしらべることもある。血液中のコレステロール値をしらべると、ほとんど高くなっていて、中性脂肪や遊離脂肪酸の値も高くなっていることが多い。

四、敗血症

体のどこかに細菌による病気があって、ここから細菌が血液の流れのなかに入って増殖し、その生産した毒素によって中毒症状をおこしたり、細菌が血液の循環によって全身に広がり、二次的にいろいろな臓器に感染をおこし、死亡に至ることもある重い病気である。

敗血症の原因になる細菌にはいろいろあるが、多いのは連鎖球菌、ブドウ球菌、大腸菌、クレブシェラ、緑膿菌、肺炎菌などである。

　細菌が血液中で増殖し、その毒素によって中毒をおこすと、高熱、寒け、震え、発汗などがおこり、重症の場合には、血圧降下、無尿、敗血症ショック（細菌性ショック）をおこして、数時間で死亡することもある。
五、血液検査等の意味
　薬剤に種々の副作用があることは公知のことであり、その副作用の発生を早期に認識するために、血液検査をおこない、そのデータと正常値を比較することによって副作用の発生、身体の状態を知ることができる。

　本件のインターフェロン療法において重要な血液検査のデータはその副作用との関係では、骨髄抑制について白血球、血小板、糖尿病について血糖値、ネフローゼ症候群についてアルブミン、蛋白量、尿蛋白量、感染症についてＣＲＰ（Ｃ反応性タンパク）、血沈等である。
六、副腎皮質ホルモン剤、ステロイド剤
　ステロイド剤は、抗炎症作用、抗アレルギー作用、代謝作用、免疫反応抑制作用があるとされ、種々の疾患に投与されているが、他方、強い副作用があるとされている。白血球、血小板減少を抑える作用があるとされ、またネフローゼ症候群のときの治療薬でもある。

副作用として重大なものは、感染症を誘発し、かつ増悪すること、糖尿病、骨粗しょう症等があるとされている。」

こうした事実を前提として、患者の症状と被告病院の治療内容を検討する。


死亡原因は敗血症。

　インターフェロンβの投与が開始された四月一六日から四月三〇日までの患者の症状は、「治療開始当初、激しい悪寒、発熱、関節痛等の副作用の発現。一週間程度でやわらいでいった。

白血球、血小板が四月一六日から減少している。

尿蛋白が四月一八日から増加し、二三日、三〇日にはきわめて異常となっていた。蛋白定量は四月三〇日には五・九三五ｇ／日となり、血清アルブミンも低下している。

四月三〇日には明らかにネフローゼ症候群に罹患しているものと考えられる。一日の蛋白定量が三・五ｇ以上で、ネフローゼと確診されるということである。また、白血球、血小板が減少している。

四月二九日までの治療内容は、

「インターフェロンβの一日二回療法を続け、ステロイドを一日二回、一回二・五mg投与し続けていた。」

四月三〇日からの症状は、

「五月四日、だるさを訴える。

五月五日、だるい。関節が重たい。インターフェロンを始めたときと同じような症状がある。体温は三八・七度まで上昇。関節痛があり、倦怠感著明である。

五月六日、午前八時、寒いと訴え、息苦しさを訴える。体温三七・七度。悪寒、戦慄。顔色不良。

午前九時、体温四〇・一度。全身発汗著明。

午前九時五〇分、足と腹がしびれる。倒れる。顔色不良。」

四月三〇日から五月五日までの病院の処置、治療内容は、

「五月一日から血液検査を一度もおこなっていない。

五月四日、五日、感染が疑われるにもかかわらず、血液検査のうち、ＣＲＰ、血沈検査をおこなっていない。五月五日は尿量の計測をおこなっていない。

その他の血液ガス分析検査等もおこなっていない。

抗生物質の投与もおこなっていない。

ネフローゼ症候群についての治療をおこなっていない。」

また、五月六日の処置、治療内容について、「午前八時から午前九時五〇分までの間には、血液検査、血液ガス分析、血圧、脈拍測定をおこなっておらず、心電図等のモニターを装着していない。

血液ガス分析をおこなったのは午前一〇時二三分である。

酸素投与をしたのは午前九時頃である。

結局午前一〇時一五分までショックに必要とされる措置はおこなわれていない。

午前一〇時三〇分以降にソルコーテフ、ノルアド、メイロン等の輸液がおこなわれるようになった。」

以上の治療内容から、死亡原因については、「患者の直接死因は多臓器不全であるが、その原因は敗血症である。敗血症が重症となり多臓器不全で死亡したのは、インターフェロンβ投与によって生じたネフローゼ症候群、骨髄機能抑制による白血球の減少、血小板数の減少等によって、身体抵抗力が弱まり、感染症に罹患し、敗血症になったものと考えられる。

本件の場合、四月三〇日頃には右に述べたネフローゼ症候群、白血球、血小板の減少等の症状は悪化しており、その後インターフェロンおよびステロイドを投与し続けていたため、その症状はより悪化、身体の抵抗力が弱まり重篤な敗血症に罹患し、死亡に至ったものと考えられる。」として、病院側の過失を主張した。

過失の要点は、「①ネフローゼ症候群、白血球、血小板の減少等の副作用が出現した四月三〇日の時点でインターフェロン、ステロイドの投与を中止すべきであった。（もしくは蛋白尿定量が五・九ｇであることが判明した五月二日の時点で中止すべきであった。）②四月三〇日以降は副作用が出現し、その副作用が重篤な状態にあるのだから毎日血液検査をおこなうべきであった。③五月六日午前八時の時点で敗血症性ショックに陥っていると予見し、重篤な多臓器不全への進行を回避すべきであった。」というものである。

説明義務違反についても、次のように主張している。

「被告病院がインターフェロンβ療法についておこなった患者に対する説明は次の通りである。

三月一一日

『このまま放置すると一五年から二〇年ぐらいかけて徐々に、慢性肝炎→肝硬変、肝がんへと進行する確率が高い。ＩＦＮ（インターフェロン）の奏功率は三〇％程度。しかし、肝炎ウイルスを根治できるのはＩＦＮしかない。』

四月一四日

入院時に副作用および治療方法について説明される。

副作用…感冒様症状（発熱、悪寒、関節痛、倦怠感等）、血小板減少、白血球減少、蛋白尿まれに間質性肺炎、眼底出血、甲状腺機能障害、糖尿病、うつ病

投与法…一日二回法（二週間）一番効果が大きい、三週間得をする

ステロイド併用　ＩＦＮの副作用全般を軽減する

被告病院は、慢性肝炎でも肝硬変になる確率が約二割か三割程度であり、肝がんになる確率はまたそれの二、三割程度であること、すなわち七、八割は何でもなく過ごせること、慢性肝炎というのは六ヵ月間以上、肝臓に炎症が持続することで、まだ六ヵ月経っていないことなどの説明をしていない。

また、本件においては当時の医療水準としておこなわれていた一日一回の療法ではない一日二回の療法をおこない、一日二回のほうが効果が強いといわれているがまだ新しい療法であり、かつ副作用が一回投与法よりも多いとされていること、また、ステロイド併用は一般におこなわれていないこと、ステロイドには感染症を引き起こす副作用があることの説明をしていない。」

「予想を越える病態だった。」と病院側主張。

原告側のこうした主張に対し、病院側は過失を否認して次のような主張をおこなった。

まず、問題となっている「四月三〇日から五月五日まで」の治療経過をこう述べる。
「四月三〇日　同日よりイ剤六〇〇万単位一回法にて施行（プレドニン五㎎併用）した。採血検査および尿検査を施行したところ、白血球は三九〇〇、好中球一六七七、血小板九万と白血球および血小板の検査値が低下したが、イ剤投与の中止または減量が考慮される低値ではなかった。
尿蛋白も（＋＋＋）となり血清アルブミン三・六g／dℓもこれに伴いやや低下した。重篤な肝障害そのほかの異常はなかった（GOT三九、GPT五五）。蛋白尿はイ剤投与の副作用で二回法のほうがおきる頻度は高いが、蛋白尿のでる現象は、腎臓の障害を意味するものではなく、一回法への変更、減量または中止で消失する。尿蛋白については、イ剤の中止または減量が考慮される値ではなく、二回法から一回法に変更されており、次第に回復することが期待されたので、尿蛋白の定量と、二四hrCcrの測定を行い、今後の尿量及び浮腫の有無に注意し、経過を観察することとした。
五月一日　イ剤投与後、倦怠感を訴えた。体温は三七度台、『一日一回にするとだるさが強い。』と訴えがあった。体温は三七度台で食欲はあるようだった。一回の投与量が六〇〇万単位に増えているので、反応が強く出ていると思われ、午後になればかなり楽になるので、退院後、可能なら、夕刻投与してすぐ帰宅するとか投与時間を調節されてはと勧めた。
五月二日　患者は午後外出し、夕方帰院した。かなり疲労した様子であったので、四月三〇日採尿の尿定量と二四hrCcrの結果がでたが、簡単に説明するにとどめた。
五月三日　発熱三六度台、浮腫等の変化もなく経過観察とした。四月三〇日採尿の尿定量の結果、尿蛋白が五九三五㎎／日とかなり多く、血清アルブミンも低下がみられた。四月三〇日からイ剤二回法から一回法に変えているので、回復が見込まれるが、今後尿量が減ったり、むくみが出ることがないか経過を観察することと、五月六日に予定していた退院は、五月六日の採血および採尿の結果をみて、方針を相談しようと、伝えた。

五月四日　体温は朝三六・二度、夕三六・五度、五月三日の尿量一一五〇ｍｌで、浮腫はなく、経過を観察した。

五月五日　イ剤投与後、倦怠感、関節痛を訴える。朝、体温三七・六度とこれまでより上昇あり、夕方三八・七度と再度上昇があったが、患者は、『フェロンをはじめたときと、同じような症状で、もとに戻っちゃったみたいです。』と述べ、ロキソニン一錠内服にて解熱した。この時点では、イ剤の副作用の発熱が、再度出現したと考えられた。」

また、五月六日に関しては、

「五月六日　七時三〇分頃よりイ剤六〇〇万単位を点滴開始するが、半量ほどで滴下不良となり中止した。その後悪寒に続く高熱、発汗等が著明にみられ、症状が強いので一〇時二五分処置のおこないやすい個室管理とした。意識ははっきりしており、明らかな血圧低下はなく、症状は悪寒に続く発熱、発汗、頻脈等であり、インターフェロンの副作用が強く出現したと判断された。一〇時頃、朝七時採血（一回目）の結果を確認したが、明らかな白血球増加や血小板低下はみられなかった（白血球三九〇〇、血小板九・五万）。

個室移床後、一一時頃院長回診をうけた際、院長の問いに対して『病気になって悲しい。』と答えた。この直後より、意識はあるが不穏、興奮状態がみられ、急に起き上がってしまう、点滴抜去、尿便失禁などこれまでにない状態が出現してきた。一一時二五分点滴のためサーフロー挿入時には、まだ体動が強く、動かないよう腕の固定が必要であったが、一一時五〇分中心静脈ライン挿入時頃には筋脱力がみられ、呼名、痛みに反応が悪くなり、意識の低下、筋緊張低下がみられてきたので、舌根沈下（筋緊張の低下により舌が、中咽頭壁に落ち込み上気道の狭窄、閉塞を引き起こすこと）を防ぐため口腔内にエアウエイ、バイトブロック挿入をおこなった。中心静脈ライン挿入後、ポータブルで胸部レントゲンの撮影をしているが、このころより、次第に呼吸が緩徐に、不規則になり、呼吸回数が減り、減弱してきたので一二時二三分アンビューバッグによる補助呼吸を開始している。同時に昇圧剤塩酸ドパミンから開始しているが、さらに収縮期血圧四〇、六四と低下があり、ノルエピネフリン静注したが、すぐに低下するので、一二時三八分ノルエピネフリン持続投与併用として、昇圧した。血圧コントロールをはかっても、呼吸は回復の兆しなく、一二時五五分人工呼吸のため気管内挿管をした。挿管後の神経所見は、昏睡、両眼瞳孔散大、対光反射なし、弛緩性四肢麻痺、眼球頭反射消失であり、広汎な脳障害が疑われた。

呼吸管理をおこない、昇圧剤にて血圧のコントロールをおこない、抗生剤の投与（一三時四五分）、アシドーシスの補正等の対症療法を持続しつつ検査をおこなった。」ということである。

この、五月六日の血液培養から、「グラム陰性桿菌が検出されたと報告があり、敗血症、敗血症性ショックの可能性を強く考えた」ということであった。

こうした経過から、病院側は次のように主張した。

四月三〇日の時点でイ剤（インターフェロン）の投与を中止すべきであったとの原告側の主張については、「すでに四月三〇日にイ剤一回投与法に変更しており、四月一八日の検査によりC型肝炎ウイルス量は低下がみられ、イ剤の有効性が見込まれていることから、白血球、血小板、蛋白尿の経過と、四月三〇日におこなったC型肝炎ウイルス量定量の結果を待って（約一週間かかる）、経過観察のうえ、総合的に考察してイ剤を中止するか検討すべきと考えた。四月三〇日は、イ剤投与開始後三週目に入っておりかつ同日から一回投与法に切り替えたので、時期的にも投与法からも、副作用の軽減が見込まれた。」

五月一日から血液検査を全然おこなっていないという点については、

「仮に五月三日から五日まで連日緊急血液検査をしても、五月六日の各検査結果は白血球三九〇〇、血小板九万五千、血清アルブミン三・二g／dℓであったことに照らすと、この期間の検査値は、白血球三九〇〇、血小板九万、血清アルブミン三・二g／dℓ前後で推移したと考察され、これらはイ剤投与を中止すべき検査値ではなく、蛋白尿（3＋）については、やはり尿蛋白定量の結果を待って、その程度をみて総合的に中止の要否を判断したと考える。

五月二日以降は、経過観察をしながら、不可逆的な腎機能低下がおこらなければ（尿量や浮腫の有無等の観察、高蛋白食への変更をしている。）、数日の経過で改善があるかどうか待てる状態と判断した。連日の緊急採血検査はおこなっていないが、前記理由によりその結果はある程度予想はつき判断は変わらないと考え、患者にもそのように説明した。

実際に五月六日の朝には蛋白定量三・三g／day と改善がみられており、（採血検査ですぐわかるような）急激な変化が起こったのは、この後と考えられる。」

そして、死因については、

「死因は髄膜炎であり、五月六日発症した敗血症あるいは菌血症は髄膜炎からきたしたと考えられる。

イ剤投与中の細菌感染症の合併はまれであり、予想されうる病態ではない。また、イ剤の一般的な副作用について看過されてるわけでなく、髄膜炎の合併、発症が非常にまれであり、予想を越える病態であった。」

髄膜炎の原因菌は、腸内細菌の一種であるシトロバクターが血液検査で検出されたということであった。

主治医も陳述書において、「回顧的に考察すれば、五月五日の夜の発熱が髄膜炎に由来したと考えられ、それ以前に感染し潜伏期があったことになりますが、該当する典型的な症状（持続的な発熱、激しい頭痛、項部硬直など）はみられず、五月五日当時は、ＩＦＮの副作用と考えたことを非難することは、不当と考えます。」と主張した。

五月五日の夜、体温が三八・七度まで上昇した点については、

「直接の記載がないが、看護師の経過記録、フローシートから、二一時ごろロキソニンを内服し、五月六日〇時、三時の巡視では睡眠中であり、朝の検温時には三六・二度であったが、その後八時ごろに三七・七度に上昇したもので、五日の深夜には、解熱があって睡眠可能であったと考えられる。」とし、五月六日のショックについても、

「五月六日午前一一時ごろの回診では、教授の質問に答えており、意識はありショックとはいえない。その後、意識消失し、輸液、昇圧剤の投与にも反応せず、血圧低下がみられた。すくなくとも一二時二三分以降（一二時二三分補助呼吸開始）から、ショック状態に陥ったと考える。」と主張した。

「感染経路は留置カテーテル針。」との鑑定意見。

患者側は、「当時一般的でないインターフェロンβ二回法によって、重大な副作用であるネフローゼ症候群に罹患し、そのため感染しやすくなり、感染症、敗血症を起こし死亡に至ったものである。」と主張し、一方、病院側としては、インターフェロンβの二回投与法について、「当時、新しい画期的な治療法として注目されており、大学病院のみならず一般病院でも広く実施されていた。」と反論し、また「患者はネフローゼ症候群とはいえない。」と強く主張して、争点としてはインターフェロンの副作用をめぐる医学論争に陥る様相をみせていた。

それが、一転して「敗血症の原因菌であるシトロバクターの感染経路」に焦点が移ったのは、担当医師らの証人尋問も終わり、裁判所選任の鑑定人に鑑定依頼をおこなおうとしていた、まさにその時期であった。

二〇〇一（平成一三）年八月二九日、原告側が依頼した帝京大学医学部病理学教室の志賀淳治教授による鑑定意見書が提出された。

意見書は、「死亡原因は感染症による多臓器不全である。」として、「原因菌はショック発症後に血液培養検査で証明されたグラム陰性菌シトロバクターと判断される。インターフェロンβは通常カテーテルを留置をおこない静脈注射するので、留置カテーテル針が感染経路である可能性が高い。」と述べていた。そして、「五月五日の発熱が最初の症状であったと推定される。」と指摘した。また、「死亡原因となった敗血症はインターフェロン治療中に時に見られるが通常は抗生物質の投与によってコントロールされているので死亡例は少ないと推定され、自分の知るかぎりでは敗血症の死亡例の報告例はない。」ということであり、敗血症をきたした条件として、「インターフェロンによる白血球減少は骨髄における白血球産生そのものの抑制によるものではなく、決定的な要因ではない、またステロイドの使用量も一日五㎎と多くはない。またかなりの蛋白尿が出ていたが腎機能障害にまで進行していたわけではない。このように個々の要素にわけてしまうとそれ単独では易感染性の決定的な要因とならないが、これら三つの相乗効果が患者の易感染性と感染に対する抵抗力を減弱させたと考えられる。」と述べていた。

これに対し、病院側は次のように反論した。

「IFNを静脈注射する際の留置カテーテル針は、上腕部に留置されており（大腿部に留置されている場合には、位置的に尿路に近接しているので感染する場合もある）、また清潔操作されており、シトロバクターをカテーテル針から感染させる可能性は低く、その事実はない。シトロバクターは、人の腸内にある弱毒菌であり、本件であえてその感染経路を推定するなら、なんらかの機転で腸管のバリヤーを越えて血中に入り、血液脳関門を越えて、脳脊髄に至ったと考えられる。ただし、本件診療経過中にそのようなことを予測することはまったく不可能であった。」

しかし、裁判所が選任した鑑定人（愛知医科大学付属病院長各務伸一医師）による鑑定においても、感染経路については、「本件ではインターフェロン投与のために留置針を使用し、点滴後はヘパリンロックをしていた。留置針が感染経路となった可能性はある。しかし他の経路も否定できない。」と述べて、留置針からの感染を否定していなかった。

二〇〇二（平成一四）年六月に提出されたこの鑑定は、「五月二日に被告がインターフェロンβの投与を中止または減量しなかったことは適切か。」との問いに、「適切であった。」とし、「多量の尿蛋白により低蛋白血症になっていたことが原因で、髄膜炎を発症したとはいえない。」と結論付けていた。また、「いつの時点で、担当医師は、患者が感染症に罹患したことを認識することができたのか。」との問いには、「五月五日の発熱はインターフェロンの発熱にしては、一旦なくなっていた発熱が再出現したという点が不自然である。」としながらも、「しかし不自然であるからといって、すぐ細菌感染症を考えることを要求することはできない。」として、「五月六日午前九時に体温四〇・一度と高熱となり、この時点で鑑別診断のひとつとして感染症を疑うことができた。しかし疑うことができるだけで、感染症に罹患したことを認識することは、できなかった。」と述べ、「病状は非常に急速に進行している。したがって六日午前九時に、鑑別診断のひとつとして感染症が疑われた時点で、抗生物質を投与しても、救命が可能であったとは思わない。」というのであった。

その後、感染経路について、各務鑑定人は、「留置針をヘパリンロックで長期使用していたので、留置針が汚染した可能性はある。留置針がグラム陰性菌シトロバクターにより汚染した可能性もある。しかし可能性があると考えるだけで、証拠は何もない。インターフェロン投与に限らず、留置針をヘパリンロックで長期使用するとき、感染をきたすことはある。死亡にいたることもある。」と補足説明をしている。

帝京大学志賀教授も、「意見書2」を提出して、「感染経路としてはやはり留置針がもっとも可能性が高いと考えられる。本件における髄膜炎は臨床経過も定型的ではなく、他に感染経路として考えられる隣接臓器（たとえば中耳炎）もなく、最初から敗血症によるショックとして発症している。このことは細菌が急速に血管内で増殖したことを示唆しており、この急激な発症は留置針からの感染を示唆している。留置針をしているということは感染の危険性が常に存在するということであり、また留置針からの感染はしばしばこのように敗血症（菌血症）を誘発する。カルテの記載によると五月六日にインターフェロン投与中に血管部の疼痛があり半量で中止し針を抜去している。注射針、注射部位その他に何らかの不具合があったと考えられる。患者は外泊を含め外出を繰り返しているので、留置針の管理も不十分だったのではないか。」と指摘した。

意見書においては「何らかの不具合」と表現していたが、その後の鑑定人尋問ではより具体的に、「血栓ができたと考えている。」と証言している。「一番多いのは、カテーテルの先端の周りに血栓ができて、そこに細菌が増殖することが多い。一個の細菌じゃなくて、あるまとまった細菌が飛んだと考えられる。病原性がほとんどない菌であるシトロバクターで、健康な成人男性にこれだけの激烈な症状を引き起こすというのは、そういう可能性しか考えられない。だから、抗生物質が早ければ早いほどよかった。」と述べ、五月六日朝の血液検査結果を至急ということで入手して（その場合一時間くらいでわかる）抗生物質を投与していれば「救命の可能性があった。」と、踏み込んだ証言をおこなったのであった。

一二日間も留置針を交換していなかった。

カルテを検討してみると、四月二四日に留置針を挿入し、それから五月六日までの一二日間、その留置針を交換せずに使い続けていたらしいことがわかった。

また、五月五日に、患者が「点滴をさした場所が痛い。」と訴えたら、看護師が「これも古くなっているから替えましょう。」といっていたのを、同室者が聞いていた。

妻の証言でも、「五月四日か五日頃、点滴のところが痛い。だるい。でも連休で先生がいないからどうしようもない。」と患者が話していたということであった。

さらには、患者は、五月二日、三日、四日のそれぞれ日中に、連日私用で外出していた。四日には、病院の外で家族と会い、公園を散歩したという。

留置針の管理が不十分であったことは、そうしたことからも強く推認された。

留置針からの感染については、ガイドラインもあり、留置針を長期使用すると感染が起こる可能性が強いこと、そのために十分な消毒、定期的な消毒、定期的な交換、カテーテル留置期間の短縮が推奨され、期間としては三日間くらいがよいとされていた（一九八六年発行『院内感染防止と対策のためのガイドライン』）。

志賀医師はさらに、証人尋問で十分に言い尽くせない事項があったためとして「意見書３」を提出し、次のように補足をおこなった。

「留置針は長く留置しておくと細菌感染が生じやすい。一週間を越えると末梢血管の留置針でも細菌によって汚染される可能性があるので、カテーテルを一週間を越えて留置することは通常はなく、普通は三～四日以内の交換が推奨されている。患者の場合は一二日間と長く、したがってカテーテルが細菌で汚染されていた可能性があり、こうした状況では感染症（カテーテル感染）を発症する可能性が常に存在する。五月六日の朝には点滴不可能となっているが、これはカテーテル先端の血栓が大きくなり詰まったことを示唆しているので、そこで細菌が増殖していた可能性が高い。」

「原因菌はシトロバクターであるが、シトロバクターの自然感染は少ない。したがって自然に感染したことにより敗血症から髄膜炎に進行した例と考えるのはきわめて不自然であり、こうした弱毒細菌が身体のバリヤー機構を越えて進入したことを考えると、留置針を経由して進入したと考えるのが自然である。」

「感染症が救命しえるかどうかは原因菌が何かという要素が大きい。シトロバクターは弱毒細菌であり、種々の抗生物質に感受性が証明されている。したがって五月五日に何らかの抗生物質を投与していれば確実に、遅くとも五月六日の高熱が発した時点で感染症の発生と診断し抗生物質を使用していれば救命できた可能性は高い。」

「カテーテルによる敗血症が重篤化するかしないかは、医師がその可能性を早期に疑うかどうかにかかっているが、それのみならず看護師によるカテーテル留置箇所の観察、さらには患者自身や家族の自覚が必要である。この場合には医師は最後までそれに気がつかず、看護日誌を見てもカテーテルの留置部位を注意して観察していた様子がみうけられないし、患者に対してしかるべき注意をうながした証拠も認められない。このようにカテーテル感染にともなう注意義務がおろそかにされたことが、今回の患者の死亡という重大な結果をまねいたと判断される。」

こうした鑑定意見および証言などにもとづいて、患者側は最終的な主張の整理をおこなった。骨子としては、「①留置カテーテルを、三日ないし五日で交換すべきところ、長期使用したことにより細菌感染をおこした過失がある。②五月五日の夜に感染症を疑い、抗生物質を投与すべきであった。五月五日に抗生物質を投与していれば、明らかに助かった。③五月六日午前七時三〇分には異常が起こっているのであるから、午前八時の時点で検査をしてCRPの検査もおこなうべきだった。CRP検査をおこなっていれば、遅くとも午前九時頃には感染症が起こっていることがわかった。結局、抗生物質の投与をおこなったのは午後一時四五分であって、遅れている。敗血症についての抗生物質を午前一〇時一五分頃までに投与していれば、死亡に至らず助かった可能性がある。」

これに対し病院側は、主治医の陳述書を提出して、カルテに記載していないが、「四月二八日に当直しており、このときに留置針を交換したことを記憶しております。」と主張した。しかし、仮にそのことを認めるとしても、七日間以上留置針の交換をしていないのであり、過失がないとはいえなかった。それより何より、通常の場合、留置針の交換は点滴時に看護師の手によっておこなわれるのが一般的であり、投与時以外の時間帯に医師がわざわざ交換することは考えられないことであった。

病院側からは、なおも横浜市立大学医学部付属市民総合医療センターの杉山貢病院長による意見書が提出されたが、その内容は、「二〇〇四年に欧州集中治療学会が発表した敗血症性ショックのガイドラインで、ようやく四八時間以上留置されたすべての血管内留置装置で細菌培養検査をおこなうことが推奨されました。」とあり、四八時間以上留置すると感染、敗血症が起こる可能性が高いことを裏付けるものであった。また、「議論としては、病棟での静脈留置針の滅菌操作がどのようにおこなわれていたかに集中すべきと思われます。」、「主治医や病棟看護師が指示したりおこなっていた静脈留置針の扱いが適切な処置であったか否かを議論すべきと思います。」と指摘し、「本症例の敗血症が静脈留置針を介した外因性の感染であっても、ＩＦＮの作用による全身の反応性の変化による内因性感染（バクテリアルトランスロケーション）によるものであっても、主治医がとるべき、またはとるべきと期待される行動としては、変わりません。感染症が認識できたのであれば、感染症の検査をおこなうと同時に広範囲の効果のある抗菌剤の投与を開始すべきであろう。重症敗血症、または、敗血症性ショックと認識したのであれば血液培養検査をおこない、主治医が静脈留置針を介しての外因性感染を疑ったのであれば、抜去した留置針を細菌培養検査に供するべきであったろうし、腸管内細菌由来の内因性感染を疑っていたのであれば、胃液や便の培養検査をおこなうべきであったと考えられます。」と述べていた。

ここに至って病院側も過失を認め、二〇〇四（平成一六）年一〇月、病院側が和解金三〇〇〇万円を支払うことで和解が成立した。

治療ミス 2

腸閉塞で入院したが緊急開腹手術をしなかったため死亡

イレウス（腸閉塞）に罹患した患者が、入院して治療を受けていたが死亡してしまったケースで、緊急開腹手術をすべきであったかどうかが争点となった事例である。病院側は過失を否認して争ったが、担当医師の証人尋問前に病院側から和解の申し出があり、和解した。

「治療方針は、明日レントゲン撮影してから決める。」

患者は二四歳の男性である。一九九五（平成七）年八月一五日、午後九時ころから腹痛がはじまり何度も嘔吐を繰り返したため、午後一一時ころ、自宅に近い医科大学病院へ父親が車で運び入れた。医師の診察を受けている間も嘔吐を繰り返し、レントゲン撮影の結果、イレウスと診断された。しかし、医科大学病院では「ベッドが満床なので他の病院を探します。」ということで、深夜の午前一時過ぎころ、総合病院へ回された。撮影したレントゲン写真を持って、父親の車で総合病院へ向かい、そのまま入院して点滴を受けた。

総合病院でも、医科大学病院の医師と同じような質問を繰り返され、患者は苦しくてじっとしていられない状態だった。看護婦から、「ここは完全看護ですから、家族の人は付き添う必要がないです。」といわれ、家族は入院に必要なものを取りに自宅へ戻った。

一六日午後二時ころ、鼻から管を通し、中の空気をとる治療を受けたが、患者が腹痛を訴えたためやめた。この時、患者の顔色は悪く、目の周りが黒ずんでいた。ひどい腹痛とのどの渇き、腹部の張りを訴えたが、医師の診察を受けることができなかった。

午後七時ころ、医師から家族にイレウスについての説明があった。「治療方針は、明日レントゲンを撮影してから決める。」ということで、保存的治療をするとのことだった。

ところが、その後患者の容態が急変し、一七日午前九時四〇分に死亡してしまった。死亡したときの患者の腹部は風船のように膨らみ、紫色に変色していた。

死亡診断書によれば、直接死因が「急性肺水腫」で、その原因が「敗血症性ショック」、「広範囲腸閉塞」ということであった。

患者のイレウスは、絞扼性イレウスであり機械的イレウスに分類されるものであった。このことは、レントゲン写真の所見からも、病理解剖の結果からも明らかと思われた。機械的イレウスは、単純性イレウスとちがって、腸管の虚血性変化をともない、腸管壊死が起こり、細菌増殖が起こってエンドトキシンショックが発生し、急激に死に至る危険性がある。したがって、機械的イレウスの場合、医師は閉塞の解除を目的として緊急開腹手術をおこなうべきものとされている。ところが、総合病院の医師は、機械的イレウスと診断し、認識していたにもかかわらず開腹手術をおこなわず、患者を死亡させてしまった。そこで、患者の遺族は、「緊急手術をしなかったことで、結果回避義務違反による過失がある。保存的治療としても注意義務に違反している。」として、一九九六（平成八）年五月、訴訟を提起した。

保存的治療における問題とは、次のような点であった。

「機械的イレウスの場合、脱水症状となって電解質、酸塩基平衡の乱れが生じることが多く、また細菌性のエンドトキシンショックが発生することが予想されるのであるから、医師は、血液検査や尿量測定、血液ガス分析などをおこなって全身状態をチェックし、イレウスチューブによる胃と腸内容の吸引除去をして減圧し、電解質、酸塩基のバランス補正をおこない、抗生物質の大量投与をおこない、症状の悪化がみられたらただちに手術をおこなうべきなのである。」

しかし、病院医師は、イレウスチューブによる吸引除去をおこなっておらず、血液ガス分析もおこなっておらず、抗生物質も全然投与していなかった。医療内容としてズサンであり、「適切な医療がおこなわれていれば患者は死亡しないで助かった。」と、患者遺族側は主張したのである。

「慢性的なイレウス症状が繰り返し起きていた。」と病院側主張。

病院側は、「レントゲン結果のみで機械的イレウスか否か、あるいは機械的イレウスの中の閉塞性イレウスか絞扼性イレウスかが明らかになるものではない。病院は、イレウスと診断していたが、患者の容態が急変するまでは、臨床所見・既往歴・患者の状態等を総合して判断しても絞扼性イレウスと鑑別診断しえなかったことから、経過観察的に保存療法をおこなっていたものである。」と反論した。

また、機械的イレウスのうちの「閉塞性（単純性）イレウス」は腸管の病変によるもので血管系が関与しないもの、「絞扼性（複雑性）イレウス」は腸管の血行障害を伴うものであるとし、患者の場合は、「閉塞性イレウスであった。」と主張した。

絞扼性イレウスの場合は発症が急激で腹痛も激しく、ショック症状を伴うことが多いが、患者の症状は、血圧、体温、脈拍も正常範囲であり、腹痛についても自制可能であったことと、ショック症状もみられなかったというのであった。

そしてさらに、患者は一九九三（平成五）年一二月と一九九五（平成七）年三月の二回、イレウスによる胃腸科外科病院などへの入院歴があり、いずれの場合も開腹手術をすることなく治癒していることから、保存的治療が可能であると判断してもやむをえなかったと主張した。

また、保存的治療の内容についても、次のように弁解した。

「イレウスチューブは使用していないが、胃管による吸引をおこなっており、それで改善されない場合はイレウスチューブをおこなう予定だった。血圧・体温・脈拍・全身状態等のチェックは必要な都度おこなっているし、血液検査は一六日および一七日の両日実施し、電解質、酸塩基のバランスの補正に必要な輸液療法を実施している。抗生物質の投与は、来院時からショックを呈していたものでも、感染を示す兆候を示していたものでもなかったため、安易に使用するのは妥当ではないとの医学的判断から投与しなかった。」

過去の入院歴に関しては、その症状を今回の入院時の症状と比較して、「ほとんど変わりがない。」とし、「剖検診断書により、回盲部が左鼠径部腹膜と癒着していたことが判明した。これは、患者が一歳の頃おこなったヘルニアの手術の影響と推測される。もしそうだとすれば、患者がイレウスで本件も含め三回も入院歴を有するというのは、最初の入院より前に剖検で判明していた癒着が生じていた可能性がある。癒着が最初の入院前に生じていたとすると、癒着した腸管をいわば起点として、一時的に嵌頓（腸や子宮等腹部内臓諸器官が腹壁の病的な間隙から脱出したまま元の位置に復帰できぬ状態）等により腸閉塞状態が生じ、こうした嵌頓した腸管がいわば慢性的に出たり入ったりしていたため、入った状態の時にイレウス症状が顕著となり入院し、保存療法により腸管が出てイレウス症状が改善し、退院するということを繰り返していたのではないかと推測される。」というのであった。そして、「いわば慢性的ともいえるイレウス症状が繰り返し起きていたため、緊急の開腹手術を要する絞扼性イレウスの場合のような顕著な所見が得られなかったものと推測される。そして、これまでの二回の入院の場合とは異なり、本件イレウス発症時には、不幸にも保存的療法では嵌頓状態を解除することができなかったのである。」と、医師の判断に過失がないことを強調した。

前回の症状とは、まったく異なっていた。

しかし、一九九五（平成七）年三月に一二日間入院した胃腸科外科病院の診療録を検討してみると、「変わりがない。」どころか、明らかに異なっていた。

このときは、午前中に腹痛が始まり、二〇時間近く経った夜中から吐き気、嘔吐が起こっている。一晩我慢して、翌日午後に独歩で受診、入院した。血液検査の結果、腹痛出現後三〇時間経過していて白血球数は一一三〇〇であった。すぐに抗生物質セファメジンの抗体検査をし、入院と同時に点滴投与している。入院当日は、臍周囲に圧痛があるだけで腹痛はなく鎮痛剤は投与していない。その翌日、時々軽度の腹痛がある程度だった。抗生物質は継続して投与している。

これに対し、今回は車椅子で入院し、入院時の白血球数は、腹痛が始まってから七時間くらいしか経っていないのに一六一〇〇という異常値であった。また、腹痛の出現と吐き気、嘔吐が同時であり、入院後鎮痛剤を大量に投与しているが、腹痛はおさまらず、かえって悪化し、腹満著明で腹心窩部痛、さらに呼吸苦を訴えている。その後の症状は悪化の一途をたどり、ショック状態となっているのである。

鎮痛剤を投与すると症状がわからなくなるので、診断が確定するまでは投与すべきでないともいわれ、鎮痛剤を大量投与しても腹痛がおさまらないということはきわめて強い腹痛があったことを意味している。このことからも、胃腸科外科病院のときの症状は軽いものだったことがうかがえる。イレウスであるかどうかの判断基準となる白血球数においても、また腹痛の強さ、症状の発現の急激さ、嘔吐の出現時間においても、決定的な差異があったのである。

総合病院に入院後の経過をみてみると、次のようであった。

患者は、鎮痛剤を投与しているのに持続的に腹痛が続き、八月一六日午後二時ころから口渇、嘔吐があり、腹痛も増強した。午後七時ころから頻脈、血圧低下傾向となり、午後九時ころには呼吸苦が発現している。

八月一七日午前〇時ころには、血圧はさらに低下し、腹痛があり、苦痛を訴えている。午前二時三五分、患者からナースコールがあり、看護婦が病室に行くと、胸が苦しく呼吸がしづらいと訴えた。「四肢の冷感、チアノーゼがあり、血圧測定が不可能」という状態だった。酸素三リットルを投与し、個室へ移して自動血圧計等モニターを装着した。その後、血液検査のため、採血した。

午前四時三〇分、主治医に電話で血圧が不安定な状態が続いていることを報告、手術の予定を入れた。ところが、午前四時五〇分、血圧が急激に低下し、意識レベルも低下して完全なショック状態になった。そこで、ショックに対する処置を集中的におこなったが、午前五時七分呼吸が停止し、その後のあらゆる処置にも蘇生することなく、午前九時二〇分に心停止となった。

こうした経過から、患者側は、病院の過失を次のように整理して主張した。

「患者のイレウスは、明らかに機械的イレウスのうちの複雑性イレウスである。症状の進行状況を考えると、八月一六日午後七時ころにはショックの徴候がみられるのであるから、遅くもその時点で手術をすべきであった。ところが、完全なショック状態に陥った一七日午前二時ころにも医師は診察、処置をおこなわず放置していた。医師には午前四時三〇分ころ報告がなされただけで、看護婦が処置しており、医師によるショックに対する適切な処置が午前五時三〇分ころまでおこなわれなかったために、急激な死を迎えたのである。」

こうした主張がおこなわれた後の一九九七（平成九）年五月、八回目の口頭弁論において、被告病院側から「和解で解決したい。」と申し出があった。担当医師らの証人尋問もまだおこなわれていなかったが、病院側としては過失を認めるしかなかったのだと思われた。和解金については裁判所からの提案もあり、同年七月、病院側が二九〇〇万円を支払うことで和解が成立した。

治療ミス 3

リハビリ患者の肺炎を放置して死亡

脳出血の後遺障害を治療するため入院したリハビリ病院で肺炎を発症し、死亡したケースである。救急医療体制を備えている病院への転送の遅れを争点として争ったが、この病院では、病状を正しく把握する態勢もなかったことが浮き彫りとなった。

「早く機能回復できる。」とリハビリ病院へ転院。

患者は七二歳の主婦である。一九九七（平成九）年六月二一日、友人たちと千葉の勝浦に旅行中、脳出血を起こし、勝浦市内の病院に入院した。二七日に血腫を除去する手術を受け、三〇日には意識が回復した。

医師の説明では「出血部分の八〇パーセントを取り除いた。今後、右半身の麻痺と言語障害が多少残ると思うが、命には別状ない。」ということであった。また、「術後肺炎などに気をつけていけば、回復も早いでしょう。」といわれた。

患者は日ごとに順調な回復をみせ、問いかけに反応したり、言葉も少しずつはっきりと発音できるようになり、左半身をよく動かし、記憶も回復してきた。そこで、「リハビリ病院で治療したほうが、早く機能を回復できる。」という担当医の勧めもあって、紹介されたリハビリ病院に転院することになった。

リハビリ病院へ入院したのは、七月一六日である。特に具合の悪い様子もなく、体温も平熱であった。リハビリ病院では、「三ヵ月程度治療しながら様子をみて、病状を把握し、治療計画を決めましょう。」ということで、家族はいったん帰宅した。

だが、二〇日の午後二時過ぎに病院へ行ったところ、元気でいると思った患者は目を閉じ、肩を震わせ、横向きになって荒い息づかいで喘いでいた。高熱が出ていた。何の看護もされず、放置されていた。

ナースステーションへ飛んでいき、主治医を呼ぶようにいった。この日は日曜日とあって、看護婦は一人しかおらず、また主治医は休みだということで、若い当直医しかいなかった。その当直医から納得のいく話が聞けなかったので、この病院に任せておいたら取り返しのつかないことになると判断した家族は他の病院に移すことを要請した。

当直医の手配で県立病院へ転院したのは、午後四時を過ぎたころだった。リハビリ病院を出発する際、当直医は、「検査を受けて異常がなければ、またここに戻ることになる。」と、病状を重大なものと考えていない説明をしていた。

県立病院では、「すでに肺炎を起こしていて、手遅れのようではあるが、最善をつくしましょう。」といって、万全の態勢で緊急治療に臨んだ。しかし、翌二一日午後四時五〇分に、患者は死亡してしまった。

患者遺族は、「脳出血の合併症の嚥下性肺炎に罹患していたのに、治療をおこなわないまま放置していたため悪化して多臓器不全となって死亡した。」として、一九九九（平成一一）年四月、訴訟を提起した。

転院まで肺炎の治療は何もしていなかった。

嚥下性肺炎とは、飲食物などの口腔内容物を気管、気管支のほうへ誤飲して起こる肺炎で、高齢者が食事の際にむせるなどして飲食物を誤飲して罹ることが多い。糖尿病、脳血管障害、腎臓病、心臓病、呼吸器疾患といった病気をもっている老人ほど罹りやすく、とくに半身不随や寝たきりの状態にある人はいっそうその危険が高くなるとされている。

この患者の場合、脳出血で手術を受けてからまだ二週間しか経過していないうえ、右片麻痺、嚥下障害もあったのだから、肺炎には特に注意して検査や経過観察、治療をすべきであった。

カルテを検討してみると、七月一六日の入院時の血液検査で、患者の白血球数は九六〇〇と異常値であった。GPTが一一八、GOT五七とこれも異常値であった。一九日には嘔吐、下痢があり、一日尿量が一二〇ccと減少している。尿量は一八日も三〇〇ccと少なかった。発熱、脱水状態であった。皮膚が乾燥し、血圧の変動も大きかった。

二〇日になると、午前一時ころから血圧が低下している。体温は三九・一度まで上昇している。午前九時ころには、血圧が高いほうで九〇と低下し、頻呼吸、肩呼吸をしている。顔色不良である。午前一一時三〇分ころ、嘔吐。喘鳴。午後一時ころ、頻脈、チアノーゼ、喘鳴、四肢冷感、問いかけに反応なし、尿が出ない。午後一時三〇分、努力呼吸、喘鳴。午前九時ころから尿が全然ない状態である。

この間、血液検査は一六日（一七日に一部の検査）におこなったが、その後は一度もしていない。胸部レントゲン撮影は一七日におこなったが、その後はしていない。薬剤についても、抗生物質は転送するまで一度も投与していない、という状況である。

一九日には肺炎の症状になっているのに、二〇日の午後、転送するまで肺炎に対する治療は何もおこなっていなかった。「病院は、遅くも二〇日の午前中には転送すべきであった。」というのが、遺族側の主張である。

これに対し病院側は、次のように主張した。

「被告はリハビリテーション専門の病院であり、一般的には緊急の治療の必要のない安定した状態の患者を対象として手足等の機能回復等を行うことを目的としている施設である。従って患者の状態が急変するなどの事態に備えた緊急の検査・治療体制は必ずしも十分でなくかかる事態の場合は、救急医療体制を備えている病院へ転送して対処している。」

「患者の容態が悪化のきざしを見せたのは七月一九日の午後以降であり、特に喘鳴等肺炎に相当すると思われる症状が顕著になったのは翌七月二〇日のお昼頃である。但し、この時点では肺炎の可能性のほか尿路感染症や脳出血の再発の可能性等も考えられ原因を特定することは困難であった。」

「七月二〇日は日曜日であり、又、翌七月二一日も海の日の振替休日で被告において緊急の事態に対応する検査その他の対応は極めて困難であるため、担当医は救急体制の整っている県立中央病院へ連絡を取り転送した。」

また、血液検査は外注のため、「一六日の検査の結果が判明したのは翌々日の一九日であり、何らかの細菌感染が疑われたのでその時点で抗菌剤を投与している。」とも反論した。しかし、この抗生剤投与は、二〇日にはおこなわれていなかった。

あるいはまた、「一九日の深夜から二〇日にかけて高熱が出たため、解熱の措置をとっている。入院当初から続く下痢と、大量の嘔吐があり、尿量が減少していたので、脱水を考え補液をおこなった。二〇日午前一一時四〇分ころ、緑赤色の嘔吐があり、消化管出血の可能性を考え胃洗浄をおこなった。排尿がほとんどなく、皮膚の乾燥もあることから脱水症状が改善されていないと考え、補液を追加し、経過観察とした。」ということで、緊急に転院させなければならない状況になかったと病院側は主張した。つまり、脱水症状を病態の中心とみていたわけである。

担当医師の無責任体制。

証人尋問で、主治医は「術後の嚥下性肺炎を疑うという認識はあった。」ということだったが、二〇日の日直医は脱水しか考えていなかったことが明らかとなった。

肺炎を疑ったふしは、まったくなかった。それればかりか、脱水の治療についても、適切ではなかった。脱水といっても、症状によって点滴する薬剤は変える必要がある。薬剤によっては逆効果となり、かえって増悪させる結果となるからである。県立病院の血液検査データでは、ナトリウム値、カリウム値が異常に低かった。ところが本件では、ナトリウムが少ない場合の、高張性脱水症の患者に投与してはいけないといわれている薬剤（エスロン）を投与していたのである。

医師の態勢にも問題があった。驚くべき無責任体制といってよかった。

一人の主治医がずっと診療にあたっていたのではなかった。主治医は一九日の午前中で帰ってしまっていた。その日の午後は非常勤の当直医が担当した。しかも、その医師の記載がカルテに全然なく、診察をおこなったかどうかも不明であった。二〇日は朝から別の非常勤の日直医が担当した。主治医から、どんな点に注意してほしいといった指示は何も出されていなかった。土曜日の午後から休日にかけてはレントゲン技師も常駐していないため、肺炎を診断するための胸部レントゲン撮影すらその間はできなかった。

日直医は、カルテに目を通して、脱水についての措置として点滴での補液をおこなっただけである。看護記録は「見ていない可能性もあります。」ということだった。

そして、午後になって、「検査をおこなう必要を認識したので、転送の手続きをとった。」と主張していたが、実際は患者の家族からの強い希望があって転送することになったのを、言葉を濁しながらも証言で認めた。

県立病院に転送されてすぐ採った血液データは、患者がすでに末期状態にあることを示していた。担当医は証言で、「着いたときにこの値だったということは、それまでに悪くなったとしか考えられません。」と、転送前に症状がひどく悪化していたことも認めたのである。

病院側は、「具体的に発現している症状に対して治療行為をおこなうことを目的とするのではなく、その必要のない患者を前提に機能回復を目指すためのリハビリ病院であるから、すべての検査を即時におこなう体制や設備はない」ことを強調していたが、それならなおのこと早期に、一九日か二〇日の午前中に救急医療体制の整っている病院へ転送していれば、救命の可能性はあったと思われた。

担当医二人の証人尋問がおこなわれた後、裁判所から和解勧告があった。病院側も過失を認めたが、高齢だったこともあり、和解金八〇〇万円で和解が成立した。

争点はとくに難しい事案ではなかったこともあって、進行はスムーズに進んだ。一九九九（平成一一）年に提訴し、準備手続き、証人尋問等は約一年半で終了している。だが、和解の協議が一年近くかかってしまい、終結したのは二〇〇一（平成一三）年九月であった。

治療ミス 4

内視鏡検査でショックを起こし重い後遺障害

薬物を大量服用した男性が胃内視鏡検査をうけたところ、検査中に痙攣が起き、呼吸が止まり、ショック状態となった。すぐに大学病院に搬送されて死亡には至らなかったが、重い知的障害が残ったケースである。病院側は「薬物の副作用がショックの原因である。」として争ったが、鑑定が決め手となって病院側も過失を認め、和解した。

胃内視鏡検査でけいれんを起こし、呼吸が止まった。

大学在学中で大学院進学をめざしていた二四歳の男性が、アパートの自室で、以前から気管支喘息のため服用していた薬品等を一度に大量服用した。一九九三（平成五）年五月二五日、昼ころのことである。

気分が悪くなり、アルバイト先や友人に電話で連絡した。友人から男性の両親に連絡があったのは、深夜〇時五〇分ころであった。

両親は、午前三時三〇分ころ、アパートに着いた。ドアチャイムを鳴らすと、息子は自分から出てきたが、ベッドにもどってからプラスチックのゴミ箱にコーヒー牛乳様のものを唾とともに吐いたりしていた。玄関から居間にかけての通路に茶色っぽい水性の吐物がかなりの量広がっていた。「病院へ行く必要はない。」というので、朝まで様子をみてからでもよいかと考えたが、大量の薬品の空袋が見つかったため、強く説得して、気管支喘息で通院していた病院へ連絡して、診療を受けに行った。

病院には午前五時ころ着いた。玄関前からエレベーターまで歩き、エレベーター前から車椅子で処置室に運ばれた。

午前六時ころ、宿直医から「胃洗浄したが、何も出なかった。点滴をやっています。九時ころ担当の医師がくるので、あとはそちらで。」という話があった。患者も、「もう心配いらないと、友人に電話して。」と母親に頼んだ。

午前九時過ぎに担当の医師がきたが、病室に二、三歩入り、患者に声もかけずに出て行った。そして、室外に両親を呼び、他の精神科のある病院への「転院が必要です。」と告げた。「もう少し、落ち着くまで待ってもらえませんか。」と両親は訴えたが、聞き入れてもらえなかった。

午前一〇時三〇分、「患者に震えが出て苦しそうだ。」と担当医師に伝えたが、医師は患者を診にこようともせず、「それは不安感からきているだけで、二酸化炭素が足りないのだから、その辺のスーパーで袋でも買ってきてフーフー吹かせるだけで治りますよ。」というだけであった。

その後、担当医師から受け入れ先の病院を告げられ、「受け入れ病院が胃内視鏡検査をやってきてくれというので。」ということで、胃内視鏡検査をおこなうことになった。

患者は自力では立ち上がることもできず、看護婦と母親が両脇をささえて車椅子に乗せたほど、具合が悪そうだった。

一一時三〇分ころ、内視鏡室に入った。

そして、胃内視鏡検査をはじめて間もなく、痙攣を起こし呼吸が止まったが、蘇生術をやって呼吸はもどったということだった。その後、大学病院に救急車で運ばれ、ＩＣＵに入れられた。

五月三一日には自力呼吸ができるようになり、七月になると意識も回復した。しかし、重度の知能障害で言語の理解はまったくできず、発語もなく、失認、失行の状態が著しく、身辺のことはまったくできない状態のまま、一九九四（平成六）年五月に退院した。

持病の喘息もみずから発作を訴えることができないので、家族は夜中も目を離すことができない。障害の程度、介護の大変さからみて、後遺障害等級第一級に該当すると思われ、東京都に対し重度心身障害者手当の申請をおこなったが、知能障害は一八歳までに発症したいわゆる精神薄弱のみしか対象とされず、異議を申し立てたが一九九五（平成七）年五月に却下された。知的障害者としての療育手帳も交付されないことにより、適切な福祉が受けられず、親が介護できなくなる将来も施設等の入所の対象外とされている。

ショックを起こしやすい状態だった。

一九九六（平成八）年八月、患者側は「身体が弱っていた状況にあるにもかかわらず、胃内視鏡検査をおこなったために、ショックを起こし、呼吸停止し、一定時間脳への酸素供給が止まり脳が無酸素症となって不可逆的な障害を受けた」として、訴訟を提起し、次のような主張をおこなった。

「①副作用の強い副腎皮質ホルモン（プレドニン）等の薬剤を通常より多く服薬した患者の診療にあたっては、薬物を体外に排出する措置を講じると同時に薬剤による人体への影響につき十分観察し、身体の状況を正しく把握し、内視鏡検査をおこなってよいかどうか的確に判断すべき注意義務を負っている。酸塩基平衡が崩れ、電解質バランスが崩れている場合は内視鏡操作によってショックを起こす可能性があるから内視鏡検査をおこなうべきではない。

②内視鏡検査をおこなうにあたって患者の身体的状況を十分把握し、内視鏡操作によるショック発生が起こることがないように、また、内視鏡検査のために投与するキシロカイン等によるショックが発生しないようにすべき注意義務を負っている。キシロカインにはショック発生、痙攣等中枢神経障害の副作用が発生する可能性があるものである。

③内視鏡検査中、痙攣等のショック発生が予想される事態が発生したらただちに検査を中止し、ショック発生に対

する適切な措置を講ずべき注意義務を負っている。」

患者が薬物を大量に飲んでいたことは明らかであり、病院医師は薬剤による影響を正確に把握すべきであるのに、動脈血ガス分析を一回おこなっただけで、バイタルサインのチェック、血液検査等をおこなっていなかった。

その一回の動脈血ガス分析の結果をみると、アルカローシスの状態であり、酸塩基平衡が崩れ、電解質バランスも崩れて、ショックを起こしやすい状態にあったと考えられた。それについての治療も、その後の追跡検査もおこなわないまま、内視鏡検査のための麻酔薬キシロカインを投与し、内視鏡検査をおこなっている。したがって、病院医師には過失がある、というのが患者側の主張である。

ここで、アルカローシスについて説明しておきたい。

アルカローシスとは、体内において酸濃度の減少、あるいは塩基の増加によってｐＨが上昇した状態をいう。ｐＨは血液の酸度のことであり、人体には酸とアルカリ（塩基）のバランスを調節する機構があって、健康ならばｐＨを正常に維持するように働いている。この酸とアルカリのバランス状態のことを「酸塩基平衡」という。ｐＨ値は動脈血液ガスで測定し、正常値は七・三五から七・四五である。あわせて血液中のCO_2およびO_2の量を測定することにより、肺の喚起力、組織への酸素供給、代謝機能の評価ができ、O_2はＰａO_2の数値、CO_2はＰａCO_2の数値として測定し、それぞれＰａO_2は八〇～一〇〇㎜Hg、ＰａCO_2は三五～四五㎜Hgが正常値である。ＰａCO_2が三五以下に低下し、ｐＨが七・四五以上に上昇した場合を呼吸性アルカローシスという。代謝に原因がある場合は代謝性アルカローシスという。アルカローシスによって、身体の各機能に障害が起こり、悪化すると死亡に至ることもある。心機能に不整脈、血圧低下、呼吸抑制、意識障害等の諸障害があらわれる。

また、人体の体液中には、生命活動にかかわりの深い、いろいろな物質が含まれているが、体液管理の上で主要な物質は、ナトリウム（Ｎａ）、カリウム（Ｋ）などであり、これらを電解質という。電解質も、酸塩基と同様に微妙なバランスが保たれることによって健康が維持されている。電解質バランスと酸塩基平衡とは、相互に関連があり、酸塩基平衡に障害があるとナトリウム、カリウム等の異常の原因となる。アルカローシスがあると、血清カリウム値を下げることになる。アルカローシスで血液中の酸が不足しているときは、カリウムの排泄量が増え、低カリウム血症になることがある。副腎皮質ホルモン剤の投与によって、低カリウム血症とアルカローシスになることがある。低カリウム血症の場合、房室ブロック、心急迫症など危険な不整脈が起こりやすくなるといわれている。

「ショックの原因は薬物の大量服用。」と病院側は反論。

患者側の主張に対し、病院側からは、「ショックの原因は、薬物の大量服用による副作用であると考える。」として、次のような反論がおこなわれた。

「患者は、自殺を目的として一度に多量の薬品等を服用したのであり、回復すると再度自殺を企てるケースが多いため精神科的フォローが必要と判断し、転院が必要と考えた。その理由を説明し、両親に転院先病院を相談した。しかし、両親の希望する病院はベッドに空きがなく断られたので、担当医師が近隣の病院を探して紹介した。

宿直医が、処置室で診察のうえ胃洗浄をおこなったが、何も出なかった。処置後の診察で、薬剤を服用して一二時間以上経過していることが判明したが、血圧は一一〇で安定しており、聴診でも異常を認めなかったので、点滴静注により薬物を体外へ排出させる処置を講じた。

担当医師が患者を見にこなかったというが、九時四〇分に血液ガス分析をおこなっている。これは医師が直接おこなうもので、検査時に診察をしている。血液ガス分析の結果、過換気症候群による軽度のアルカローシスであったため、ペーパーバック法による処置としてスーパーで買い物をしたときのビニールの袋を利用してもおこなえる旨を伝えた。

患者は、数回コーヒー様の褐色吐物を吐いたことから、胃・食道粘膜の損傷の可能性が十分考えられ、放置すれば生命の危険もあること、しかも転院先では胃の透視検査しかできないので被告病院で鑑別する必要性があったこと、さらに移送中や移送後に消化管から大出血する可能性もあったことから胃内視鏡検査をおこなうことになった。胃内視鏡検査は、内視鏡医一人に任せず主治医も一緒に立ち会って慎重におこなった。その結果、胃食道接合部直上に二つの裂傷が認められた（マロリーリワイズ症候群）。ショック発生後ただちに検査は中止して必要な救命措置を全力で講じた。したがって、検査は食道部のみで終わっている。」

また、キシロカインについては、「胃洗浄をおこなった際も、胃管挿入時にキシロカインゼリーを使用したが、身体的異常は認められなかった。内視鏡検査に先立ち、キシロカインスプレーを口腔内、咽頭部へおこない、五ないし一〇分間観察したが、なんら変化はなく、異常は認められなかった。キシロカインによる麻酔後、十分な観察時間をおいて検査に着手した。」として、ショックの原因はキシロカインによるものではないことを強調した。

しかし、服用した薬物はプレドニン二〇錠を含む、テオフィリンなど計一〇〇錠ほどだったが、服用後一二時間以上も経過していたことなどから、患者側は「薬物の副作用がショックの原因とは考えがたい。」と主張していた。

ところで、奇妙な文書の存在もあった。

患者が転送された大学病院の医師から家族に渡された説明文書では、被告病院の主張とまったく同じ「薬物中毒（テオフィリン・ステロイド）による呼吸抑制が原因と考えられた。」という内容になっていた。ところが、大学病院の医師から、リハビリのために転院した病院に宛てた紹介状では、その内容が違っていた。「薬物中毒による呼吸抑制も服薬量から考えにくい。」としたうえ、「GFSによるショックが最も考えられます。」とされていた。GFSとは、胃カメラのことである。

被告病院の主治医はこの大学病院の出身であるから、過失責任の追及を受けることを避けるために口裏を合わせたことが強く疑われた。

もっとも、後に大学病院医師は、証人尋問においてその経緯を、「はじめは薬物による影響を考えて、そのように書いたが、精神科の教授の意見や文献等を調べた結果、ＧＦＳによるショックの可能性があるのではないかと考えて、書き直した。リハビリの病院のほうへはそれを渡したが、家族のほうへは、前のほうの文書を渡してしまったようだ。」と証言している。作為はなかったというのである。医師同士で相談して画策したものかそうでないか、明確にはならなかったが、この奇妙な二つの文書の存在を知ったことが、患者側の提訴の動機付けの一因にもなったのである。

いずれにしても、最終的には「胃カメラによるショックが原因」という見解であった。

血液検査も尿量計測もしていなかった。

担当医師らに対する証人尋問がおこなわれ、いろいろ不十分な点が明らかになってきた。

患者は、大量に薬剤を飲み、くり返し嘔吐するなどしていた影響で、胃カメラを実施した午前一一時三〇分ころまでずっと脈拍が一一〇と頻脈であり、九時四〇分ころおこなった血液ガス分析では呼吸性アルカローシスの状態にあった。午前一〇時三〇分には、震えとしびれを訴えている。しかも、気管支喘息の既往症がある。

こうした患者の状態に対し、おこなわれるべき血液検査はなされていなかった。この病院では、血液検査を外注でしかおこなえず、結果が出るのに急いでも半日かかるからということであった。輸液がおこなわれたが、輸液量と水分の排出量のバランスを考えるための尿量の計測もおこなわれていなかった。服用した薬剤テオフィリンは、血中濃度が上昇すると痙攣が発生する副作用があるが、血液検査がなされていないので、その測定もされていなかった。病室では心電図モニターを装着していたが、内視鏡室にはその設備がなく、はずしていた。結局、検査らしいものは血液ガス分析を除いては何もおこなわれていなかった。その血液ガス分析も、九時四〇分のときに異常値が出ているのに、二時間後の内視鏡検査前にはおこなっていなかった。アルカローシスの改善の有無、電解質バランスのチェックのためにもおこなうべきであったと思われた。

また、ショックに迅速に対応するべく、救急救命器具（酸素ボンベ、人工呼吸器、気管挿管用具等）の準備もなされていなかった。ショックが発生してから、あわててほかの部屋にあった救急カートを運んできて対応したのである。

これらの問題点について、病院側はなおも次のような主張をおこなった。

「尿量については、看護婦より自尿があったことを確認している。患者の循環動態が改善しているということであり、あえて肉体的、精神的苦痛を与える導尿チューブの留置は行わなかった。」

「来院より内視鏡検査施行までの五～六時間の経過中、患者の状態に著しい変化は見られず、バイタルサインは安定した状態であった。血液検査については結果が出るまでの時間的な問題もあり、また酸塩基平衡、呼吸および代謝の状態は血液ガス分析検査のデータから把握できたため、特に行わなかった。また患者家族からの過換気症候群による息苦しさ、震えなどの訴えに関しては紙袋呼吸法を指示し、改善を認めたため、あえてデータを確認する必要はないと判断し、血液ガス分析の再検査は行わなかった。また内視鏡検査施行までの間、バイタルサインは落ち着いており、病室における心電図モニターの観察でも服薬したテオフィリンによると思われる洞性頻脈は認められたものの、重篤な致死性不整脈、ＳＴ—Ｔ変化は認めておらず、心電図モニター監視下での内視鏡検査を要する状態は認められなかった。また心電図モニターを装着していても突然の痙攣を回避できるわけではない。

救急カートの配置は必ず同一の室内になくてはならないということはなく、すぐに使える位置、状態にあるかということが重要である。本件においては迅速かつ適切に救急救命処置が行われており、カートの配置についてとりたてて問題にすべきものはない。」

また、ショックは、「薬剤の副作用による突発的な痙攣発作」であり、「発現とその時期を予見することはできず、回避不可能であった。」と、従来の主張を繰り返した。

争点の「痙攣発作の原因」については、真っ向から対立したままであった。

鑑定は「検査に慎重さを欠き、救命処置に手間取った。」

そこで、鑑定を求めることになった。横浜市立大学救命救急医学の杉山貢教授（救命救急センター長）による鑑定が、二〇〇〇（平成一二）年四月に提出された。

鑑定は、「原因としては多数考えられる。」として、内視鏡検査の前処置に使ったリドカイン（キシロカイン）は「少量のため可能性は少ないが否定もできない。」、大学病院入院時の検査で血中カリウム濃度が低下しており「低カリウム血症による痙攣および不整脈により心停止を来した可能性がある。」、「また内視鏡検査による刺激のため迷走神経反射による心停止や過呼吸による呼吸性アルカローシスが痙攣を起こしたことも考えられる。」などと挙げたうえで、「したがって、あえて可能性として挙げるとしたら、テオフィリンの心・血管症状として内視鏡検査中に不整脈が発生し、十分な駆出量（心臓機能）が得られず、低酸素血症となり痙攣が発生し、無呼吸から低酸素脳症、心停止に至ったと考えられる。しかし、テオフィリンの血中濃度が測定されていないのでテオフィリン中毒を証明することは出来ない。以上これらのうち、どれが原因とは決めつけられないが間接的にはいづれもが関与している可能性がある。」と結論していた。

内視鏡検査を施行したことについては、「おこなう時期については、問題があったかと思われる。」と指摘した。「この時期が緊急内視鏡検査の最適な時期かというと、多少観察をしてもよいとも言え、入院の上、十分な他の精密検査を行い、さらに全身状態の安定を待った上で内視鏡検査を行ってもよかった。すなわち血液ガス分析の再検、末梢血液、生化学検査、血中テオフィリン濃度の測定、心電図記録を行わずに緊急内視鏡検査を行った事は見方によっては適切であったとはいえない。」と、かなり厳しい判定であった。

また、ショック発生後の対応について、「心肺停止の時間がどの位持続したかについての記述がない。」ことを指摘し、「この空白の時間がその後の対応と治療方針に影響したものと思われる。」として、「不整脈、痙攣発作から心肺停止を起こした時に救命処置が特に迅速になされていれば、脳血流停止、低酸素脳症による脳組織の不可逆的変化を来して後遺症を起こすことは少なかったと思われるが、これを明確に証明することは不可能である。」と述べ、被告病院の医師が救命処置に手間取ったことを強く示唆していた。

いずれにしても、「内視鏡検査の偶発症として心停止、ショック等が報告されており、本症例のように薬物中毒の可能性があり、嘔吐、頻脈、呼吸性アルカローシスなどを伴う患者の場合、これらの合併症の頻度が高くなる可能性を十分考慮し、事故を予想して慎重に行うことが望まれた。」ということである。

鑑定人としては、病院医師が「自殺を企図して薬物を大量服用した患者」を早く厄介払いしようとして、慎重さを欠き、拙速に内視鏡検査を施行したことが事故の原因であると、言外に述べているようであった。病院側の弁解が、検査の不備について「時間的に間に合わなかった。」としていることに、医師としての責任のあり方としても疑問を投げかけたのである。

裁判所は、この鑑定の内容を正確に読み取ったのだと思われた。和解勧告をおこない、病院側を説得して、二〇〇〇（平成一二）年一〇月、五〇〇〇万円の和解金で和解が成立した。

この事案は、双方の主張と証人尋問だけでは、勝訴的和解は難しかったケースだと思われる。誠実な鑑定人の鑑定がその間隙を埋めた事例であるといえよう。

付言するならば、医療事故にもいろいろなケースがあることをつくづく感じるが、一八歳以降にこのような被害を受けた場合、東京都などでは小児の場合のように重度心身障害者として扱ってくれないことを知って、大変驚いた。法律を改正するか、特例を設けるべきだと思えてならない。

治療ミス5

出産後、高血圧による脳出血で死亡

出産後、脳出血で死亡したケースである。病院側は、「動脈瘤ないしは妊娠中毒症が潜在していたことが原因。」と主張したが、鑑定によって、子宮収縮剤の投与量が多すぎたことが血圧上昇の原因と判明した。重要な時期に血圧を測定していなかったことも問題点として指摘された。産婦人科医としては血圧を計測することはガイドラインとすべきと思われる。

分娩時に多量の出血があり、大量の輸血、輸液。

出産予定日は一九九二（平成四）年五月二一日だったが、五月一〇日午前一〇時三〇分ころ陣痛が始まったので、妊娠中診察に通っていた個人病院へ入院した。妊婦は三三歳で、妊娠中は、貧血気味ではあったが、妊娠中毒症等もなく順調だった。

午後二時五二分に、長男を出産した。しかし、分娩時に多量の出血があったため、輸血、輸液がおこなわれた。夜中の三時ころになって、容態が急変したとの連絡が看護婦からあり、夫が急いで駆けつけたところ、患者はすでに死亡していた。医師に死因を尋ねても「わからない。」というだけだった。

病院には、警察と市立病院の医師が来ていて、警察官に解剖をすることの承諾をした。解剖の結果、直接の死因は高血圧による脳出血ということだった。

脳出血の原因は、解剖医による鑑定書では、「血圧上昇（看護記録によると、分娩の約四時間後に一七二／一〇四㎜Hg、一九二／一〇〇㎜Hg、嘔気、頭痛の記録がみられる。それまでの妊娠持続期間中ずっと収縮期血圧は一二九～一七八㎜Hg、拡張期血圧は七〇～四三㎜Hgレベルであり、分娩の約三時間半位前の時点では一二二／七二㎜Hgと記録されている）が、脳出血を惹起した可能性が推察される。」とされていた。

患者遺族側は、「出血の程度を十分チェックして輸血、輸液の量、速度を調整すべきであるのにこれを怠り、また患者の血圧を測定、観察すべきなのにおこなわず、ようやく午後六時五〇分になって測定したときには一九二／一〇〇にまで血圧は上昇していた」ことなどから、「短時間に大量の輸血および輸液をおこなったことで、急激に血液の循環量が増加し、血圧が上昇して高血圧となり、脳出血をきたして死亡した。」として、一九九四（平成六）年一一月、訴訟を提起した。

「午後九時以前に脳出血は起こっていない。」と病院側。

病院側の主張は、次の通りであった。

「患者は、出産までの経過は順調であったが、その後弛緩出血が持続した。五〇〇ミリリットルを超える出血は産科的異常出血とされるが、胎児娩出後一時間八分を経た午後四時までに九一〇ミリリットルもの出血があり、出血性ショックを防ぐために輸血、輸液をおこなった。午後四時からソルラクトS等の点滴を開始し、午後四時三六分から約一時間を要して濃縮赤血球五本（合計六七五ミリリットル）を輸血した。これらの処置と平行して子宮収縮を図るためにマッサージ、投薬等をおこなった。いずれも医療上適切な処置であった。とくに、出血量および排尿量を確実に計測しつつ、輸血および輸液の処置を講じた。その量、速度ともに妥当であった。

原告らは、午後六時五〇分ころ血圧が一九二に上昇した時点で脳出血を起こしたと主張するが、輸血や子宮収縮剤の投与は子宮と血管の収縮をもたらす効果があり、患者の血圧上昇も一過性のものであった。したがって、午後七時ころには血圧は一五一／一〇〇にまで低下している。また、同じ頃、吐き気、頭痛を訴えているが、これも出産と輸血に伴うものである。患者は、午後七時過ぎには吐き気もおさまり、出血が落ち着いてきた午後九時ころには空腹を訴え、看護婦が持参したトーストと紅茶を摂取しており、その際吐き気もなかった。

患者に異常が認められるようになったのは、翌一一日午前〇時四五分ころ、血液が混入した胃液様のものを嘔吐したところである。さらに午前一時半ころには胆汁様粘着性のものを嘔吐し、両前腕の屈曲が見られた。午前三時直前になり、不随意運動といびきが認められた。病院としては、市民病院への転院を問い合わせ、家族に急変を知らせたが、家族が到着する前に患者は死亡するに至った。救急車の到着も、患者の死亡が確認された後であった。

妊婦の頭蓋内出血は、動静脈奇形、動脈瘤を原因とするものが比較的多いとされており、患者の場合も出血部位にそうした疾患があった可能性を否定できない。また、妊娠中毒症との関連も示唆されるが、患者の場合、臨床症状としてはとらえられなかったものの妊娠中毒症が潜在化していて、出産時点でその影響があらわれたことも考えられる。」

病院側の主張としては、午後九時ころに空腹を訴えてトーストと紅茶を摂取しているのだから、それ以前に脳出血は起こっていないというものである。脳出血が起きた場合、激しい頭痛、悪心、嘔吐、痙攣をもって始まり、運動知覚障害、失禁、言語障害、知力障害を伴う意識障害があらわれるとされており、それらの症状は、原告側が脳出血が起こったと主張する午後六時五〇分ころにはなかったというわけである。

子宮収縮剤の投与が「常用極量」をはるかに超えていた。

裁判所が選任した鑑定人による鑑定書が提出された。

東京女子医大第二病院産婦人科教室の黒島淳子教授による鑑定は、「医療処置の一つ一つは死亡と直接の関連性はないが、これらを統合する全身管理が不十分であったと結論せざるを得ない。」というものであった。

特に注目すべき内容は、子宮収縮剤の投与量についてであった。このケースの場合、オキシトシン、エルゴメトリンという子宮収縮剤を合計すると一〇Ａ（一Ａ＝五単位。Ａはアンプルの略号である。）も投与しているほか、さらにオキシトシンと同じ薬剤のアトニンも一単位筋注していた。子宮収縮剤については、一日量二〇単位を「常用極量」として、それ以上使うべきではないとされているということであり、「常用極量」をはるかに超える量が投与されていたのである。

さらに、輸血が終了し、出血量も少なくなってきた午後七時近い時点で、「オキシトシン二Ａおよびグランヂノン（プロスタグランジン）一Ａを追加」している。「この時点でさらに子宮収縮剤オキシトシン二Ａ、グランヂノン一Ａ追加している意味が不明である。」と鑑定は指摘している。

それらの結果、子宮収縮剤には血管収縮作用があるため、そこに「血流量を増大する措置が重なって急速な血圧上昇が起きたと考えられる。」ということであった。

そして、「本症例は何らかの血管異常が存在し、その血管が急速な血流変動により破綻をきたしたと考えられる。この血流の変動は分娩直後の処置中に起きたことも明らかである。」ということであった。

血圧測定の問題については、午後四時五分から六時五〇分まで計測していない理由は、輸血、輸液のために両腕がふさがっていたためであり、カルテに記載していないが聴診器で血圧を聴いていたと病院側では主張していたが、鑑定人は「血圧測定は困難ではあるが必要欠くべからざることである。」と述べ、「血圧管理は重大な時期に測定されていなかったと結論せざるを得ない。」と、厳しく指摘していた。

原告側が主張していた「輸血、輸液量が多すぎた。」との点については、「輸液、輸血の量は、現在の医学常識の範囲といえる。」ということであった。

また、解剖医は解剖所見から脳出血の時刻を推定することはできないとしていたが、鑑定人も、脳出血の発生時期については「わからないが、九時ごろに食事をしているので、そのあとではないか。」ということであった。

こうして、争点は脳出血がいつ起こったかという点に絞られた。

病院側はあくまでも、「午後七時には吐き気が改善し、頭痛も軽度となっていて、午後九時には空腹を訴え、トーストと紅茶を摂取している」点を強調し、「分娩後の弛緩出血による緊急事態が収まり、小康状態に移行した後に突発的に血管破綻が発生したものである。」と主張した。血圧上昇の原因であるとする輸血が終了したのは午後五時四〇分であり、最高血圧を記録したのはそれから七〇分後の午後六時五〇分ころである。その時点で脳内出血が起こり、それからさらに三時間以上もかけて脳内に貯留した血液による圧迫が強まり死に至ったとするのは矛盾があるというのであった。

患者遺族側は、文献によって「脳塞栓症の場合は数分以内に神経症状があらわれるとされているが、脳出血の場合は数分から数時間（長いと六時間）とされている。死亡するのは数ヵ月後ということもある。」と主張した。さらに、脳外科医による「本件の死亡原因となった脳出血が生じ始めた時間は午後六時五〇分頃またはそれ以前と考えて矛盾しない。」との私的意見書（鑑定書）を提出した。それによれば、脳出血を起こしていても食事をしたりすることもあるということであった。

結局、子宮収縮剤の常用極量を超えた大量投与に過失があり、妊娠で出血しやすい傾向にあった患者が、輸血による急激な血流変動で脳出血を起こした可能性があるということで、病院側も過失を認め、二〇〇〇（平成一二）年八月、和解金四八〇〇万円で和解が成立した。

治療ミス 6

重症の妊娠悪阻で入院中、ショックを起こして死亡

てんかんの既往歴のある妊婦が重症の妊娠悪阻（にんしんおそ）で入院中に症状が悪化し、ショック状態となり、高度医療機関へ転院したが死亡してしまったケースである。治療措置の不手際も判明したが、救急救命設備の不十分な産科病院としては早期に転院すべきであった。

入院一ヶ月を超えても症状は改善しなかった。

患者は二九歳の女性である。二年ほど前から「てんかん」の発作が出たが、大病院に通院して薬を飲みだしてから発作はなかった。

一九九四（平成六）年五月下旬、産科病院で診察を受け、妊娠二ヵ月ということだった。家にいたが、つわりがひどくなり、五月三〇日に産科病院へ行ったところ、入院するようにといわれて入院した。重症の妊娠悪阻ということだった。妊娠悪阻というのは、原因ははっきりしないが、妊娠初期に一般的に発生する「つわり」の症状が悪化した状態をいう。「つわり」は、妊娠が原因となって気分や嗜好の変化、食欲減退、悪心、嘔吐など、主として消化器系の症状を中心とする症候群をいうが、妊娠悪阻になると、食事の摂取がはなはだしく損なわれ、栄養障害や体液バラ

ンスの乱れを生じたり、心臓血管系、神経系、腎臓、肝臓などの障害が出現する。

妊娠悪阻は、点滴療法等を五日から一週間程度受けることで改善するのが一般的とされているが、この患者の場合、入院期間は一ヵ月を超えて、症状は改善しないばかりかむしろ悪化し、七月に入ってからはいっそう悪い状態になっていた。

この間、てんかんの薬を出してもらっている大病院への転院を申し出たが、医師は渋り、ようやく七月五日に紹介状を書いてくれた。ところが、翌日転院というその五日の午後、患者はショック状態となり、深夜救急車で大学病院へ運ばれたが、六日午前二時五六分に死亡してしまったのである。

妊娠悪阻の症状は一般に三期に分けられるとされている。第一期は頑固な悪心、嘔吐を主徴とする時期であり、第二期は嘔吐に加えて代謝異常による中毒症状があらわれる時期で、体重減少や口渇が著しくなり皮膚の乾燥が目立つ。また尿量も減少する。第三期となると脳症状、神経症状があらわれる時期で、多発神経疾病、頭痛、めまいなどがあり、末期になると嘔吐はむしろ減弱する。治療は、第一期では輸液、ビタミン剤、電解質の調整などで保存的治療をおこなう。第二期では、中心静脈栄養によって必要なカロリー、電解質、ビタミンなどの補給をおこない、バランスを保つようにするが、改善しない場合は人工妊娠中絶をすべきとされる。第三期に進行した場合も人工妊娠中絶をすべきとされている。

患者遺族側は、「病院は経過を十分観察して少なくとも第二期の状態になっていた六月一〇日ころから中心静脈栄養法をおこない、第三期の状態になった六月末ころには人工妊娠中絶をおこなうべきであったのに、中心静脈栄養は六月二八日からと遅く、人工妊娠中絶はおこなわなかったために腎機能障害、肝機能障害を悪化させ、脳障害等を引き起こして死亡した。」として、一九九五（平成七）年一月、訴訟を提起した。

体重が減り、乏尿、不眠、口渇の状態になっていた。

病院側は、「患者が入院してから症状が悪化の一途をたどり、全然改善されなかったというのは事実に反する。」と反論、「六月七日以後は患者の症状は改善し、常食摂取可能となり、この時点より輸液、ビタミン剤の注射投与を中止するに至って」いたと主張した。その間は、「食事と一緒にてんかん薬も服用していた。」ともいう。

また、七月五日の大学病院への転送時に「意識は清澄であり、妊娠悪阻第三期にみられる神経症状は認められていない。」とし、したがって、六月末に第三期の状態にあったとはいえないが、「患者の改善のない状態（悪心、嘔吐、経口食餌摂取困難）から、六月二九日、医師は夫に対し、患者の体優先を考えるなら中絶して頭部を精査するようにと勧めたが、患者と夫はこれに応じなかったものである。」という。

そして、患者の夫からの転院の申し出に対しては、転院先病院の受け入れ確認がとれた時点で紹介状を書いているのであり、非難されるような事実はないというのであった。

しかし、臨床経過を検討していくと、いろいろな問題点が浮かび上がってきた。

妊娠悪阻の場合、まったく食事がとれない状態と、食べたものを全部吐いてしまうことによって栄養失調になり、体がやせてくる。そのため体重チェックは欠かせないのだが、五月三〇日入院時の体重は四二kgあったものが、少しずつ減少していき、六月二七日には三九・五kg、三〇日三九kg、七月四日三八kgと減っている。とくに、六月二八日から中心静脈栄養が開始されているのに、四日間で一kg減少しているのは異常といえた。

尿量も、健康な大人の正常値は一日五〇〇cc～一五〇〇ccといわれ、五〇〇cc以下では乏尿ということで腎臓の働きが悪くなっていることを意味するが、六月二九日は一一〇〇ccだったものが、三〇日四〇〇cc、七月一日四〇〇cc、二日七〇〇cc、三日八〇〇cc、四日七五〇ccとなっていた。尿比重も重要で、尿量が少なくて尿の比重が低いと腎不全が考えられるのだが、七月四日には正常値一・〇一五～一・〇二五に対し一・〇〇八と低下していた。

電解質も、そのバランスが崩れるとそれ自体で死につながるものであり、重要なのはナトリウム、カリウム、クロール等だが、六月二一日ころからずっと低ナトリウムが続き、六月三〇日、七月四日には低ナトリウム、低クロール状態であった。原因としては嘔吐、腎不全等が考えられるのである。

結局、この七月四日になると、体重も減り、電解質も異常があり、尿量が少なく、尿比重も低くなっており、腎機能、肝機能の検査値も悪くなっているのである。六月二八日以後、不眠、口渇、胸背痛などの訴えもあり、第二期から第三期に移行している状態を裏付けていると思われた。

そして、重要なことは、六月二八日の中心静脈栄養が開始されてからは、継続して飲まなければいけないとされているてんかん薬の服用を中止していたことである。いつでも「てんかん」発作が起こる危険性があった。

一九九六（平成八）年四月に出された東京大学医学部法医学教室における解剖鑑定書では、「死因は不詳である。解剖所見、病理所見で死因と断定できるものは存在しなかった。なお、カルテ既往歴および死亡時までの臨床症状から考えて、てんかんの重積発作の過程で、呼吸循環不全が発現し、死亡した可能性を否定できない。」とされていた。

妊娠悪阻が悪化し、全身状態が低下していた患者にてんかん発作が発生し、ショック状態に陥ったとも推測されたのである。

こうしたことから、患者側は、「脳神経外科の処置、その他の救急救命措置が不十分な産科専門の被告病院としては、この七月四日までに人工妊娠中絶をおこなうか、てんかん発作が発生してもただちに対応できる病院へ転院させるべきであった。」と主張した。

血圧低下の副作用があるニトログリセリンでさらに悪化。

ショックが発生した七月五日の臨床経過を検討すると、さらに驚くべき事実が判明した。

午後一〇時一五分ころ、ナースコールあり、「気分が悪い。」との訴えがあった。顔面蒼白で、手足冷感、血圧七〇～?、最低血圧測定不可、意識ははっきりしている、という状態であった。看護婦からの連絡で当直医が病室へ行くと、手足のしびれ、両肩の痛み、胸部不快感を訴える。呼吸困難はなかった。口の渇きを訴えたので、水分を与えた。

当直医は、酸素三ℓ／分の投与、血管確保して五％ブドウ糖五〇〇ｍｌの点滴を指示した。

午後一一時過ぎ、夫に来院してくれるよう連絡。

午後一一時半ころ、応援の医師が来て大学病院への転院の連絡をおこない、血液ガス分析をおこなった。結果は、異常を認めなかった。

午後一一時四五分ころ、ヘパリン五〇〇単位静注投与、またニトログリセリン貼付剤を投与した。ヘパリンは血栓の予防薬で、塞栓症を疑ったということであり、ニトログリセリンは狭心症の治療薬で、虚血性心疾患の疑いに対処したということであった。

その後、午前〇時ころ、医師と看護婦も救急車に同乗して大学病院へ搬送したということである。

この経過を仔細に眺めてみると、ショック状態となった午後一〇時過ぎころから午後一一時三〇分までの一時間三〇分という貴重な時間帯の中で、おこなわれたことはブドウ糖輸液と酸素投与のみである。

妊娠悪阻が悪化していて、低ナトリウムの状態があるということは、低張性脱水、循環血液量減少性ショックを起こしていることが予見されるのであり、その場合、とられるべき処置は昇圧剤、強心剤、輸血等であり、またてんかん発作も予想されるこの患者には、抗てんかん剤の投与もされなければならなかった。それどころか、低張性脱水の場合は禁忌とされているブドウ糖輸液をおこなっている。

さらに問題なのはニトログリセリンで、これは、副作用として血圧低下があり、低血圧状態にある患者には禁忌とされているのである。ニトログリセリンを投与したため、血圧はより低下してしまい、ショック状態も悪化したと思われる。大学病院に到着後の血圧は三〇～四〇になってしまっていて、救急救命措置がとられたものの、すでに多臓器不全の状態であり回復しなかったのである。大学病院において繰り返し痙攣発作を起こしているが、転院前から発症していたてんかんによるものと思われた。

これらのことが、一九九九（平成一一）年までに双方の主張の整理や担当医師らの証人尋問によって明らかになってきたのである。

病院側の過失は相当はっきりしたと思われたが、裁判所は鑑定を求めた。

二〇〇〇（平成一二）年七月、浜松医科大学の寺尾俊彦医師による鑑定が提出された。

鑑定は、ショック発生の原因として、「重篤なてんかん発作とそれによる呼吸不全に起因した低血圧、ショックとは考えがたい。」とし、いちばん考えられるのは「薬剤性ショックである。」ということであった。

そして、薬剤性ショックであったならば、「昇圧剤投与の適応であった。」と述べ、「常に、直ちに正しい診断がつくとは限らず、治療による反応を観察しながら診断名を決定していく場合が多いので、直ぐに剥がすことの出来るニトログリセリン貼付剤を貼ったことを過誤とすることは出来ないであろう。しかし、結果論ではあるが、本件においては昇圧剤を投与した方が効果があったのではないかと推察する。」ということであった。

また治療行為との因果関係については、「薬物性ショックであったとすれば、ニトログリセリン貼付剤は低血圧を促進させた可能性を否定できない。」とも言及したが、転院に付き添った医師の証言を引用して、「ニトログリセリン貼付剤を投与してから悪化したという様子は窺えない。」というのであった。

しかし、二〇〇〇（平成一二）年一二月、裁判所から和解勧告がおこなわれ、病院側も過失を認めて和解金一〇〇〇万円で和解が成立した。

治療ミス 7

心筋梗塞で十分な治療を受けられず死亡

心筋梗塞に対する適切な治療をおこなうだけの設備がなく、しかも専門医ではない当直医が一応の救急処置をしただけで、十分な治療をおこなえる病院へ転医しなかったため、救命の時期を失して患者が死亡したケースである。

循環器専門病院への転医を拒む医師。

患者は、五八歳の男性である。一九九三（平成五）年六月五日、中学の同級会の旅行先で宴会中に気持ちが悪くなり、苦しそうだということで、救急車で近くの市の個人病院へ運ばれた。

自宅にいた妻は、午後九時三〇分ころ、「心筋梗塞の疑いで救急車で運ばれた。」との電話連絡を受け、すぐに病院へ向かった。着いたのは、翌六日の午前二時ころである。患者は意識があり、家族ともいろいろな話ができる状態だった。

午前二時半ころ、患者の妹も病院に駆けつけた。妹は看護婦をしており、「この病院の措置は、心筋梗塞を疑われる患者に対する措置としては不適切であり、循環器の専門でもないようだから他の専門病院へ移したほうがよい。」

と考え、循環器の専門病院へ連絡をとり、受け入れの手続きを整えた。

そして、再三他の病院へ移してくれるよう頼んだが、なかなか移そうとしなかった。ところが、そのうち手に負えなくなって、「移ってくれ。」ということになった。すでに手配していた循環器の専門病院へ転院したのは、七日午前一一時になってからである。しかし、もはや手遅れで病状は悪化し、患者はその日の午後八時一九分に死亡してしまった。

患者の遺族は、「被告病院は、心筋梗塞に対する十分な治療を施すだけの人的にも、設備的にも整っていないにもかかわらず、漫然と不適切な治療行為を続け、患者の病状を悪化させたものであり、条件の整った専門病院へ転医するべき義務があった。患者の家族が転医先の病院を用意しているにもかかわらず、それを無視した行為は重大な過失がある。なお、患者の心筋梗塞は下壁梗塞であって、心筋梗塞の中でも治療が容易であり、適切な治療をしていれば死亡することはなかった。」として、一九九四（平成六）年三月、訴訟を提起した。

これに対し病院側は、過失を否定し、「六日午前中、関係者から循環器病院への移送申し出があったが、申し出の時点において患者の容体は移送するには危険すぎる状態にあり、一方未だ安静加療によって救命の可能性が認められたので、移送の危険を犯す状況にないと判断し、移送を見合わせざるをえなかったものである。被告病院の適切な診療にもかかわらず、翌七日になっても心臓機能の回復がなく、腎臓機能低下が進んだため、移送による危険があっても他医の診療を受ける意義があると認め、循環器病院への移送を提案した。」と主張した。

「急性心筋梗塞は、きわめて致命率の高い疾患であり、かつ初期に死亡率が高く、発症後二四～四八時間は絶対安静を必要とするのである。」というのが、病院側の言い分である。患者の病状は、「病院到着後間もなく、心原性ショックの状態となり、その後心不全、完全房室ブロックが生じ、不整脈も合併した。」という。したがって、患者の「心機能障害は重度のものであった。」というのである。

病状が悪化してから転院を認めた矛盾。

しかし、ここでまずひとつの矛盾に気がつくのである。

病院側は、六月五日には「移送できる状態にない。」といいながら、七日には「他医の診療を受けることに意義がある。」という。明らかに七日のほうが病状としては悪化しているのであり、そのことからしても病院としては本件心筋梗塞に対する治療をおこなうだけの人的、物的設備を備えていないことを認めているというしかなかった。

また、病院側は、心筋梗塞が「きわめて致命率の高い疾患である。」と強調するが、これも事実に反する主張であった。現在では医療水準が向上して、救命率はきわめて高くなっているのである。それでも心筋梗塞による死亡率は約四〇%といわれているが、それは病院に運び込まれる前も含めてであって、病院に運ばれた場合に限定すれば、従前は約半数が死亡するといわれたが、最近では約一五%に減少しているということである。さらには、死亡率の高いのは発症一時間以内であり、それが半数を占めるともいわれている。

本件の場合、患者は病院に運び込まれていて、死亡したのは発症後三日経過してからである。このことからも、医療上の過失を強く推認することができた。

心筋梗塞の治療は、CCU（冠状動脈疾患集中治療室）のある病院でおこなわれるべきとされている。CCUのない病院では、救急措置をおこない、場合によっては血栓溶解剤を静脈注射した上でCCUのある病院へ移送すべきとされている。

CCUにおける治療内容とは、次のようなものである。

発作時の処置として、安静にし、塩酸モルヒネの注射をおこない、酸素吸入、心室性不整脈予防としてリドカインなどの筋注をおこなう。その後、CCUにおいて心電図、スワンガンツ・カテーテルによる血行動態（肺動脈圧、心拍数）、時間尿、血圧などを持続的に監視する。また、血液ガス分析、血液検査をおこない、患者の容態を観察する。不整脈に対しては、予防的、積極的に薬物、除細動、人工ペースメーカーなどを用い、ポンプ失調には利尿剤、血管拡張剤、昇圧剤の投与、大動脈内バルーンパンピング（ＩＡＢＰ）などをおこなう。

そして、心筋梗塞の根本的治療として、冠状動脈疎通療法で血液の流れを回復させねばならない。この方法としては、「冠状動脈内血栓溶解療法（ＰＴＣＲ）」、「冠状動脈形成術（ＰＴＣＡ）」および手術をおこなう。

ＰＴＣＲは、太ももの付け根のところから細い管（カテーテル）を入れて冠状動脈の前まで通し、これを使って血栓溶解剤を注入して血栓を溶かす方法である。現在は、とりあえず血栓溶解剤を静脈注射する方法がある。しかし、この方法はＰＴＣＲより効果が劣るので、改善しない場合はただちにＰＴＣＲをおこなう。

ＰＴＣＡは、バルーン・カテーテル（風船をつけた管）を冠状動脈の狭くなっているところまで通し、風船を膨らませて狭くなった冠状動脈を広げ、血流を回復させる方法である。

こうした治療を前提にして本件の治療内容をみると、いかにも不十分といわざるをえなかった。

救急車で病院に搬入されたのは、五日の午後九時二五分である。

血管拡張剤（ニトロール）、抗不整脈薬（塩酸リドカイン）、急性循環不全改善薬（プレドパ）、酸素投与など、一応の救急措置はされているが、血栓溶解剤（アクチバシン）の投与が静脈注射でおこなわれたのは午後一一時四五分と、非常に遅かった。しかも、アクチバシンの効果が不十分であるのに、ＰＴＣＲ、ＰＴＣＡはおこなわれていない。

スワンガンツ・カテーテルによる血行動態の観察、時間尿の計測はおこなわれていない。

血液検査、血液ガス分析は、翌六日午前八時三〇分ころまでおこなっていない。

不整脈に対する治療として、人工ペースメーカーを使用して体外ペーシングを開始したのも、六日午前八時三〇分であった。

ほかにも、胸部レントゲン、心エコー、中心静脈圧測定（ＣＶＰ）なども、六日午前八時三〇分まで実施されていなかった。

逆に言えば、六日午前八時三〇分以降、心筋梗塞に対するそれなりの措置が次々と講じられているのであった。その理由は、担当医師への証人尋問で明らかになった。六日午前八時に、循環器の専門医が出勤したからである。

専門医が来ても、設備が備わっていなかった。

担当医師の証人尋問で、いろいろな事実が判明した。

患者が運び込まれたときの当直医は、リューマチ性疾患が専門ということであり、したがって、「循環器に関しては一般的な内科医が持っている常識程度の知識しかなく、ＩＡＢＰも、ＰＴＣＲも、ＰＴＣＡもおこなうことは不可能だった。」と証言した。スワンガンツ・カテーテルも「やったことはない。」ということだった。そのため、翌朝八時ころに循環器の専門医が来るまで、一応の救急措置以外の処置はなされていなかったのである。

循環器の医師が来て、胸部レントゲン検査をしたところ、肺鬱血が認められた。また、血液ガス分析をおこなったところ、代謝性アシドーシスの状態になっていた。

当直医の証言では、患者は入院直後に一度心停止を起こしているが、蘇生後は「呼吸雑音はなく心音も正常で、呼吸機能、心臓機能はすべて正常」であったという。ショック状態は午後一〇時ころには落ち着いており、「意識は清明であり、チアノーゼ、貧血の所見もなかった。」ということだった。

それが、六日朝になると明らかに状態は悪化していたのである。

肺鬱血を生じ、代謝性アシドーシスになったのは、ほとんど尿量がなかったことが原因である。二五二〇ccの輸液に対して、尿量はわずかに七七ccであった。乏尿、無尿状態は最も気をつけなければならない症状であり、その場合はただちに利尿剤ラシックスを投与しなければならない。本件の患者の場合は、血圧が上がらない状態にあったということだから、強心剤、昇圧剤等と並行投与するのである。

だが、ラシックスが投与されたのは、六日午後三時一〇分であった。

循環器専門医が治療に当たってからも、ＰＴＣＲ、ＰＴＣＡといった療法はおこなわれていない。その理由は、

「ＰＴＣＲ、ＰＴＣＡに適した時間は、発症から六ないし八時間が基準であり、それを過ぎると心筋が完全な壊死に陥ってしまっているので、やっても効果がない。すでに一二時間から一四時間経過していたので、時期は過ぎていた。」ということもあるが、そもそもこの病院では「おこなうことは不可能」というのであった。

結局、循環器専門医の証言でも、この病院においては高度な治療はできないということがいよいよはっきりしてきたのである。

人的にも、物的設備においても心筋梗塞を治療できる態勢を備えていなかったことを、端的にあらわす数値がある。心筋梗塞（心筋の壊死）の程度を意味するＣＰＫ、ＣＲＰという数値だが、ＣＰＫ（正常値は１５０くらい）は六日朝が３４０３、同日午後四時三〇分が７２６０、七日には９４９３と跳ね上がっている。ＣＲＰ（正常値は０〜０・７）も、六日朝は０・６だが、午後四時三〇分には４・９となり、七日には１３という異常値になっていた。

家族からは六日午前中に転院を申し入れていたのだが、「移送中に死んでしまう。」といって受け付けなかった。その間に適切な治療をされなかった患者の状態はみるみる悪化していき、とうとう最も状態の悪い七日になって手に負えなくなり、専門病院へ救急車で移送したわけである。

五日の夜、救急処置をしてすぐにＣＣＵのある高度医療病院へ転送していたら、いや、せめて六日午前中に家族が転医先病院を準備した時点で転院していたならば、救命の可能性は大きかったと思われる。

担当医師の証人尋問が終わった段階で、裁判所から和解の勧告があった。その結果、一九九七（平成九）年二月、病院側から和解金として八〇〇万円を支払うことで和解が成立した。この金額は、本件当時はまだ心筋梗塞の救命率が低いとみなされていたためである。一九九八（平成一〇）年ころから以後は、飛躍的に救命率が向上しているので、現在、同様のケースが起きた場合、もっと高額が認められると思われる。

治療ミス 8

気管チューブが詰まり再挿管に手間取って脳性マヒ

自発呼吸が困難な乳幼児を気管内挿管で呼吸管理していたが、気管チューブが痰で詰まり、再挿管にもたついたため低酸素性脳症に陥らせ、脳性マヒの後遺障害を残した事案である。本件は、医師にはっきりと過失があることを問えるかどうかのボーダーにあるケースだが、病院側から解決金が支払われる形で和解に至ったことは、病院としての誠意を示したものということができようか。

声門下狭窄で自発呼吸が困難。

患児は、一九九三（平成五）年二月二〇日に二九週（八ヵ月）で生まれた。一四五一グラムの極小未熟児であった。仮死状態で生まれたが、一命はとりとめた。しかし、呼吸を助ける手段として鼻からチューブを入れ人工呼吸器につないで呼吸管理をおこなっていた。医師は、「早産で肺が未熟なためだから、呼吸が安定すれば、すぐはずすことができます。」といっていたが、しばらくして、チューブがはずれないのは気道の一部が狭くなっているため、それが障害になって呼吸ができないのだということを知らされた。「声門下狭窄」ということであった。

やがて、徐々に体重も増加していったが、人工呼吸器に頼らず自発呼吸ができるまでにはならず、相変わらず気管チューブを通しての呼吸によって生命を維持する状態であった。

ところが、六月二一日、その命綱ともいうべき気管チューブが、鼻から抜けてしまう「抜管事故」が起こった。モニターのアラームが鳴り、それに気づいた看護婦によってすぐさまマスクによる酸素投与がおこなわれ、気管チューブの挿管によって呼吸が回復したことで脳への影響を免れることができた。

抜管事故が起こると、自発呼吸のできない患児は、呼吸が停止しチアノーゼ症状を生じたが、幸いにも発見が早かったためかろうじて救われ、障害が残ることもなかった。

その後も、何回か抜管事故は起こったが、いずれも大事には至らなかった。

病院の医師は、七月ころから安全性の面や管理上の点で「気管切開をしたほうがよい。」と両親に同意を求めたが、隣のベッドの子が気管切開手術をしたにもかかわらず、気管カニューレが外れ、その上発見が遅れるという事故のため植物状態になったのを見ていたことから、両親としては気管切開に同意することを躊躇していた。

一〇月になり、体重も増えたので、主治医が気管チューブの抜管を試みたが、やはり声門下狭窄がひどく、チューブなしでは呼吸が困難であった。母親は、「もし五分でも一人で呼吸が可能ならば、このままの状態で様子を見てもらおうと思っていたのですが、だめだということがわかりましたので、気管切開をお願いします。」と医師に気管切開の同意を表明した。医師は、「わかりました。方針が決まりしだい、こちらから連絡します。」といった。だが、それきり医師からは返事が返ってこなかった。この気管切開の同意があったかなかったかについては、後に患者側と病院側とで食い違いをみせ、争点のひとつとなる。

そうするうちに、呼吸器の専門医がいないため大学病院にコンサルトして次の処置が決まることなどの不安もあり、紹介状を書いてもらって県立こども病院を受診し、転院することになった。ベッドが空いていないため、転院時期は正月明けになるということだった。

挿管に一一分もかかり、一四分間心臓が停止した。

本件事故が起きたのは、その転院待ちをしていた一二月五日のことである。

このころ、気管チューブは呼吸器につなげているときと、つなげていないときがあった。基本的には夜間は呼吸器につなげて呼吸管理をし、昼間はつないでいなかった。不十分ながらもいくらかは自発呼吸ができていたからである。

気管チューブとは別に、もう一方の鼻の穴には、気管チューブよりも細いミルク用のチューブが胃の中に入れられていた。このチューブからは、三時間おきに一日七回から八回に分けてミルクが与えられていた。また、薬などもこのチューブから投与されていた。

お昼のミルクは一〇〇ccほどだが、一度に注入できないので、二回に分けて与えていた。一回ミルクを与えた後、気管チューブの吸引（チューブ内の詰まりを取りきれいにする）をおこない、吸引が終わってからもう一回ミルクを与えるという手順であった。

患児の母は、この日午前中、一〇時から正午までこどもを風呂に入れたり抱っこしたりといった世話をしてからいったん帰宅した。その間、こどもはいつもと変わりなく上機嫌で特に異常はなかった。

ところが、午後二時に二度目の面会に行ってみると、看護婦があわただしく動き回っていた。「いま処置していますので、面談室で待っていてください。」というのを、むりやりＮＩＣＵの部屋に入り、処置している様子の一部始終を見ていた。看護婦が四人もいたのに手際が悪かった。

一段落した後、医師から説明を受けた。「チューブが詰まったので入れ替えをしたところ、声門狭窄と気管攣縮が重なり、チューブがなかなか入らず心停止になったが、すぐ蘇生した。」ということだった。しかし、一二月一八日になって、「低酸素による回復不能な重度の脳障害が起きてしまった。」と知らされた。

事故の経緯は次のようであったらしい。

午後一時二五分ころ、患児の呼吸がゼイゼイというような異常な音を出しているのに、看護婦が気づいた。そこで、気管チューブの中に吸引用の細いチューブを挿入して、気管チューブ内の痰を吸引しようとしたが、吸引用チューブが気管チューブの中に入っていかず、患児の顔色がだんだん悪くなっていき、あえぎ呼吸をするようになった。チアノーゼも出現した。気管チューブの内腔が痰で詰まり、呼吸ができなくなってしまったのである。

医師が駆けつけ、この気管チューブを鼻から抜き、他の新しい気管チューブを挿管しようとしたが、鼻からの挿管ができなかった。そこで、次に口から気管チューブを挿管することを試みたところ、ようやく挿管できた。しかし、挿管に一一分もかかった。

十分な気道確保にならなかったため、午後一時四〇分ころから一四分間にわたって心臓が停止してしまったが、心臓マッサージや強心剤の注射によってどうにか心臓が動き出し、息を吹き返した。

この心臓停止時間が一四分間と長かったことによって、患児は低酸素脳症となり、その後は意識を回復することなくいわゆる植物状態になってしまったのである。

患児の両親は、一九九五（平成七）年一〇月、訴訟を提起して、「被告病院は、適切な時期における気管チューブの吸引を怠ってチューブ内を吸引できないほど痰等で詰まらせてしまい、さらにはチューブ交換に際しては声門下狭窄のため気管チューブの挿管が困難であるから当初からスタイレット（チューブの挿管を容易におこなうための金属の器具）等の器具を用意し速やかにチューブを挿管すべきところ、あわてて気管チューブを抜管してしまい再挿管に一一分間もかかり手間取ったため呼吸を確保できず、その結果として低酸素性脳症にしてしまった。」と主張した。

「気管切開に同意しなかったから事故が起きた。」と病院側。

病院側は、過失を否認して、「被告病院は、気管内挿管の危険性が種々予想されるため、再三、再四にわたり気管切開をすすめてきた。しかし、原告らは気管切開に同意しなかったため、本件事故に至ってしまったものである。」と反論した。

主張としては、おおむね次のようであった。

「六月二一日、事故抜管が発生した。これは、患児が頭を強く振ったために抜管した事故であった。この抜管後の呼吸困難が以前より増強しており、また再挿管を数度試みるもその度に喉頭ではね返されてしまうため強度の狭窄が生じていると考えられた。このため、六月二六日、患児の母親に対し気管内挿管では事故抜管の危険が高く、生死にかかわる事態が生ずる可能性が否定できないこと及び気管切開による呼吸管理を検討することを説明した。」

「七月八日、両親に気管切開をすすめ、その同意を求めた。しかし、同月一四日、母親から気管切開は見送ってほしいとの意見が述べられた。その際、母親は事故抜管による生命の危険があることは承知しているとのことであった。」

「この間、事故抜管が何度かあり、また被告病院は気管切開をすすめていたが、理解が得られないまま経過した。被告病院としては、理解が得られるまで、気管内挿管により最善の呼吸管理をしながら、気管内挿管では呼吸管理に限界があり、気管切開をすすめていた。しかし、一一月五日、県立こども病院への転医を希望し、被告病院もこれに同意し、紹介状を作成、患児の母親に手渡した。このような経過のなか、転医前の一二月五日、本件事故が発生してしまったものである。」

この病院側の主張は、事故原因を巧妙にすりかえていた。まるで、気管切開に同意しなかったから事故が発生したかのような主張である。しかし、そもそも原因は「事故抜管」ではない。挿管されていたチューブ内部が痰で詰まり呼吸できなくなってしまった事故であって、病院の気管チューブ管理上のミスが事故の原因なのである。

その点については、次のように主張している。

「また、チューブ内の詰まりを防止するための吸引は、毎日平均して一時間に一回程度行っており、さらに呼吸音等をききながら右以外にも適宜行っている。本件事故発生日である一二月五日に関していえば、午前一時から同八時三〇分までの間に吸引を五回、チューブ内洗浄と吸引を三回、午前八時三〇分から午後一二時までに吸引を三回行っている。午後一二時から同一時二五分までの間には特に記載はないが、事故発生のため記載が漏れたためと考えられる。」

しかし、「特に記載がない」午後一二時から一時二五分までの間に、吸引をおこなっても除去できないほど、痰が詰まっていたのである。「記載漏れ」とは考えられなかった。

それよりも重要なことは、再挿管までに医師は六回も挿管を試みて失敗していた。七回目に、スタイレットを用いてようやく挿管できたのである。

担当医師の証人尋問で、再挿管をおこなったのは、まだ経験の浅い当直医であったこと、再挿管にあたっての挿管困難の経験がなかったこと、主治医などから患児に発生した過去の事故についての説明がなされていなかったことなどがわかった。

気管チューブを抜管して再挿管するときには、気道は浮腫が発生しやすくなっていて、より狭窄となり挿管困難となることがある。そこで、一回目の再挿管が不成功であった場合、二回目に挿管するときにはチューブのサイズをより細いサイズに変え、またより硬いものに変えて挿管するべきであり、かつスタイレットを使用して早期に再挿管するべきとされている。実際に、それまでの抜管事故の際には、細めのチューブに変えて挿管できたことや、硬性チューブに変えスタイレットを使用して挿管できていた。

ところが、不慣れだったためか、当直医は細いチューブに変えずに六回も挿管を試みていずれも成功しなかったのである。

もっとも、この点について病院側は、「医師はチューブの太さを変えてトライしている。」と主張した。当直医に事故の対策についてのカンファレンスがなされていないとの点についても、本件事故前の抜管事故の際、「(何回かは)スタイレットを用いずに挿管されており、具体的指示は必要ないと考える。」と反論した。

「一度挿管に失敗したら細いチューブにする。」との鑑定。

鑑定が求められた。京都府立医科大学麻酔学教室の橋本悟助教授による鑑定が、二〇〇一(平成一三)年六月に、提出された。

鑑定は、「気管再挿管についての被告病院における処置は適切であったか。」との設問に対して、「処置手順はおおむね適切であったといえる。」と判定していた。

しかし、その理由のなかで、「医師の行った処置が極端にまちがっておりその処置のために今回の事態が発生したとは言いがたい。すなわち被告病院の処置はチューブの太さの問題、スタイレット使用の問題、繰り返し挿管回数の多さ等について若干の問題があるもののおおむね適切であったと考える。」と述べ、手放しで適切であったとはしていなかった。

その上で、「もし本鑑定人が同様の状況にあった場合、まず事故抜管でなく気道閉塞と気がついた後（これは医師も認識していた）、4Fr（注・フレンチサイズの4㎜径）のチューブを経鼻にて挿管を試みたかどうかについて述べるなら、おそらく一度は試みたであろうと考える。しかして、それが失敗した場合は早い時期にスタイレットを用いて3・5Frもしくはそれ以下の気管内挿管チューブの経口挿入を試みたであろう。すなわちこれは緊急事態に際してはまずは気道の確保を優先して、しかる後に太いチューブを挿入する方がより安全性が高いためである。」

また、「再度言うが、一度目の4・0Frチューブ経鼻挿管の失敗後の次なる処置には唯一の正解というものは存在しない。が、原告の主張するようにもし3・0Fr程度の硬めのチューブを経口でかつスタイレットを用いてまず挿入すれば挿管は可能であった可能性は高い。かかる後、状態が安定すれば4・0Frないし4・5Frのチューブを試みれば良かったという主張も一般的に正しい考えであるといえる。」と述べて、慎重な言い回しながら医師が六回も挿管を繰り返し試みたことを批判し、一度挿管に失敗したらチューブを細くすること、スタイレットを早く使うべきことを鑑定人は指摘している。

さらに、病院側が気管切開をすすめた行為は、「適切であった。」と認定したが、「一方、気管切開によって生じる不利な点を鑑みて両親が気管切開をためらったのも親の心理として当然であり我々も日々の診療において、このようなケースにしばしば遭遇することでありよく理解できる。そのため一〇月四日の時点で、なぜ原告（母）は気管切開に同意したと言い、医師団は同意したとは取れないと主張する、という不幸な齟齬が生じたかについては鑑定人への送付書類からはその理由は了解しがたい。一〇月四日の時点で同意書が得られておれば早期に気管切開を施行することによって、一二月五日の事態は回避できた可能性は高い。すなわち事前に気管切開による管理を勧めること自体は適切であった。が、その勧め方が適切であったかどうかは鑑定人には判断できる材料がないため意見を差し控えたい。」と、同意の有無に触れている。

患児の母は「一〇月四日に気管切開に同意する旨医師に伝えた。」と主張し、病院側は「同意したのは本件事故後である。」と主張して、真っ向から食い違っていた。

しかし、カルテには、「M、今回抜管して5分でも自分でR出来て、大丈夫そうならもう少し挿管して様子を見てもらおうと思ったのですが、すぐ色悪くなってしまいダメそうなので、こどもにとって一番良い方向へ考えていきたい。気管のことも前向きに考えていきたい。」と母親が述べているとの記載がある。これを素直に読み取れば、以前から医師が強くすすめている気管切開への同意を表明したと受け取れるのである。

そして、その一〇月四日の後、一〇月一三日にも抜管事故が起こっている。少なくともその時点で気管切開についての話し合いをするべきであったと思われる。一〇月、一一月中に気管切開がおこなわれていれば、本件事故は回避できたのである。

鑑定人が、「勧め方が適切であったかどうか」とわざわざ触れたのは、そのあたりの事情に疑念を抱いたからではなかったか、と思われる。

病院側は、なおも「気管切開に同意したわけではない。同意書も提出されていない。医師は、いずれ今後の方針を話すことでムンテラを終了している。ところが、原告らは同月一二日には県立こども病院へ転院させたい旨の希望が出され、一一月一六日には紹介状が渡されている。患者や家族から転院希望が出された以上、気管切開について従前のような説得はできなくなるのは当然であり、現状のまま管理を継続したものである。」と主張したが、裁判所から和解の勧告があり、二〇〇二（平成一四）年六月、病院側が解決金として五〇〇万円を支払うことで和解が成立した。

治療ミス 9

交通事故後のストレス性潰瘍で死亡

交通事故で大腿骨骨折の重傷を負った患者が、ストレス性潰瘍に罹患して死亡したケースである。骨折そのものは、六ヵ月ほどで治癒すると治療に当たった医師も明言しており、それ自体で死亡するというものではなかった。治療上のミスに、強度のストレスから発症した潰瘍に対する治療ミスが重なり、死亡にまで至ったものである。

手術の翌々日に黒色便。

患者は、四五歳の男性である。事故に遭い、入院したのは一九八八（昭和六三）年三月一五日であった。右大腿骨骨折ということで、治療は直達牽引法がおこなわれた。これは、キルシュナー鋼線を刺入して直接骨に力を及ぼし、おもりで牽引するものである。骨片を整復し、骨癒合が完成するまで保持することを目的とする。

ところが、患者はひどく痛がり、その後腫れもひどく、傷口が化膿しはじめた。鋼線を入れてからずっと激痛を訴え続け、二一日になって、「痛みが我慢できない。」と訴えたところ、主治医の整形外科医は不在で、別の外科医が診察した。その結果、化膿しているということで、急遽鋼線を抜き取り、患部を消毒した。「もう一日遅れていたら、足を切断することになったところだった。」と、その外科医師はいった。二二日に予定していた整復固定の手術は、発熱もあったため延期され、二九日におこなわれた。手術はうまくいったということだった。

しかし、数日前から患者は胃の不調を訴えていた。手術の翌々日には、黒色便が出た。検査の結果、下血しているとのことだった。四月二日にも、真っ黒な血便があり、「月曜日（四月四日）に胃カメラの検査でもしよう。」と医師はいった。

四月三日午後八時半過ぎに、患者は多量の黒ずんだ色のレバー状の血を吐いた。そのため、午前一時過ぎ、緊急手術がおこなわれることになった。

手術直前に、患者の妻が「どうしてこのようになったんですか。」と尋ねると、外科医師は「原因は事故による心因性の潰瘍です。カメラで見たところ、多量の出血で中の様子がわからない。出血を止めるために手術します。」と答えた。そして、手術後、「どこから出血しているかわからない状態なので、多めに胃の四分の三を切り取りました。四～五〇〇〇ccの輸血をしました。」との説明がなされた。

午後二時過ぎ、「患者が覚醒して痛みを訴えはじめた。」との看護婦の話だったが、午後五時二五分、ＩＣＵに家族が呼ばれ、「突然容態が変わり、患者の心臓が停止した。」と告げられた。心臓マッサージと酸素吸入がおこなわれていた。結局、患者は意識不明のまま、四月一二日に死亡した。

訴訟を提起したのは、一九八九（平成元）年二月である。患者遺族側は、「骨折に対する治療方法が適切でなかったため、患者に無用の苦痛ストレスを与えてストレス潰瘍に罹患したものだが、潰瘍に対する治療を怠ったため死亡に至った。」と主張した。

病院側は「ストレス潰瘍ではなく、ＡＧＭＬ」と反論。

これに対し病院側は、「患者の疾病はストレス潰瘍ではなく、急性胃粘膜病変ＡＧＭＬである。」と主張した。

「潰瘍の存在は全く認識されておらず、切除した胃及び十二指腸からは出血性のただれ（急性出血性胃炎、十二指腸炎）が認められている。」、「このように広範囲の出血性のただれが認められる以上、強力なH_2ブロッカー（ガスター）でさえ止血できないことからいかなる時期に手術を行っても救命できたとは言えない。」というのであった。

また、「他の患者に比べ疼痛の訴えが多かったが、それは、安静を保つことが疼痛の軽減になるとの医師の説明を何度も受けていたのに、すぐに足を動かして悪循環を繰り返したからであり、病院としてはその都度、鎮静剤の投与などで対処した。細菌感染も、患者の体動によって露出した鋼線部分が皮下に出入りした際に発生したもので、鋼線の刺入時ではない。」

そして、「吐気、胃部不快感を訴える患者に、一応胃潰瘍を疑って、抗潰瘍剤を処方しているなど、治療上の落度はまったくない。」というのだった。

疼痛、激痛を訴え続けたのは患者がわがままで、医師の指示通り安静にしなかったことに責任がある、というのである。医師としての責任放棄といってよい驚くべき主張だったが、ストレス潰瘍を否定し、ことさら「ＡＧＭＬ」なる用語を持ち出してきたところに、まるで特別な疾病であるかのような印象を与えようとする意図が露骨にあらわれていた。難解な医学論争に持ち込み、論点を曖昧にしてしまおうとするのは医師側の常套手段といってよい。しかし、この場合、急性胃粘膜病変ＡＧＭＬの一部の疾病がストレス潰瘍であるのだから、無意味な主張といえた。

主張の整理も進み、担当医師らへの尋問もおこなわれるなかで、争点も絞り込まれていった。

まず、吐気や胃の不快感を訴えはじめたときに、ストレス潰瘍を疑わなければならないのに、痛み止めの薬として漫然とインダシンを連日投与していた。この薬剤は、副作用としてストレス性胃潰瘍の発症が考えられており、投与にはよほどの注意を要するものだった。さらに、固定手術の翌々日、三月三一日には同様の副作用があるサクシゾンという薬剤も投与している。これらが、すでに発症していたストレス潰瘍を悪化させる要因になったことが推測された。

一方、病院側は胃潰瘍に対する処方をしていたと主張するが、マーロックス、マーズレンといういずれも抗潰瘍効果としては弱い薬しか投与されていなかった。そして、四月二日には朝からタール便が三回にわたって多量に出ており、明らかにストレス潰瘍による上部消化管出血を予見すべき症状を呈していたのである。この四月二日の時点で、すみやかに内視鏡検査を実施し、適切な治療を施していれば救命された可能性は高かったといえる。しかし、この日が土曜日だったことで、「月曜日に検査しましょう。」との方針になったのである。二日の午後一時半頃に診察して以降、翌日午後八時半過ぎまでまったく診察はなされていなかった。

四月三日の経過は次のようであった。午後六時半過ぎ、患者が三九度の高熱ということで、看護婦から自宅にいた主治医に電話があった。主治医は、解熱剤の投与を指示したのみである。午後八時半過ぎ、意識朦朧、消失（ショック状態）となり、当直の外科医に看護婦から連絡をした。吐血もあり、ただちに血液検査と輸血の準備がおこなわれ、午後一〇時、輸血を開始。午後一一時二〇分、緊急内視鏡実施。胃内に血液、凝血塊多く、出血点の確認できず。四月四日、午前一時過ぎ、緊急手術開始。内視鏡で潰瘍見当たらず、胃全体から血液が湧き出る感じであった。二回にわたって切除。亜全摘手術とした。

鑑定は、「前向きの医療の空白」と厳しく指摘。

病院がおこなった治療についての臨床医学上の適否、投与した薬剤の当否について、鑑定が求められた。

一九九二（平成四）年七月、国立病院名誉院長の外科医師による鑑定が提出された。鑑定は、治療についてはほぼ妥当とする、病院側にきわめて同情的な姿勢であったが、重大な問題点も浮上した。「四月二日の下血の際」に「内視鏡よりもすぐ血液検査を行ってどの程度出血があったかを診断し新鮮血輸血を行うのがベスト」というのであった。血液検査をおこない出血量を確認して、新鮮血の輸血をおこなうことが先決であったというのである。

鑑定人尋問でも、血液検査は「下血した場合、外科医だったら反射的にやるくらいですね。」ときっぱり言明したのであった。血液検査をしていないことの過失が明らかになってきた。もっとも、これは「整形外科医だからやっていなくても仕方がない。」という証言であり、本件の場合は消化器外科の医師が担当していたと指摘されるや、「四月二日は土曜日だから、検査しなくても仕方がない。」との証言にすり替わっていった。

この鑑定人は公平性に欠けると裁判所も疑念を抱いたようで、その後、原告側からの再鑑定の申請を裁判所が認め、横浜市立大学の杉山貢救命救急センター長による鑑定が提出された。

鑑定は、患者の死亡原因について、「胃出血が原因で起こった出血性ショックによる多臓器機能不全が死亡の原因と考えられる。」とし、「問題は下血が起こってからの対応であり、タール便が出た場合は上部消化管からの大量の出血があることが予想されるので、すみやかに内視鏡検査を行い出血部位及び出血の状況を確認し、平行して血液検査により貧血の程度を判定しなければならない。その後の状況で輸血による貧血の改善と止血処置を行わなければならない。しかるに内視鏡検査、血液検査はなされず、その後もタール便は続き、貧血状態も進んでいるのに四月三日の夜に患者がショック状態になるまで前向きの医療の空白が原因と考えられる。」と、厳しく指摘した。

そして、「手術が行われた時にはショックのためにすでにＤＩＣ（播種性血管内凝固症候群）、多臓器機能不全に陥っており、このために術後の経過は不良であり、出血を更に助長した感がある。内視鏡検査が行われなかった理由について主治医は『疼痛のため側臥位をとるのが困難である。』『仰臥位で内視鏡検査を行うと嘔吐しやすい。』などと述べているが出血の重大さに比べれば、このような理由は問題でなく、当時のとりまく環境（日曜日、時間外など）と前向きの姿勢の欠如と思われる。最初に下血を認めた時に速やかに反応し、前向きに対処していれば救命の可能性はあったかに思われる。」ということで、病院の過失はいっそう明確になったのである。

再鑑定提出後、裁判所から和解勧告がおこなわれ、一九九六（平成八）年五月、和解が成立した。和解金は、交通事故の相手方から自賠責保険による死亡保険金二五〇〇万円がすでに支払われていたため、三五〇〇万円ということになった。

第六章 出産事故

出産事故 1

児頭・骨盤不均衡を見逃し脳性マヒの障害

地域の基幹病院で、検査が不十分だったため、児頭・骨盤不均衡を見逃し、仮死状態で生まれたこどもが脳性マヒの障害を負ったケースである。「分娩監視装置できちんと観察していれば、早期に胎児仮死を発見し適切な処置が取れた。」と、鑑定人が厳しく指摘した。

漫然と吸引分娩方法を採用。

患者は三五歳の初産婦であり、いわゆるハイリスク妊娠、ハイリスク分娩であった。妊娠中はとくに問題もなく経過し、一九八六（昭和六一）年九月四日、夜中に陣痛が始まったので、明け方入院した。この病院は、比較的規模の大きい地域の基幹病院であり、高年齢出産を主に取り扱うこととして、通常妊婦の分娩は受け付けない方針で運営されていた。高年齢初産の患者にとっては信頼のおける専門性のある病院といえた。

患者は、入院の約一時間後、午前六時三〇分に破水（早期破水）している。しかし、その後、なかなか子宮口が開かず、ようやく全開となったのは午後九時であった。じつに一五時間三〇分も経過している。この間、午前八時半に一回医師の診察があっただけで、午後一一時までいっさい医師は関与していない。

全開から二時間経っても生まれそうになく羊水の混濁も見られたので、助産婦が医師に連絡し、急遽、医師は吸引分娩をおこなったが、生まれたこどもは仮死状態で、重度の障害を負ったのである。生まれたときの羊水は泥状であったという。

患者はその後、一九八八（昭和六三）年八月に第二子を慶応大学病院で出産したが、ここで「児頭・骨盤不均衡」（CPD）と診断され、帝王切開で無事出産をおえている。第一子の場合もそうであったと考えられ、だとすれば明らかにそれを見逃した医師に過失があったということになる。

こうしたことから、「こどもが、仮死状態で生まれ、脳性マヒの障害を負ったのは、病院が検査を十分に尽くさなかったため、児頭・骨盤不均衡を発見しなかったからであり、早期に帝王切開に切り替えるべきところを漫然と吸引分娩方法を採用したことが原因。」であるとして、一九八九（平成元）年一〇月に提訴した。

患者側は、「早期破水から子宮口全開大まで大幅に遅れ、児頭も固定せず浮動状態にあって顕著な遷延分娩を示していたのに、レントゲンなどによる骨盤計測をおこなわなかったこと、そのため児頭・骨盤不均衡の判断を誤り、経膣分娩を強行したことで児頭に器質的障害を引き起こしたものである。」と主張した。

分娩監視装置で継続して観察すべきだった。

これに対し病院側は、「本件患者は正常の時間の範囲内での分娩であり、その間分娩停止もなく児心音の異常な低下もなかったので、CPDはなかった。」と反論、「胎児仮死の原因は臍帯が異常に短かったことにより血液循環が遮断され、低酸素状態に陥ったと推定される。」と主張した。

ところが、医師に対する証人尋問の中で、入院前の診察段階でCPDを疑い、レントゲンによる骨盤計測を考えていたこと、その実施前に陣痛が発来して入院したのでそのままになったこと、分娩はいつでも帝王切開に切り替えることを予想した「試験分娩」としたことなどがわかってきた。

しかも、助産婦に任せきりだっただけでなく、より注意深い観察を要求される試験分娩であることを、指示していなかったことも明らかになった。

そしてさらには、分娩監視装置を午前中に一回、五〇分間使用しただけで、それ以降はまったく使っていなかった。ドップラー胎児心拍検出装置という児心音を耳で聞く器具を妊婦に装着して、一時間に一回程度、助産婦が胎児の心拍数を数えていただけであった。

裁判所は、鑑定を求め、一九九二（平成四）年七月、国立病院医療センターの我妻尭博士による鑑定書が提出された。

鑑定は、「本件でレントゲン骨盤計測を行わずに試験分娩を施行したこと自体が不適切であったという事は出来ない。」としたうえで、「本件の本質的な問題は試験分娩実施中の、分娩進行状況特に胎児の状態の監視体制が適切であったかどうかにあると思われる。」とし、「本件は分娩開始後、常時、分娩監視装置を装着すべき症例であったと判断される。」と結論づけた。「本件ではもし引き続いて分娩監視装置を使用して、胎児心拍数と陣痛の関係を観察し、医師自らが頻回に診察をして進行状況を観察していれば、早期に胎児仮死を診断し適切な処置を取り得た例である。」ということであった。

病院側からは、脳神経外科医師による鑑定意見書が提出された。CT写真の所見からみて患児の脳障害の発生時期は、「少なくとも分娩三—四日以上前と思われる。」という内容であった。

しかし、証人として出廷した我妻鑑定人から明快に否定された。

「午前一〇時頃に測定した分娩監視装置の記録が正常であるのに、それ以前の妊娠経過中に低酸素障害が起こっていたということはありえない。」というわけである。そのことは、鑑定書の中でもすでに詳しく解説されていた。

結局、鑑定人証言が終わった時点で、裁判所から和解勧告がおこなわれ、一九九三（平成五）年三月、和解金五〇〇〇万円で和解が成立した。

出産事故 2

CPDを疑わず吸引分娩にこだわって脳性マヒの障害

このケースも、CPD（児頭・骨盤不均衡）を疑い、それに対応した医療態勢をとるべきところを、吸引分娩にこだわり、そのため胎児仮死を発生させて、脳性マヒによる重症心身障害児としてしまった事案である。

吸引を六回繰り返した後、仮死状態で出産。

生まれたこどもが障害を負っていた場合、母は自分の責任と思いがちである。最初から医師のミスを指摘できるはずもなく、疑いを抱きながらも、自分に何か欠陥があったのかと考え、苦しむ例は多い。このケースも、その典型例である。

初めての妊娠で、出産予定日は一九八八（昭和六三）年四月一七日ということであった。妊娠中は何の問題もなく過ごしたが、予定日を二日すぎた四月一九日の昼に、家で破水した。すぐに定期検診を受けている医大病院へ行き、出産間近ということで入院した。

しかし、微弱陣痛ということで、陣痛が進まず、翌二〇日になって、吸引を六回繰り返した後、仮死状態で出産した。体重が三九五〇グラムある男の子だった。

生まれた直後、病院が産婦の母親と夫におこなった説明では、「臍帯が首に巻きついていた。」ということだった。そして、一週間後、産婦の母と夫は、生まれたこどもが「脳性マヒで重度の障害を負っている。」ことを知らされた。

一ヵ月の入院後、こどもは家に帰された。

その後も医大病院に入退院を繰り返したが、一九九二（平成四）年になって国立療養所に入所した。こどもは、手足も動かず口もきけない状態で、酸素吸入しながら一日中寝たきりである。そのころ、療養所で同室になったこどもの親から、その人の子は「病院の過失で脳性マヒになり、裁判を起こして過失が認められた。」という話を、産婦の母が聞いてきた。

それまでは、こどもの障害は自分の責任と思い、介護に精一杯で疑うということも知らずに過ぎてきたが、弁護士を紹介され、相談に赴いてみた。すると、「証拠保全をしてみましょう。」ということになった。そして、カルテ等を検討した結果、病院の過失を問えるケースだということで、訴訟を提起したのである。一九九三（平成五）年八月のことであった。

争点となったのは、脳性マヒの原因は何か、ＣＰＤが予想される症例であり試験分娩（ダブルセッティング）をおこなうべきだったかどうか、適切な時期に帝王切開に踏み切るべきであったかどうか、などであった。試験分娩とは、いつでも帝王切開に切り替えられるよう準備をしておいて、経膣分娩をおこなうことである。

入院時の状況としては、前期破水であり、妊婦の体重が七〇キロと肥満で、子宮底長が三八・五ないし四〇センチメートル、腹囲が九九・五センチメートルで巨大児が予想された。しかも、微弱陣痛がずっと続いていた。そのため、二〇日朝からは陣痛促進剤を点滴投与しているが、陣痛は進まず、クリステレル（腹部を圧迫して胎児を押し出す圧出術）を九回、吸引を六回繰り返し、ようやく午後四時二三分に仮死状態で娩出した。

こうしたことから患者側は、「ＣＰＤを疑い、胎児仮死の兆候が見られたならば速やかに急速遂娩術をおこなうべきところを、発見が遅れたうえに適切に急速遂娩術を施行しなかったために胎児仮死状態を放置し、そのため低酸素による重篤な脳損傷を招来したものである。」と主張した。

ＣＰＤ診断の検査は何もしていなかった。

病院側は、「脳性マヒの原因は分娩以前の段階ですでに胎児に脳障害が発生し、そのため予備能が減少し、分娩時のストレスに耐えることができず、胎児仮死の兆候は明らかではなかったものの、新生児仮死の状態で出生し、脳性マヒが残った。」と反論した。また、「結果として経膣分娩で出産できたのだからＣＰＤではない。」というのだった。

しかし、医師への証人尋問や、主張の整理をしていくなかで、次のような事実がはっきりしてきた。

入院した当日、病院では超音波検査もしていないし、ＣＰＤを診断するためのザイツ法検査もしていない（少なくともカルテには記載がない）。児頭と骨盤の不適合を調べるには不可欠といわれるレントゲン撮影もしていなかった。

一方、その日だけでなく、翌日も午後二時まで児頭は固定していないのである。分娩監視装置の記録においては、午後三時一〇分ころから胎児仮死の兆候があらわれ、午後三時四五分ころには胎児仮死の末期にきていた。また、産瘤（児頭が圧迫されることでできる血腫）の増大もあった。

医学書によると、子宮底長が三六センチ以上ある場合はそれだけでＣＰＤを疑い試験分娩を考えるべきとされている。妊婦が肥満の場合、巨大児が予想される場合、児頭が固定しない場合にはＣＰＤを疑うべきとされている。

ＣＰＤそのものであれば、経膣分娩は不可能となり、境界例では分娩が長引き、微弱陣痛となってストレスが多く、胎児仮死になりやすいとされている。

また、産瘤も、胎児仮死の発生、その他異常状態の発生を考えるべき兆候とされている。あとでわかったとされる臍帯巻絡も胎児仮死の原因となる。本件では、分娩監視装置の装着の仕方が悪かったことによって、診断ができなかったのである。

結局、CPDを疑うべき要素が多数あったにもかかわらず、安易に正常分娩と同様におこなったとしか思えなかった。

微弱陣痛に対しては陣痛促進剤を投与しているが、何の効果もあらわさず、かえって投与後、陣痛はほとんどなくなり停止してしまっている。CPDによる微弱陣痛とすれば、胎児に無用のストレスを与えただけである。それにまた、胎児仮死の兆候があったら、ただちに陣痛促進剤の投与は中止すべきとされているが、午前九時ころから午後四時二〇分ころまで投与し続けているのである。患者側としては、吸引分娩にこだわらずに、午後三時五〇分ころまでに帝王切開をおこなっていれば、重症胎児仮死は避けられたのではないかとの思いを強くした。

「一、二回吸引して、帝王切開に切り替えるべき。」と鑑定。

一九九六（平成八）年一一月、裁判所は北海道大学医学部産婦人科教室の藤本征一郎教授に鑑定を委嘱し、鑑定書は二〇〇〇（平成一二）年三月に提出された。

本件では、提訴から和解成立までに八年かかっているが、その主な理由は鑑定人選任から鑑定結果が出るまでに三年半も経過してしまったという事情がある。鑑定資料は、診療記録等多くあったが、肝心の臨床検査情報などが不足していて、慎重に推定するしかなかった部分も多かったということであり、それも鑑定に時間がかかった原因の一つであった。一例を挙げれば、鑑定人尋問の前になってはじめて、分娩監視記録が鑑定人に渡されているのである。

鑑定資料に不備があったということは裁判所の手落ちというべきかもしれないが、そのため、医大病院の助教授から出された意見書で、「鑑定書においてはモニター記録の経過を十分に精査し検討されていない。」と非難を受ける経緯もあった。しかし、新たに渡されたモニター記録を踏まえての証言でも、鑑定内容に変化はなかった。

鑑定では、脳性マヒの原因は、「吸引分娩による頭蓋内出血、および低酸素性虚血性脳症の合併により重症化した。」というものだった。吸引分娩をおこなうことはやむをえないとしても、「一、二回吸引して分娩できない場合は、帝王切開に切り替えるべきである。」ということであった。そして、その時期としては、「午後三時三七分頃を帝王切開術の施行決定時刻として、胎児仮死治療（子宮収縮抑制など）を開始していれば脳性マヒの防止、あるいは程度の軽減は可能であったかもしれない。」としていた。

鑑定はきわめて公平な内容だったが、はっきりしない部分もあるということで、原告からも申請したが、裁判所も積極的に証人尋問をおこなった結果、鑑定内容がより明確になった。

鑑定人尋問が終わった段階で、裁判所から和解勧告がおこなわれ、二〇〇一（平成一三）年三月、病院側も過失を認めて和解金五〇〇〇万円で和解した。

なお、このケースでは、裁判所が鑑定人を選任し、鑑定費用は訴訟救助の対象としてもらえたため、原告は和解成立まで鑑定費用を負担しないですむことができたという異例のいきさつもあった。

出産事故 3

新生児仮死で出産、全身マヒで寝たきりの後一歳三ヵ月で死亡

出産予定日を二週間すぎて出産したこどもが、仮死状態で生まれ、重い脳性マヒの後遺障害を負って寝たきりとなったケースである。脳性マヒの原因が出生時の低酸素によるものということと、分娩監視装置を装着しなかったことの過失が争点となった。こどもは、裁判中に一歳三ヵ月で死亡した。

ＣＰＤを疑うべきなのに分娩誘発剤を投与。

妊婦は三〇歳で、初産であった。一九九三（平成五）年九月九日、住まいに近い産婦人科医院で受診し、予定日は一九九四（平成六）年四月二三日ということだった。その予定日を過ぎた五月七日の朝、破水があったように感じて医院に電話したところ、外来に来るようにいわれ、午前一〇時ころ診察を受けた。その日は、院長が心音を聞き、「バイキンが入って感染するのを防ぐため」といって注射を打たれ、すぐ帰宅した。その夜、五分から三分間隔で陣痛が始まった。

翌朝も一〇分から七分間隔で陣痛があったため電話したが、医院に来るようにとの指示はなく、家にいた。夜、ふたたび陣痛が五分から三分間隔になった。九日の朝、六時に医院に行き、助産婦の診察を受けたが、このときもすぐ

帰宅させられた。この間ずっと陣痛は続いていた。

五月一〇日、午前二時ころ、陣痛が強いので医院へ行き、夜勤の看護婦に診てもらった。午前八時に入院の準備をして来るようにといわれていったん帰宅し、午前九時に入院した。入院してからはお腹が張り裂けそうなほどの痛みだった。一時間毎に錠剤の薬を飲まされた。何の薬なのかという説明はなかった。そして、午後六時二六分に吸引、鉗子分娩でこどもが生まれたが、泣き声をあげず仮死状態だった。

ただちに小児病院の医師が救急車で駆けつけ、転院したが手足が動かず、自力での呼吸も、食事もできず、重度の後遺障害を負って寝たきりの状態となった。

最終月経の初日から満四二週以上になっても分娩に至らないものを「過期妊娠」という。分娩予定日から二週間を経過しても分娩に至らないものであり、胎盤機能も低下し、巨大児なども考えられるなど、分娩の進行上いろいろな障害が起こる恐れがあるとされている。この妊婦の場合、予定日が四月二三日であり、五月八日には過期妊娠というべき状態だった。尿検査の値でも、胎盤機能不全が疑われた。

また、生まれたときのこどもの体重は三九五六グラムであり、巨大児といってよかった。巨大児の場合、CPD（児頭・骨盤不均衡）が起こりやすく、娩出が困難となって胎児仮死の原因ともなりうるのである。五月一〇日のカルテの記載には、「児頭が固定していない」とあり、医師としてはCPDを疑うべきケースであった。

さらには、五月七日に破水し、陣痛が五分ないし三分間隔で発来していたにもかかわらず、一〇日になっても児頭の固定、下降が起こらず、子宮口の開大が不十分だったということは、「分娩遷延」というべきものだった。分娩が開始されてから三〇時間経過しても娩出に至らないものを分娩遷延、微弱陣痛というのである。

したがって、これらの状態から、医師としては分娩中、胎児仮死の発生を予見し、いざというときにはすぐに帝王切開等の急速遂娩術をおこなえるよう、分娩監視装置を装着して注意深く観察すべきであった。ところが、この医院には分娩監視装置の設備があったのに、装着していなかった。

それればかりか、ＣＰＤが疑われた場合は、分娩誘発剤の投与は禁忌とされているにもかかわらず、分娩誘発剤プロスタグランジンの錠剤を六錠投与し、オキシントン五単位を点滴投与していた。また、一九九三（平成五）年の厚生省の指導では、「プロスタグランジンを投与する場合、分娩監視装置をつけるべき義務がある。」とされていた。

こうしたことから、「医師の過失により重度の胎児仮死、新生児仮死を発生させ、低酸素虚血性脳症により脳性マヒを発症させた。」として、一九九五（平成七）年三月、患者側は訴訟を提起したのである。

「先天的異常で脳性マヒになる。」という病院側主張。

産婦人科医院側は、次のように反論した。

「最終月経からの計算上は、五月一〇日は妊娠四二週三日であるが、ＣＲＬ（頭臀長）から修正した実際の妊娠週数は四二週０日であり、過期妊娠ではない。

患者の、破水したらしいとの訴えは、診察の結果、羊水の漏れはみられず前期破水はなかった。診療録に『前期破水』と記載があるのは、保険審査のためであり、事実と異なる。

ＣＰＤについては、巨大児は四〇〇〇グラム以上の場合をさすので、本件は巨大児ではない。分娩は子宮口が開き始めてからは順調に経過し、それほど時間もかからずに骨盤出口部まで下がってきている。『ＣＰＤ？』と診療録にあるのは、確定診断ではなく、保険請求上の病名である。分娩遷延もない。

分娩監視装置（モニター）は、付属するドップラー（心音計）で連続的に児心音を聴取しながら監視している。

プロスタグランジンとオキシントンは、主として続発性微弱陣痛に対し、十分な監視下で適正に使用しているので、過強陣痛等の異常はまったく起こしたことはなく、異常につながるような投与は一切していない。」

ドップラー心音計から聞こえる児心音を、産婦とともにこどもが生まれるまで確認していたが変調はなかったとも主張し、したがって新生児仮死となった原因は特定できないというのであった。

そして、「胎児仮死、新生児仮死がなくても脳性麻痺や発達障害を起こす例があり、それは先天性中枢神経系の異常による脳障害であるといわれており、反対に、胎児仮死、新生児仮死があっても、必ずしも全例が生後に脳性麻痺や発達障害を起こすわけではない。」というアメリカでの報告を引き合いに出し、あたかも本件の場合、先天的異常が原因であるかのような主張を展開した。またその場合、分娩監視装置をつけていても、異常を発見できる可能性は小さいというのであった。この主張は、同様の裁判では必ずといってよいほど病院側から提出されるものである。

証人尋問で、産婦人科医院の院長は、分娩監視装置をつけない理由を、「妊婦が嫌がることと、使わなくても問題は生じなかったからだ。」と弁解した。長年使わずにお産をしてきたのであり、不慣れな機械は使いたくないということのようであった。

しかし、患者側から、分娩監視装置を装着していなければ、胎児仮死の徴候とされている「遅発一過性徐脈」や「高度変動一過性徐脈」、「胎児心拍数基線細変動の消失」などはわからないという点を指摘されると、院長もそれは認めざるをえなかった。

遅発一過性徐脈とは、胎児の低酸素状態が重症になると子宮収縮の極期よりも遅れて、子宮が弛緩しはじめたころに胎児の心拍数が徐脈を呈するようになることをいい、徐脈の程度も一〇〇／分以下になると重症胎児仮死の徴候のひとつとされている。陣痛と胎児心拍数との関連でわかるものだけに、分娩監視装置の記録で読み取る必要がある。

高度変動一過性徐脈とは、徐脈の開始が陣痛開始に比べて早かったり遅かったりして不定であり、徐脈の波形が変動するもので、胎児仮死の徴候であり、臍帯巻絡等による臍帯圧迫等によって起こるとされている。

胎児心拍数基線細変動の消失も胎児仮死の重要な徴候である。胎児の基準心拍数曲線は、頻脈と徐脈を起こす二つの中枢がたがいに拮抗することで一定の細変動を示し、ギザギザの曲線が得られるのだが、低酸素状態（胎児仮死）によって障害を受けると、この細変動が減少、または消失して滑らかな曲線になる。これは記録紙に残さなければ判断できないものなのである。

「酸素不足が原因。」と小児病院医師の証言。

この患者の場合、過期妊娠であり、前期破水しており、胎盤機能不全があり、巨大児（三九六五グラム）でCPD（児頭・骨盤不均衡）が疑われ、分娩遷延であったうえに、分娩誘発剤プロスタグランジン、オキシントンも投与していたことを考えると、分娩監視装置の装着は不可欠であった。過期妊娠についても否定していたが、分娩予定日を修正したのは裁判になってからであることを、院長は尋問の中で認めた。

新生児仮死となった原因をめぐっては、「生まれるまでドップラーの児心音に異常はなかったのであり、原因は不明。」とする医院側に対し、患者側は「分娩中の酸素不足による胎児仮死が原因であることは明らか。」として争った。

こどもが転院した小児病院の主治医が証人として証言した。医師は、「いずれかの時期に赤ちゃんに対して十分に酸素がいかなかったことが原因で、低酸素性虚血性脳症になった。」と証言し、先天的な異常があったかどうかとの質問に、「少なくともわれわれが診ていた間にそういうことを疑わせるものはなかった。」ときっぱり否定した。

小児病院医師の証言が終わった段階で、裁判所から和解勧告がおこなわれ、医院側も過失を認め、和解金三〇〇〇万円で和解が成立した。鑑定をおこなわずに和解に至ったのは、転送された病院の医師の誠実な証言が決め手になったのである。

このケースは、分娩監視装置があるのに使わなかったというものだが、陣痛促進剤を投与していながら使わないというのは理解に苦しむところである。だが、分娩監視装置を使わない医師は、けっこういるとも聞く。陣痛促進剤を投与する場合には、分娩監視装置を装着することを徹底すべきであろう。

出産事故 4

高度医療機関で分娩誘発剤により脳性マヒの障害

分娩誘発剤（陣痛促進剤）には種々の副作用があり、とくに注意すべきものとして過強陣痛、胎児仮死があるといわれている。したがって、薬剤投与中は分娩監視装置等を装着して、胎児心拍数と子宮収縮を監視する必要がある。とりわけ、薬剤投与の開始当初に発生することが多いので、開始初期の監視は厳しくしなければならないとされている。本件は、自宅で破水した妊婦が、病院で分娩誘発をされたところ胎児仮死となり、帝王切開で出産したがこどもは重度の脳性マヒ障害を負ったケースである。分娩誘発剤を使ったことによる事故は少なくないが、この病院が地域における高度医療機関であるところが注目される事例である。

異常を発見してから分娩監視装置を装着。

初めての妊娠で、出産予定日は一九九一（平成三）年六月一日ということだった。妊娠中に、頚管無力症で頚管縫縮術を受けた。その抜糸予定日の五月二四日、家で破水したのではないかと思い、病院に電話したところ外来のほうに来るようにいわれた。

病院には午前九時半ころ着いたが、昼まで待たされ、一二時ころ診察を受けて、破水しているということで入院した。

午後一時ころ、分娩誘発剤（プロスタルモンF）を投与され、その途端に頭全体がしびれ、息が苦しくなってきた。また、下腹部も痛くなってきたのでそれを訴えると、「痛くなる薬だからいいのよ。」といわれ、我慢していた。ところが、午後一時半過ぎになって、助産婦が胎児の心音を調べたら「おかしい。」ということで分娩監視装置を装着し、医師が診察したところ、「胎児仮死となっているのですぐ手術をする。」といわれ、帝王切開をされた。こどもは仮死状態で生まれ、県立こども医療センターに転送されたが、脳性マヒの重度障害が後遺症として残った。

このケースで問題となるのは、分娩監視装置の装着時期であった。

その理由は、妊婦は前期破水があり、分娩誘発剤による陣痛誘発をしているため、過強陣痛が起こる可能性が高く、その過強陣痛によって胎児または臍帯の圧迫が発生する恐れが大きいからである。臍帯が圧迫されると胎児仮死をまねくこともある。

胎児仮死を早期発見するには、陣痛と胎児の心音を継続的に計測することであり、分娩監視装置がベストの方法とされている。この装置によって連続的に陣痛と胎児心音との関連性もわかり、その数値から初期段階で胎児仮死が判断できるのである。

胎児仮死は、時間が経過すればするほど高度となり、新生児仮死となる危険性が大きくなる。それゆえに、分娩監視の重要性が強調され、分娩監視装置も開発されたのである。

したがって、分娩誘発剤を投与すると同時に分娩監視装置を装着して、十分な注意を払うべきであった。装着したのは異常状態となってからで、すでに胎児は仮死状態にあったものであり、異常の発見が遅れ、低酸素症による脳損傷を引き起こしたのである。

患者側は、「病院がもっとよく注意して観察し、もっと早く帝王切開をしていたらこどもに障害は出なかった。」として、一九九二（平成四）年九月、訴訟を提起した。

「早く胎児仮死を発見していれば障害も軽く済んだ。」と鑑定。

これに対し病院側は、次のように主張した。

「分娩誘発剤の投与に当たっては事前にドップラー胎児診断装置による児心音の測定で異常がないことを確認しており、午後一時ころ点滴を開始し午後一時二〇分ころまで腹緊も出血もなく順調に経過したところ、同時刻ころ初めて顔面紅潮、息苦しさおよび全身がカーッとなったことを訴えたため、側臥位をとらせ、深呼吸を促すとともに点滴速度を減少させ、点滴内容を分娩誘発剤入りのぶどう糖から単味のぶどう糖に変更するなど適切な処置を施したところ、患者は『楽になった。』といった。」

そして、「胎児の異常状態の発生時点、発生原因等については不明」であり、「仮に分娩誘発剤の投与を開始した時点において分娩監視装置を装着したとしても、本件よりも早期に本件胎児の異常を発見し得たか否か、また仮に異常を発見し得たとしても原告ら主張の脳性麻痺が防止し得たか否かは不明というほかない。したがって、分娩監視装置の不装着と原告ら主張の障害との間に因果関係は認められない。」というのであった。

あたかも、分娩監視装置を装着しようがしまいが、結果に影響がないかのような主張である。しかし、実際には、使いたくても使えない事情があった。この病院では通常、分娩誘発は陣痛室でおこなわれることになっていた。分娩監視装置はその陣痛室に二台あった。しかし、この日、陣痛室の二床は妊娠中毒症の妊婦と予定日超過の妊婦が使っていた。そこで、酸素供給設備もない病室のベッドで誘発剤の投与が開始されたのである。

児心音も午後一時に聴取した後は、一時二〇分に妊婦が苦しがっているという連絡を受けるまで測定しておらず、そこではじめて心音を測って下がっていることに気づいたのである。

妊婦を分娩室に移し、酸素を投与するなどの処置をして分娩監視装置を着けたのは一時半以降で、高度な胎児仮死の状態が確認された。医師が診察し、緊急に帝王切開することを決定したのが一時四五分ころであり、帝王切開により娩出したのは午後二時二三分であった。異常を発見してから一時間も経過しているのは、いかにも遅いといわざるをえなかった。

これらの事実は、医師、助産婦の証人尋問などで明らかになってきたのである。

しかし、過失を認めるには決め手に欠けると考えたのか、裁判所は鑑定を求めた。

筑波大学の岩崎寛和名誉教授による鑑定が提出された。

鑑定は、分娩誘発剤投与に際しては、「胎児心拍の連続的監視は絶対必要条件である。」として、分娩監視装置が使えない場合はドップラー心音計で「五―一〇分間隔の聴取が推奨されている。」ということであった。胎児仮死の発生は、分娩誘発剤の点滴開始後、患者が顔面紅潮、息苦しさを訴え、児心音の低下が確認された時点ではじまったと推定した。しかも、誘発剤の点滴速度が、「開始速度としてはやや多い。」というのであった。そのため「副作用として過強陣痛の他に、循環器系の副作用として顔面紅潮、血圧上昇または下降、頻脈などが記載されており、後者は本件患者の症状と酷似している。」として、「これらの副作用が胎盤循環を障害して胎児仮死を招来した可能性も否定しえない。」と、分娩誘発剤の副作用を示唆した。

そうした可能性のほかに、このケースでは特異な臍帯巻絡があり、それが胎児仮死の主たる原因になっているともいうことであった。

臍帯巻絡は、ふつうは頸部にあるものが多いが、本件では、肩から股にかけての躯幹への巻絡であり、臍帯が圧迫されやすく、また「胎児下降に伴い、臍帯の牽引ならびに伸展が一層強まって、その循環障害が生じたものと推定される。」として、胎児仮死は「過強陣痛がなくとも、自然の陣痛による分娩進行に伴って生ずる可能性がある。」というのであった。

もっとも、この点については証人尋問で、「臍帯巻絡のみが原因ということではなく、臍帯巻絡の状態にあったところに過強陣痛もしくは強度の子宮収縮が発生したことにより酸素供給不足になり、胎児仮死に陥った。」と補足された。

そして、「臍帯巻絡があった場合には、分娩監視装置で記録していたならば変動一過性徐脈という形であらわれることがある。」と鑑定人は証言し、いずれにしても「早期の段階で胎児仮死を発見し、なるべく早くに赤ちゃんを外に出していれば障害の程度が軽くなった可能性はある。」とも明言したのである。

裁判所から和解勧告があり、一九九七（平成九）年七月、和解金七〇〇万円で和解が成立した。この和解金額は、胎児仮死の原因として臍帯巻絡があったこと、程度はともかく障害そのものは避けられなかった可能性が大きいことなどが考慮されたのである。

出産事故 5

分娩監視装置を使わず、陣痛促進剤の副作用で脳性マヒの障害

個人の産婦人科医院における出産で、陣痛促進剤の副作用によって胎児仮死となり、脳性マヒの重度障害の後遺症を負った事案である。この病院もまた、分娩監視装置があったのに使わなかった。これからの産婦人科病院には、分娩監視装置の使用を義務付けるべきであろう。

副作用で過強陣痛、胎児仮死。

妊婦は二六歳で、初めての妊娠であった。妊娠中は何の問題もなく、出産予定日は、一九九二（平成四）年八月二八日ということだった。

八月三一日、午前八時ころに陣痛が始まった。すぐに定期検診を受けていた産婦人科医院へ行き、診察を受けた。すると、子宮口が二・五センチメートル開いているが、まだなので陣痛が五分間隔になるまで自宅にいるようにといわれ、いったん帰った。

陣痛が強くなり、午後七時三〇分ころ、病院に入院した。子宮口は八センチメートルに開大し、陣痛は五分間隔にきていた。その後、陣痛室で陣痛が一分間隔になるまで待ち、午後九時三〇分ころ分娩室に入った。

その後、助産婦が内診して破水させた。そして、助産婦は、「早く生ませましょう。」といって、注射を打った。妊婦が「何の注射ですか。」と聞くと、「陣痛を強くする薬です。」とだけ説明された。この注射を打ったときには、医師はおらず、分娩の最後のときに来ただけであった。また、分娩室では分娩監視装置をつけず、ドップラーによる胎児心音の計測もしていなかったという産婦の記憶である。

こどもは、午後一〇時二一分に生まれたが、仮死状態だった。そこで、すぐに国立病院に転送され、一九九二（平成四）年一二月まで入院していた。脳性マヒの重度障害ということで、手足が動かず口もきけない状態で、その後は自宅で両親の介護を受けることになった。

こどもが五歳になった一九九七（平成九）年九月、病院側に過失があったのではないかということで、両親は訴訟を提起した。

原告側は、「陣痛促進剤を投与する必要性がなかったのに、陣痛促進剤アトニンOを注射した。アトニンOを投与する場合は、点滴でおこなうべきであるのに、注射の方法でおこなった。薬剤の使用目的、副作用等について十分説明し、承諾を受けて投与すべきであるのに、何らの説明もしなかった。陣痛促進剤には過強陣痛、胎児仮死等の副作用があるのだから、分娩監視装置を装着して胎児心拍等の監視を厳重におこなうべきなのに、分娩監視装置を着けなかった。」とし、それらの過失によって、「胎児仮死の発見が遅れ、かつ、急速遂娩をおこなわなかったことにより、重度の胎児仮死、新生児仮死を発症させ、その結果、脳に酸素欠乏をきたし、低酸素性脳症を発症させた。」と主張した。

陣痛促進剤を投与する理由はなかった。

病院側は、「本件症例は、胎児仮死ではなく新生児仮死であった。」と反論した。

「胎児心音は終始正常であり、羊水も混濁がなかったことから、胎児仮死を引き起こしていたとは認められない。したがって、胎児仮死の早期診断とか急速遂娩を怠った過失などもありえない。」というのである。そして、「出産するまで児心音が正常で仮死状態を認めるべき所見がなく健常であったと考えられるにもかかわらず、娩出直後の新生児仮死が生じていたことは、分娩出産の過程に問題があったのではなく、こどもそのものが先天的に有していた何らかの素因によって脳性麻痺などの障害が生じていたことによると推測することができる。」というのであった。

陣痛促進剤の投与については、次のような主張をおこなった。

「陣痛促進剤アトニンOを投与したのは、破水が起こると陣痛が弱まって分娩が長引く恐れがあることから、予防措置として点滴をおこなった。したがって、陣痛促進剤投与の適応はあった。投与方法は、注射ではなく点滴である。説明義務は、助産婦が陣痛を強くする薬ですと説明したことで足りる。分娩監視装置を装着しなかったことは認めるが、これに代えてドップラーによる胎児心音の計測を実施している。ドップラー聴音器による児心音の計測は約五分毎に陣痛の間欠時に実施し、胎児が正常であることを確認している。」

また、分娩監視装置を装着しなかったことについて、「アトニンO等の点滴投与の場合において、必ず分娩監視装置を使用すべきであるとする見解も、平成四年の時点における一般的医療水準ではなかった。」と主張した。

陣痛促進剤の投与方法が注射であったか、点滴でおこなったかは、産婦の記憶と病院の主張とが対立した形だが、「点滴による投与であったとしても、陣痛促進剤を投与した過失は変わらない。」というのが、患者側の主張であった。

病院側は、破水が起こると陣痛が弱まるからと主張したが、破水があると陣痛が強まることはあっても弱まることはないというのが医学的所見である。破水が陣痛を起こさせたり、強める性質があることを利用して、陣痛誘発・促進の方法として人工的に破水する「人工破膜」がおこなわれているほどである。

しかも、「助産婦が破水させたのではなく、自然破水であった。」と病院側は主張した。だとすれば、適時破水というべきであって、きわめて正常な破水といえる。その後に陣痛促進剤を投与する理由は何もないことになる。

胎児心音の計測だけでは、仮死はわからない。

分娩の経過は、午後五時ころ陣痛がはじまり、午後七時ころには子宮口がほぼ全開大となり、午後九時三五分に全開大となっている。陣痛は順調に強くなり、全開大となったときに破水が起こっているのである。

一方、陣痛促進剤には過強陣痛、胎児仮死の副作用があるとされている。また、陣痛促進剤に対する感受性は個人差があり、少量でも副作用が発症することがあるともいわれている。だからこそ、陣痛促進剤を投与する場合には、分娩監視装置があるかぎり、装着すべきであるとされているのである。とりわけ、胎児仮死の徴候である「遅発一過性徐脈、高度変動一過性徐脈、心拍数基線細変動の消失」は、分娩監視装置を使用せず、胎児心音の計測だけからはわからない。

それだけでなく、児心音を五分毎に計測したとの主張だったが、看護記録をみると、七時三〇分から九時五〇分までの間に五回しか計測していないようであった。しかも、陣痛時間、発作について午後九時三五分以降は計測しておらず、そのことからみても九時五〇分の児心音計測は疑わしいと思われた。

病院側の主張の破綻は、もうひとつあった。

「胎児仮死はない。」ということだったが、大学病院への転送にあたっての「新生児診療依頼用紙」という書面の、「胎児仮死」の欄に「有」と記載されていたのである。もっとも、これについては「単純な書き間違いである。」と弁解した。「新生児仮死」を示す意図で「胎児仮死」の欄に「有」としてしまったというのである。

分娩監視装置を装着しなかったことについても、弁明がなされた。

「わが国の産婦人科医の間で、分娩監視装置を必ず装着することが望ましいとする傾向が近年の主流とされている状況であるが、必ずしも、これを以って不可欠の医療水準と認めるべきものではない。」として、「入院時において胎児に特段の異常が現れていないときは、特に分娩監視装置を装着させることなく、ドップラー装置で児心音を聴取する方法によることは、決して不適切でもなく、医療水準に反する過誤とされるべきものではない。」というのであった。

当初の主張からはいかにも後退していた。

そして、一九九七（平成九）年九月に提訴してから、主張整理を八ヵ月ほどおこなった時点で、証人尋問をおこなう前に病院側から過失を認めた和解の提案があった。その結果、一九九九（平成一一）年六月、病院側が和解金六三一五万円を支払うことで和解が成立した。

出産事故 6

陣痛誘発剤の副作用で子宮破裂を起こし死亡

陣痛誘発剤の副作用による死亡のケースである。通常以上の量の陣痛誘発剤を投与され、こどもは仮死状態で生まれたがその後回復した。しかし、産婦は分娩中、子宮破裂を起こして出血し、ショック状態となって大学病院へ搬送され緊急手術を受けたが、手遅れで死亡した。陣痛誘発剤の投与方法に問題があり、また出血量が多かったのに処置の不手際があった事案である。

人工誘発する医学的適応はなかった。

患者は二五歳で、初めての妊娠であり、個人開業の産婦人科医院に通院し、妊娠中は何事もなく過ごしてきた。出産予定日は、一九九六（平成八）年一二月二日ということだった。

予定日を三日過ぎた一二月五日、午前八時三〇分に入院した。入院した時点では陣痛の発来もなく、破水もしていなかった。

午前九時三〇分、分娩室に入り、頚管を軟らかくする薬（マイリス）を注射され、ネオメトロ（頚管を広げて分娩を早くする風船のようなもの）を挿入された。そして、分娩監視装置を装着し、陣痛誘発剤アトニンOを点滴投与された。これは、午後二時までずっと投与され続けている。その午後二時少し前、胎児仮死が出現し、二時一三分、鉗子分娩で出産した。

こどもは重症の仮死であったため、人工呼吸等による蘇生術をおこなったところ、まもなく回復した。ところが、産婦のほうが子宮破裂を起こし、出血してショック状態になった。この間、血圧、脈、体温等のバイタルサインの計測はしておらず、二時四二分から計測をおこなったときには、血圧が七五に低下していた。また、分娩中に九九〇ccの出血があり、その後も出血は続いていたが、輸液をおこなったのが三時二〇分ころであった。大学病院へ連絡して、転送したのは三時五五分である。大学病院で緊急手術をおこなったが回復せず、患者は一七日に死亡した。

患者遺族側は、陣痛誘発剤を投与する医学的必要性は何もなかったこと、陣痛誘発剤の副作用等についての説明が十分になされていないこと、投与方法にも過失があるなどとして、一九九七（平成九）年一一月、訴訟を提起した。

患者側の主張は次のようであった。

「陣痛誘発剤アトニンOには、胎児仮死、過強陣痛、子宮破裂などの副作用があることが知られている。したがって、その薬剤の使用は、前期破水で感染徴候が出現した場合や、重症の妊娠中毒症、腎疾患、糖尿病、心疾患、羊水過多症など、医学的適応がある場合とされている。また、投与方法としては、一分間五滴ないし一〇滴から開始し、増量するときは三滴ずつ徐々に子宮の収縮状態を見ながらおこなうべきものとされている。

ところが患者は、前期破水はなく、分娩予定日は一二月二日なので、まだ過期妊娠ということもなかった。前述した疾病もなかった。つまり、人工誘発する医学的な適応はなかった。

投与方法も、一分間一五滴から開始し、その後一分間二五滴、三〇滴と増量している。午後一時以降は過強陣痛になっているにもかかわらず、午後二時まで投与し続けている。

こうしたことから、胎児仮死、過強陣痛、子宮破裂を引き起こし、その後の措置も手遅れとなって出血性ショックから死亡に至った。」

病院側からは、「一一月三日におこなったノンストレステストの結果、潜在胎児仮死の所見が認められた。これは医学的人工誘発の適応になる。」との反論がおこなわれた。

投与方法も、「実際には一分間五滴から開始している。過強陣痛は起こっていない。」とし、「子宮破裂」については否認した。

さらに、患者の出血について、「約四三％の血液が妊娠中に増えるので、一五〇〇ｍｌ以上の血液が妊娠末期に増えている。一〇〇〇ｍｌぐらいの出血では輸血の必要はない。」とし、患者の死亡原因については、「出血総量一五五〇ｍｌ程度では致命的量ともいえないし、出血性ショックとも考えられない。むしろ、現在分娩母体死亡の一位にあげられている肺塞栓によるショックなどではないかと考えられる。」と主張して、因果関係を否定した。

これは、驚くべき主張といえた。

陣痛誘発剤の投与については、「一分間五滴から開始した」との記載はカルテにはなく、九時五〇分の欄に「アト点一五滴／分」とあるのみである。しかも、その後提出された陳述書では、「九時五〇分、硬膜外麻酔を行い、ネオメトロを挿入し、分娩監視装置を装着した。まずアトニン点滴五滴／分で開始し、二〇分後に一五滴にする。一〇時一五分、二五滴に増量、そのまま分娩室で経過をみる。」としていた。かりに五滴から開始したことが事実だとしても、すぐさま一五滴、二五滴と増量したわけである。

出血性ショック状態にあったことを、医師も証人尋問で認めた。

出血に関しては、医学書では、五〇〇cc以上の出血は異常とされ、五〇〇cc以上で輸液、一〇〇〇cc以上の場合は輸液、輸血が必要とされている。医師にとってきわめて重大な事態であるはずだった。「輸血の必要はない。」としながら、実際にはこの病院の医師も輸血用血液の手配をおこなっていた。

出血の経過について、病院側の主張では次のようであった。

「一四時二三分、新生児の蘇生の成功を確認と同時に縫合を開始する。裂傷は意外に広範で重症だった。膣壁（および会陰）の裂傷は縦方向に三ヵ所あり、左右部と中央部とで、三つとも膣円蓋に達しており、中央部は肛門括約筋も断裂していた。縫合中、徐々に出血多くなり、弛緩出血も考えた。奥の膣壁縫合は困難を極めたため、婦長もこどもの処置終了後、手洗い介助し縫合の終了を助ける。この縫合操作にも長時間を要した。その間出血持続を予測し、輸液（子宮収縮剤、止血剤の投与）、子宮部を冷やし、子宮底マッサージをした。」

一五時一五分に縫合終了したが、「そのうち顔色不良、血圧低下あり」となって、医師は輸血用血液の手配をおこなった。

「一五時三五分、腰痛訴え、側臥位にした直後、血圧急下降、脈拍微弱、SaO_2レベル八〇％に急低下し、子宮破裂による腹腔内出血も疑って、患者の転送を決定。患者をストレッチャー（患者移送台）に移動。ストレッチャー移動後、意識レベル急速に悪化し、呼びかけにうなずくも応答なし。」

膣会陰裂傷や頚管の挫滅創といった重症の裂傷は、鉗子による急速遂娩の結果だということである。縫合にも手間取り、かなり多量の出血があったことがうかがわれる。転送後、分娩室で測定した血液量は「一五五〇ｍｌであった。」という。

しかし、輸血は、血液センターに依頼した輸血用血液が届く前に救急車が到着したため間に合わなかった、ということであった。

患者の法医学解剖が慶應義塾大学法医学教室でおこなわれ、その死体検案書では、「死因は分娩に伴う多量出血による出血性ショックに起因した低酸素性脳症と考えられ、多量出血の原因は膣壁裂傷・会陰裂傷および弛緩出血と考えるのが妥当と思われる。」という判定であった。

病院の医療行為の適否についても触れており、「一四時四六分以降血圧は八〇㎜Hg前後で推移し、総出血量も一五〇〇ｍｌとされているのに対して輸液量は一〇〇〇ｍｌのみしか記載がなく、輸血を必要とするほどの状態と判断した割には輸液量がやや少ない印象がある。」としていた。

一九九八（平成一〇）年一〇月、担当医師の証人尋問がおこなわれた。

輸血は必要ないといっていた医師だが、「一〇〇〇ccを超えたら輸血を考える。」ことを認めた。陣痛誘発剤の投与量についても、説得力のある説明ができなかった。また、分娩監視記録から、遅発性一過性徐脈があること、過強陣痛があったことが読み取れると指摘されて反駁できず、計測をはじめたときすでに八〇をきっていた血圧や、尿量の乏しさなどからショック状態にあったのではないかと追及され、それにも反論できなかった。

担当医師の証人尋問が終わった段階で、病院側は過失を認め、一九九九（平成一一）年二月、和解金五五〇〇万円で和解が成立した。

出産事故 7

分娩監視装置の観察を怠り、陣痛誘発剤で脳性マヒの障害――訴訟前和解

出産時、仮死状態で生まれたこどもが、低酸素性虚血性脳症による脳性マヒとなり、重度の脳障害、身体障害を負ったケースである。患者側が訴訟準備をし内容証明を発信したところ、病院側の代理人から連絡があり、三ヵ月ほど話し合いをして和解した。

計画分娩で陣痛促進剤。

二人目の出産であった。二〇〇〇（平成一二）年九月一五日が予定日ということで、実家近くの個人病院の産婦人科に通っていた。前回、痛みがひどかったので無痛分娩で産むことにしていた。八月五日の診察では、「少し大きめだが、順調に育っている。」とのことであった。

九月一〇日に入院し、一一日に計画分娩をするということになった。

一一日朝、陣痛がはじまり、午前七時から分娩台に乗せられモニターを装着して陣痛促進剤アトニンの点滴が開始された。陣痛促進剤は、こどもが生まれる午後五時三五分まで投与され続けた。

午前九時半ころからは無痛分娩のための麻酔も注入された。午後三時半ころの内診で「子宮口が全開しているので

人工破水する。」ということだった。隣の陣痛室でもお産が始まり、助産婦は両方を掛け持ちしていた。午後五時ころ、三回ほどいきんだら頭が出てきたような気がしたので、「出てきた。」と叫ぶと、助産婦が飛んできて、医師を呼びにいった。赤ちゃんの肩がつかえているので、医師がとりあげるということだった。

生まれたこどもは、自発呼吸がなく、仮死状態であった。

医師はあわてて気管挿管等の処置を開始したが、この病院では手に負えないということで市民病院に転送した。分娩時のアプガースコアは一分後四点、五分後五点であった。

翌一二日、市民病院の担当医師から説明があり、「障害が残る可能性が大きい。」ということだった。一三日から一四日にかけて、こどもの体温が下がり危険な状態になったが、一命はとりとめた。しかし、低酸素性虚血性脳症による脳性マヒと診断され、一〇月一四日に退院した。

主治医に説明を求めたところ、「こどもの頭が大きくて難産になってしまった。体重も予想より二〇〇グラムも多かったので出るのが大変だった。」と繰り返すばかりであった。ただ、「分娩中にこどもの心音が三度にわたって下がった。」とも話した。

納得のいく説明を得られなかった両親は、訴訟を決意した。

分娩監視記録を検討してみると、胎児の状態は次のようであったことがわかった。

午後二時ころから早発一過性徐脈がはじまっている。午後二時三〇分ころからは遅発一過性徐脈の状態にもある。

胎児心拍数は、一二〇～一六〇ｂｐｍを正常範囲とするが、午後二時ころから一時的に一六〇を超えるようになり、午後四時一五分ころから心拍数一八〇以上で高度頻脈の状態になっている。

午後四時三五分ころからは、心拍数二〇〇ｂｐｍ以上の、明らかな高度頻脈となっている。午後四時二〇分ころから遅発一過性徐脈の傾向がみられ、午後四時四五分ころからは明らかに遅発一過性徐脈が起こっており、その状態が一五分以上持続して出現している。

こうしてみると、午後二時三〇分ころから胎児仮死の兆候があると考えて帝王切開等の急速遂娩をおこなう準備をするべきであった。午後四時二〇分ころには明らかに胎児仮死の状態であり、一刻の猶予もなく帝王切開をおこなうべき状況にあったのである。

結局、この病院では、分娩監視装置をつけていたにもかかわらず、継続的に観察することを怠ったため、胎児仮死の状態を見逃してしまったのである。

同様の事例で、さまざまな主張をおこない、延々と裁判を続けるケースが多いが、この事案では病院側（代理人）が誠意を持って対応したことで、早期に決着がついた。和解金は七〇〇〇万円であった。

出産事故8

帝王切開が遅れ胎児仮死による脳性マヒ——訴訟前和解

都立病院において、こどもが胎児仮死による脳性マヒになった出産事故だが、本件も訴訟前に決着がついたケースである。

初めての出産で、一九九九（平成一一）年三月七日、予定日を過ぎて入院した。分娩がなかなか進行しなかったため、帝王切開術で出産したが、こどもは仮死状態で生まれ、重度の脳性マヒの後遺障害を負った。

検討してみると、入院時すでに遅発一過性徐脈が出現しており、その後も胎児仮死の状態にあったが、担当医師が自然分娩にこだわったことで、帝王切開の決定が遅れたものであった。

二〇〇一（平成一三）年五月、訴訟を準備して内容証明郵便を都に送付したところ、都衛生局病院事業部から連絡があり、何回か話し合いをした結果、和解金七〇〇〇万円で和解した。

最近は、東京都でもこうした医療事故に関して、医療従事者対策医療法務担当者が検討するようになったようである。病院内の医療事故予防対策委員会検証部会でも検証がおこなわれたという。本件は、病院側が早々に過失を認めて約三ヵ月で和解に至ったが、医療事故訴訟のあり方のひとつの変化とみられる。

出産事故 9

胎児仮死状態の発見が遅れ、重度の脳性マヒの障害

適切な出産管理を怠ったためにこどもが仮死状態で生まれ、処置も不適切だったため低酸素症による重度の脳性マヒの後遺障害を発生させたケースである。病院側は「十分な対応をした。」と主張したが、担当医師の証言によって過失を認めるにいたった。

「濁った羊水を飲んで仮死状態になった。」と医師。

初めての妊娠で、妊娠中は何の問題もなく順調に経過していた。予定日は一九八八（昭和六三）年七月二二日ということだった。

ところが、七月一七日午後一〇時三〇分頃、急に家で破水し、同時に陣痛が始まった。そこで、すぐに定期検診を受けていた産婦人科病院へ行った。病院では、陣痛室に通され、分娩監視装置を装着された。翌朝、午前六時ごろ、だんだん痛みも強くなり、苦しくなってきたので看護婦を呼んだところ、分娩室に連れていかれた。医師はいなかったと記憶している。看護婦から、「苦しかったら力んでください。」といわれ、呼吸法をしながらいわれるとおりにしていたが、しだいに疲れてきてしまった。

午前九時過ぎころ、やっと医師が来たが、そのころから食べ物を吐いたり、腰部の激痛があって酸素吸入を受けた。こどもは少し出かかっているようだった。あまりの痛みに「早くしてください。」と訴えたが、腹部の上に医師二人が乗って強く押したりする以外のことは何もしなかった。その後、看護婦の「羊水が濁っています。」という声を聞き、「強く力んでください。」といわれ、いわれたとおりにしたがなかなか産まれず、だんだん意識がなくなっていった。

こどもは、医師が吸引器で出したが、仮死状態であった。出産時刻は、一八日午後一時五九分であった。保育器内で酸素吸入などを受けて、こどもは何とか息を吹き返したが、出産後一〇時間ほどして痙攣が出はじめ、それがその後一〇日間ぐらい続いた。

医師の説明では、「出産時に濁った羊水を飲んでしまい、それで呼吸ができなくなり、酸素不足から仮死状態になった。」ということで、「なぜそうなったか、原因はまったくわからない。」ということだった。

この病院には専任の小児科医はおらず、週一回外部から医師が来て診察する体制であった。したがって、本件の患児も、小児科の専門医から診療を受けられるのは週一回だけであり、それ以外のときは産婦人科医師が診療していた。患児には抗痙攣剤が投与されていたが、痙攣も徐々に軽快したため、一〇日間ほどで投与を止め、結局二六日間の入院のあと退院した。退院する際に、産婦人科病院の医師は「いまは全然問題がないので、何も心配することはない。」といった。

しかし、一ヵ月後の検診で、医師は「からだが硬い。」ということで聖路加病院を紹介し、検査を受けるよう指示した。聖路加病院で脳波、CT検査などを受け、その後通院して診療を受け続けたが、生後二年九ヵ月になっても、首もすわらず、からだが非常に硬く、物を握ることができず、おもちゃや人の顔を見ても全然反応しない状態で、手足マヒ、精神障害が残る重症心身障害児となってしまった。痙攣も、退院後、一二月から再び出はじめ、それ以降は抗痙攣剤を服用している。

患者側は、「病院医師が分娩監視装置の波形の異常や産婦の状態に十分な注意を払うべきであるのに、これを怠り、胎児仮死状態に陥ったことを発見するのが遅れ、適切に急速遂娩術を施行しなかった過失により、低酸素症による後遺障害を発生させた。」として、一九九一（平成三）年六月、訴訟を提起した。

一二時に胎児仮死の状態だった。

病院側は、「分娩前後の低酸素症による後遺障害であったことは認めるが、これが医師の過失によるとは認めない」として争った。

病院側の主張は、医師と助産婦とで分娩監視装置により絶えず監視が続けられており、「胎児仮死の徴候が著明となった時点でただちに吸引分娩による急速遂娩術をおこなった。急速遂娩術は、子宮口の全開大以前や児頭の位置が高いときにおこなうとはなはだ難航して児頭に損傷を与え、かえって予後の悪いことがある。許される限り児頭の下降するのを待っておこなったほうがよい。一般的にはこの時期に急速遂娩術をおこなっても、仮死よりただちに蘇生してなんでもないことが多い。今回の場合は気管内羊水吸引が多量で、蘇生にやや時間がかかったために、子宮内の低酸素に娩出後の低酸素状態が加算されたことになった。」ということであった。つまり、羊水を多量に飲んでいたことが、結果をまねいたとの主張である。

処置についても、「出産時、こどもは第二度仮死で、混濁した羊水を多量に吸引していたため、ただちに気管内挿管をおこない気管内の羊水を吸引し、気管チューブとバッグを接続して、人工呼吸をおこないながら酸素をバッグより投与した。これにより一〇分後に蘇生し、以後状態は次第に良くなったので、点滴による栄養補給をおこなった。一〇時間後に起こった痙攣に対しては、抗痙攣剤を投与した。この間血中酸素濃度は経皮モニターにより連続的に計測し、随時血液の検査もおこなった。」と、十分な対応であったことを強調した。

ところが、担当医師の証人尋問がはじまったとたんに、その主張があやしくなってきた。

前期破水があった場合、臍帯圧迫の起こる可能性が高い。すると、母体から胎児への酸素供給が不足して、胎児仮死の可能性が出てくる。変動性徐脈が起こった場合、原因として多いのが臍帯圧迫なのである。

胎児仮死の症状としては、「心拍数の異常」、「羊水混濁」、「急な産瘤の増大」といったものがある。分娩経過を見ると、一〇時ころの欄に「混濁（＋）」、一一時から一二時の欄に「混濁」、一一時四〇分に「産瘤形成（＋）」とあり、一二時に「産瘤形成著明」とある。また、一二時の欄に「変動性徐脈」とある。

つまり、一二時の時点で三つの要素が重なり、胎児仮死の状態にあったのである。このことを、担当医師は証言で認めた。

一二時五〇分になると「徐脈頻回」で、状態としてはひどくなっている。また、胎児仮死がわかったら陣痛促進剤は中止すべきなのに、逆に点滴数を増やしていて、これも理解しがたい処置といえた。一方、一二時に子宮口は全開大となっているのだから、遅くとも一二時五〇分の段階で急速遂娩術をすべきだったのである。午後一時五九分まで待った（放置した）のは、いかにも遅い対応であった。

こうしたことを、担当医師は尋問の中で認めていった。そして、仮死状態で生まれた後呼吸が落ち着いたところで、この医師は「ＮＩＣＵのある他の病院へ転送したほうがいい。」と上司の医長に「何度もお願いした。」というのであった。

東京都の場合、新生児救急搬送システムがあるので、やろうと思えばすぐにできたことでもあった。しかし、上司は「それはできない。」とのひと言で突っぱねたという。

仮死状態で生まれた場合、アシドーシスといった体液バランスや、電解質バランスが非常に重要な意味を持つ。そのため、血液ガス分析をおこなってその状態を把握することが必須とされているのだが、この病院ではなぜか漫然と酸素を投与しただけで、血液ガス分析をおこなっていなかった。血液ガス分析装置は、「ＮＩＣＵ（新生児集中治療室）の設備がある。」と院長が胸を張った病院だけに、設置されていた。

しかし、新生児室担当の医師への尋問で、医師はこう証言した。

「こういう症例はしょっちゅう起こるわけではなく、血液ガス分析装置はもう長い時間電源を切っていますので、それをスタンバイさせて微調整して機械を作動させるというのもある程度時間がかかる。それから、その検査値の信憑性がどれだけあるかというところもやはり少し問題が出てくると思うんですね。」

ほかの種々の検査もほとんどが外注に頼っていたこともわかった。つまりは迅速な対応がとれる態勢になっていなかったということである。

さらに決定的なミスといえたのが、患児の痙攣に対する処置であった。痙攣が起きたのは、午前一時半だった。抗痙攣剤が投与されたのは午前九時一五分であり、じつに八時間後だったのである。この間、まったく何の処置もしていなかった。

新生児室担当の医師は、午前一〇時からの勤務であり、この間の事情は知らなかった。すべて、上司の医長が対応したことであった。がしかし、さすがにかばいきれず、「夜中の二時でも三時でも、すぐに救急の処置を始めることが望ましい。」と証言するしかなかったのである。

関係医師たちの尋問が終わった段階で、裁判所からの和解勧告があり、一九九三（平成五）年四月、病院側が六〇〇〇万円を支払うことで和解が成立した。

出産事故10

胎盤早期剥離で死産、産婦も大量出血で死亡

妊娠三三週目に胎盤早期剥離に罹患し、帝王切開による分娩が遅れたため死産となり、産婦も大量出血し、DIC（播種性血管内凝固症候群）により死亡したケースである。裁判が進行するなかで、簡単な検査すらおこなっていなかったことが明らかとなり、病院側も過失を認めるにいたった。

出血があり入院したが、貧血状態。

妊婦は三三歳で、第二子の出産であった。出産予定日は二〇〇〇（平成一二）年一月二六日ということだったが、妊娠三三週目の一九九九（平成一一）年一二月一三日、午前一〇時ころから自宅で出血したため、午後二時ころ、かかりつけの産婦人科医院で診察を受け、入院した。入院時も出血は続き、貧血状態であった。

医院では、分娩監視装置を装着したが、三時以降ははずしてしまった。後に確認したところによると、午後二時五〇分ころの分娩監視記録では、胎児仮死の状態にあった。午後三時ころには、妊婦に下腹部痛があり、午後四時ころ悪寒があった。脈拍の計測はしていなかった。

午後五時一六分、帝王切開をおこなった。死産であった。妊婦は、この手術までに大量の出血をしていた。手術中

の出血量は二六〇〇ccあり、胎盤後方の血腫は五〇〇グラムであった。輸血がおこなわれたのは、手術後の午後六時二〇分である。

重症のDICの症状のまま、翌一四日朝、午前七時四五分に救急車で大学病院へ転送された。一五日には、出血が止まらず、両側内腸骨動脈結紮手術を受けた。しかし、症状は回復することなく、二〇〇〇（平成一二）年一月二九日に死亡した。

母子の遺族は、二〇〇〇（平成一二）年一一月、訴訟を提起した。

遺族側の主張は、「一二三日午後三時ころ、常位胎盤早期剥離を疑い、超音波検査をおこない、NST（ノンストレステスト。分娩監視装置による胎児心拍数モニタリング）を継続しておこない、帝王切開を早期におこない、かつ、止血および輸血、DICに対する検査、治療をおこなうべきであったのに、おこなわなかった過失がある。」というものである。

これに対し、医院側は次のような主張をおこなった。

「一二月一三日午後二時ころ、来院時にすぐに超音波診断法による検査を実施しているのであるが、その時の検査では、早剥の場合に形成されるという胎盤後血腫は確認されておらず、直ちに早剥との診断はできなかった。しかし、やや多めの凝血が認められたことから、常位胎盤早期剥離も疑い、すぐに入院の措置をとり、分娩監視装置をつけ経過観察を行ったのである。

分娩監視装置は、午後二時五七分で中断されているが、それはその頃、排便のため装置をはずし、その後は医師、看護婦による随時直接監視することとしたからであって、決して監視を怠ってはいない。

その後、午後四時二五分、児心音が急に停止したことから、直ちに急速遂娩として帝王切開を決定し、午後五時一六分には帝王切開術を開始している。通常、準備はしてあっても、決定して手術を開始するまでには一時間程度を要するものであるから、帝王切開の開始が遅かったとはいえない。

産婦の出血は、帝王切開時に多く、それ以前はさほどの量ではなく特に輸血を要するものではなかった。帝王切開時には羊水も含め二六〇〇ccの出血があったことから、術後の出血により腹腔内に血液が貯留するのを予防するためドレーン二本を設置するとともに止血剤も投与している。だが、胎盤後血腫も五〇〇グラムあったことから、午後六時五〇分ころ輸血を開始したが、術後も血圧も脈拍も安定していたのであって、輸血の開始時期が遅かったということはない。」

妊娠中毒症の症状だった。

超音波検査について医院側は、「超音波検査を行い、胎盤剥離の徴候はなかった。」と主張したが、カルテにはその結果について何の記載もなく、当然添付されていなければならない写真もなかった。殊に、本件では重篤な常位胎盤早期剥離が起こったことは明白であるのだから、超音波をおこなっていれば、何も徴候がなかったというのは不自然としか考えられなかった。その点を指摘されると、「超音波検査を実施したが、常位胎盤早期剥離のときに認められる胎盤と子宮壁の間に血腫によるエコー欠落部分（エコーフリースペース）は認められず、常位胎盤早期剥離の徴候はなかったのである。エコーフリースペースがまったく認められなかったのであるから、写真で残す必要性もなかった。」というのであった。

ところで、診療の経緯の説明の中で、医院側は次のような事実も明らかにした。

「一二月三日の来院時には、血圧一四一―九二とやや高く、蛋白が（＋）あり、体重増加も認められた。」

「入院時の体温は三五度九分、脈拍七五、血圧一五二―一一二。」

「術前のＨｂ（ヘモグロビン・血色素）は八・三g／dℓ、輸血後は九・三g／dℓだった。」

重大な問題が、ここにあった。

一二月三日の時点で、血圧が一四一―九二と高く、蛋白が（＋）で体重増加も認められたということは、妊娠中毒症の症状と考えられた。妊娠中毒症は、妊娠が原因となって母胎に起こる疾患で、浮腫、蛋白尿、高血圧を主徴とする症候群である。妊娠中毒症が原因となって、常位胎盤早期剥離が起こる可能性があるとされている。

一二月一三日の入院時も、血圧は一五二―一一二と高血圧であり、医師としては妊娠中毒症があると考えるべきであった。とすれば、胎盤早期剥離を起こす可能性があり、また出血があったのであるから胎盤早期剥離を疑って、分娩監視装置を連続的に装着し、胎児の心拍の監視をおこなわなければならなかった。胎盤早期剥離が原因で、胎児仮死が発生することがあるからである。午後三時以降、分娩監視装置をはずしてしまったことの、医院側の弁明は理由にもならないものといえた。

分娩監視記録を検討してみると、午後三時までしか記録されていないが、それによってもすでに胎児仮死の徴候があることもわかった。胎児心拍の正常値は一二〇～一六〇だが、一八〇以上の高度頻脈の状態にあり、かつ、八〇以下の一過性徐脈の状態にあったのである。

また、胎盤早期剥離の場合、外出血ではなく体内での出血を考える必要があり、体内での出血量を調べるには血液検査によって赤血球、ヘモグロビン、ヘマトクリットの数値をチェックすべきとされている。ヘモグロビンが一〇以下、ヘマトクリットが三〇以下ということになると、一〇〇〇cc以上の大量出血があるといわれている。一〇〇〇cc以上の出血があった場合には、現在の医療水準としてはただちに輸血をおこなうべきとされている。術前のヘモグロビンが八・三g／dℓだったということは、まさに胎盤早期剥離による一〇〇〇cc以上の大出血が起きていたということになるのである。

すぐ結果がわかる検査をおこなっていなかった?

ヘモグロビンの検査がいつおこなわれたのかも、明らかではなかった。「術前の検査」としていたのを、「術後の誤りだった。」と訂正したり、「ヘモグロビンの検査は頻繁に行っている。」と主張するなど、うろたえた様子も伝わってきた。

原告側からのその点に関する求釈明に対し、医院側からの回答は次のようであった。

「一二月一三日午後二時二〇分の入院時に血液一般の検査のための採血を行い、採血後すぐに医師会臨床センターに検査依頼をし、定かではないが、午後四時三〇分頃には検査結果が届いて、ヘモグロビンの検査結果は八・九g／dℓ（基準値一二・〇～一五・二g／dℓ）であった。

次に、緊急帝王切開手術決定後、手術前の午後五時二五分頃被告医院で検査を実施し、その時点の検査結果は八・三g／dℓである。

また、午後一〇時二五分輸血終了時に被告医院で検査を行い、その時点の検査結果は九・三g／dℓである。その後の、輸血終了時にもヘモグロビンの検査を実施しているが、残念ながらデータは記録されていない。

翌一二月一四日午前四時一〇分、経過観察のため被告医院でヘモグロビンの検査を行い、検査結果は六・九g／dℓと低かったため、再度輸血用血液の依頼をした。」

血液検査は、白血球、赤血球、ヘマトクリット等については開業医がおこなえないことは一般的だが、ヘモグロビンについては開業医でもできるよう機器を置いている。事実、この医院でも五時二五分以降はヘモグロビンの検査を自らの医院でおこなっている。ここで不可解なのは、午後二時二〇分に採血したものについて、すぐわかるヘモグロビン検査をおこなっていないということである。

その理由は何か。実際には検査をおこなっていたが、午後二時二〇分の検査で八・九g／dℓであることがわかっていたとなると、常位胎盤早期剥離を疑ってただちに治療をおこなわなかった過失が明らかになるため、検査結果を知った時間を遅らせた主張をおこなったということである。

だが、仮に、主張の通り、ヘモグロビンの検査を五時二五分までおこなっていないとするならば、そのこと自体が過失である。入院時に医師としては常位胎盤早期剥離を疑い、内出血について検査するべきだからである。

医院側の反論は、「医師は、血液一般検査後のヘモグロビン検査で八・三g／dℓと下がっていることから、外出血は少ないが内出血が相当量あると考え輸血の手配をした。ヘモグロビンの検査で貧血の程度を知ることはできるが、ヘモグロビンの検査のみで、常位胎盤早期剥離の重症度まで判断できるものではない。」

また、「午後二時三〇分に行った採血の検査結果は、午後四時二五分ころ胎児仮死が生じ、常位胎盤早期剥離の疑いが強まり、緊急帝王切開を決定し、血色素検査を行って輸血用血液を手配した直後の四時三〇分ころに報告を受けている。午前一〇時ころから出血が見られたということだが、入院までに四時間三〇分も経過していることからすれば、出血もきわめて緩徐なものと判断されるので、午後四時、五時ころまで様子をみるのは当然のことといえる。」というものだった。

結局、事態を深刻にはとらえていなかったということなのである。

いずれにしても、医院側は、「患者が、常位胎盤早期剥離が原因で、出血・DICが起こり、死亡に至った。」という事実については認めていた。しかし、DICについての検査、治療も適切ではなかった。治療薬の投与は不十分だった。「被告医院は、大量出血、DICに対する治療措置が適切におこなえないのであるから、常位胎盤早期剥離に罹患していることが明らかになった時点で、適切な措置を講ずることができる高度医療機関に転院させるべき」であったのである。

主張の整理が終わった段階で、裁判所から和解の勧告がおこなわれた。医院側も過失を認めて、二〇〇二（平成一四）年一〇月、和解金四〇〇〇万円で和解が成立した。

出産事故 11

逆子をなおすための外回転術で胎盤早期剥離、こどもは死亡

逆子をなおすということで外回転術を施された二九週の妊婦が、胎盤早期剥離を起こして大学病院へ移送され、帝王切開で出産したが、こどもは死亡してしまったケースである。病院側は、外回転術の実施自体を否認して争ったが、治療処置の不十分さもあり、過失を認めて和解した。

腹部に両手を当て、横に一八〇度押すようにひねった。

第二子を出産予定の二八歳の妊婦が、病院へ定期診療に行った。一九九五（平成七）年六月二八日のことである。妊娠二九週と一日であった。

この日、病院の医師はエコー検査をした後、「逆子だ。」といい、「ちょっとやってみようか、これをやると逆子がなおることがあるんだよね。」といって、診察台に仰向けに寝ていた妊婦の腹部の上と下のほうに両手を当て、横に一八〇度押すようにひねった。これが「外回転術」というものであることは、その日の深夜入院することになって、看護婦から聞いて知った。医師からは何の説明もなかった。

医師は一、二分回してみて、「やっぱりだめだ。」といい、「逆子体操を教えるから。」ということで、看護婦からそ

のやり方を教えられた。

腹部の張りが、帰宅後もずっと続いていたので、通院後に職場に出勤する予定であったが、欠勤することにした。看護婦から、「体操のあとは腹部に張りが起こる。」といわれていたため、体操によるものだと考えていた。

家で横になっていたが、午後五時三〇分ころ、夫が車で家まで迎えに来たので、一緒に長男を皮膚科病院へ連れて行き、そのまま夕食を外ですませて帰宅した。帰宅したのは午後八時三〇分だった。七時ころ、腹部が締め付けられるような痛みがあった。

午後九時ころ、少量の出血があった。どす黒い赤色をしていた。そこで、病院に電話をした。当直の医師が出たので、「お腹が張り、出血が見られたがどうしたらよいですか。」と相談したところ、「ちょっとの出血だったら問題ない。安静にして、明日通院するように。」という返事だった。「こどもがあまり動きませんが。」というと、「こどもだって寝ているときもある。心配要りません。」ということであった。

ひとまず安心して、身体だけシャワーを浴びて就寝した。

午前二時四五分ころ、なかなか寝付けずウトウトしていたが、寝返りを打ったところ多量の液体が出た。驚いて起き上がると、ぼたぼたと垂れるほどであった。液体は、透明で薄い赤色をしていた。破水が起きた、と思った。すぐに病院に電話した。当直医師は「すぐに来院するように。」といった。

午前三時一〇分ころ、夫の運転する車で病院に到着した。婦長が対応したが、夜間診療でもあり受診を待たされ、三時三〇分、医師の診察を受けた。内診をおこなったとき、多量の液体が出た。医師の説明では、「破水である。破水の原因は不明。絶対安静。内診の結果、子宮口は開いていない。」とのことだった。また、「胎児の心音ははっきりしている。大丈夫。」ともいった。

夫への説明では、「一日二日のうちに、帝王切開による出産になる可能性が高い。ただし、当病院で三二週未満のこどもの対応は難しいため、受け入れ先を探します。」とのことであった。

妊婦はそのまま安静状態で朝を迎えた。腹部の張りは続いていた。激しい口渇と数度の嘔吐があった。この間、外部からの様子観察と点滴注射以外の治療はなされなかった。腹部エコー検査も実施されていない。

午前一〇時ころ、大学病院の受け入れが決まり、一一時三〇分、看護婦一名が同乗して救急車で移送された。大学病院では、帝王切開をおこなうということになって、午後二時四五分に帝王切開が実施された。しかし、生まれたこどもは仮死状態であり、すぐに都立病院へ移送されたが、午後四時五〇分に死亡した。

外回転術の適応は妊娠三二週から。

こどもを喪った両親は、一九九七（平成九）年九月、病院に過失があったとして訴訟を提起した。

原告側の主張は、次のようなものであった。

「①妊娠二九週一日で胎児の発育は未熟であり、外回転術をおこなうべきではなかったのに、外回転術を実施した。

②実施するについて、その術式の意味、目的、副作用等について全然説明しておらず、承諾も得ていない。

③外回転術をおこなうと、常位胎盤早期剥離が起こる危険性があるため、実施後はエコー検査、NST（ノンストレステスト＝胎児心拍数モニタリング）等をおこなって十分な経過観察をすべきなのに、それらの検査を全然していない。六月二八日午後九時ころ、少量の出血があったこと、腹部が張ること、強い痛みがあったことを聞きながら来院させなかった。

④六月二九日午前三時ころ、常位胎盤早期剥離を疑い、エコー検査、NSTをおこなうべきなのにおこなわなかった。

⑤胎児仮死の徴候があった場合にはただちに帝王切開による急速遂娩をおこなうべきだが、午前六時の時点でNSTにおいて明らかな胎児仮死であることがわかったにもかかわらず、帝王切開をおこなわなかった。」

外回転術というのは、骨盤位（逆子）を治療する目的でおこなわれるひとつの術式だが、その方法は古典的で、常位胎盤早期剥離を起こすおそれのある非常に危険な方法といわれている。したがって、外回転術をおこなうとしても、その適応は早くても妊娠三二週からとされている。それ以前では、外回転術を施行して問題が生じた場合、ただちに緊急帝王切開をおこなっても、胎児の未熟のため予後が不良であることが多いからである。

そこで、現在の医療水準としては、外回転術をおこなう前提条件は、妊娠三二週であり、経膣分娩が可能なこと、推定体重も問題ないこと、腹壁および子宮壁が十分弛緩していて早産の傾向がなく羊水量が適量であること、胎児胎盤機能に異常がなく臍帯巻絡を認めないこと、以上を充足している場合とされている。

それらの条件を満たしていることを確認したうえで、場合によっては子宮収縮抑制剤を投与後排尿、骨盤高位にし、一〇～一五分側臥位、NSTまたはドップラーで児心音に問題ないことを確認してから児頭を圧排する。また、外回転術後、NSTおよびエコー検査で児心音等、胎児に問題がないことを確認しなければならない。その後の経過観察も厳しくおこない、何か問題があれば緊急帝王切開ができるよう準備しておく必要がある。以上のことを、前もって十分説明しておくべきであることはいうまでもない。

妊娠三二週までに外回転術をおこなうことの意味がないもうひとつの理由は、妊娠中に胎児自身の自己回転で骨盤位が頭位になることが往々にしてあるからである。

こうした医学的前提事実を踏まえて、患者側は、病院には過失があると主張したのである。

ところが、病院側は意外なことに、「外回転術を実施した事実は断じて存在しない。」と真っ向から否認した。「胎児は骨盤位（いわゆる逆子）であったため、エコーの下で外回転術の適応があるか否か診察した。外診にて妊婦の腹壁より胎児を軽く圧迫してみたが、胎児の可動性が悪いようであるため、結局、外回転術は行わなかった。原告は、外回転術の適応がない旨の説明を、外回転術を行ったものと誤解したのではなかろうか。」というのである。

そして、「仮に外回転術により、早剥が起きたなら、外回転術の直後から症状が持続するか、遅くとも三ないし四時間後には劇症になってくるはずであるが、本件ではそのような事実は認められない。」として、「常位胎盤早期剥離は、その発症原因が不明であることが多く、発症の予知も困難である（文献）」とされているから、「本件においても外回転術以外の何か他の原因ないしは原因不明によって、早剥が起こったものと考えるべきである。」との主張をおこなった。

奇妙な弁解というべきであろう。「実施した事実は断じて存在しない。」と強い調子で否認したが、完全否定することのできない事情もあった。

それは、事故後の七月四日、五日に夫の求めに応じて、主治医と当直の医師はそれぞれ次のように説明していた。夫の聞き取りメモなので断片的ではあるが、要点は押さえてあると思われる。

七月四日（主治医）。「まさか、と思った。一八年間の経験でこのようなことはなかった。」、「外回転術の経験は多い。」、「当日（六月二八日）は午後七時ごろまでは病院にいたので、とにかくもっと早く連絡がほしかった。そうすれば何とかできたかもしれない。」、「外回転術はおこなったが、リスクが起きるほどにはやってはいない。ほんとうに二、三秒軽く押さえた程度だった。本格的にはやっていない。」、「胎盤は子宮の上のほうにあり、赤ちゃんにうまくさわれない状況で、直接頭を押しづらい状態だった。胎盤の上からさわっているという感じだった。頭を圧迫したということはない。」、「早期胎盤剥離は、エコーでわかる（出血の状況）。外回転術の後に、エコーをとってみたが異常はなかった。」、「おなかが張っていたのは陣痛だったと思われる。それが早期剥離の原因になったかもしれない。」

七月五日（当直医）。「現在の医学では、内回転、外回転とも実施の頻度は少なくなっている。」、「熟練した医師であれば、危険は少ない。」、「（今回の場合）リスクが起きる可能性がなかったとはいえない。」、「当病院としては、外回転術の実施は認めている。」、「夜中の段階では、早期胎盤剥離の兆候はみられなかった。」、「一〇時ごろから、出血が（＋）で、胎児の心拍に一過性の徐脈が出てきており、悪い状況になりつつあった。早期剥離の可能性を疑った。」、「当病院では三二週前の胎児は、手当てができないため、帝王切開はおこなえなかった。」、「三二週過ぎのこどもは助かる確率が高い。」、「逆子については、帝王切開だけがベストではない。」

こうした発言をおこなっているため、「外回転術ができるかどうか、軽く圧迫してみた。本格的にはやっていない。」との主張をする方針に決めたのだと思われた。

カルテにも、「外診で軽く圧排してみたが、斜位にもならないため胸膝位をMT（ムンテラ＝説明）する」との記載がある。そして、奇妙なことに、行間にカッコ書きで「(二秒〜三秒程度)」と書かれていた。

診療の時点では、何も問題が発生したわけではない。「できそうかどうか、軽く押してみた」だけのことに、わざわざ欄外に時間を記載するのは不自然さをぬぐえなかった。後から書き足したとの疑念は消えないが、医師の証人尋問でも、あくまで「診療の時点で書いた。」ということで貫き通している。

午前三時三〇分にエコー検査、血液検査を実施すべきだった。

争点となったのは、この外回転術をおこなったことの適否と、もうひとつ、胎盤早期剥離についての診断および治療措置が適切であったかという点である。

胎盤早期剥離についての病院側の主張は、「六月二九日午前三時ころ、診察をおこなったが、腹部所見では板状硬といった早剥を示唆する所見は認めなかった。胎児心音も異常を認めなかったため、経過を観察することとした。羊水の流出がやや多めであり、骨盤高位と絶対安静を指示した。」とし、また、「午前六時ころ、NSTでは変動一過性徐脈が出現した。臍帯脱出や破水による臍帯の圧迫を疑い内診した。臍帯脱出は認めなかった。その後の血液検査による貧血や凝血の出現などにより、午前七時三〇分ころになって早剥の可能性も否定できないと考えたので、早期の転院の必要があると考えた。」というものであった。

転院は、この病院では帝王切開をしても、二九週の未熟児に対応できなかったためであるという。「新生児集中治療管理室（NICU）を持たず、当夜、小児科医が当直しておらず、産婦人科の医師が一人しかいない被告病院において、帝王切開を行うことは甚だ不適切であり、到底不可能であって、高次医療施設に転送した処置は適切であった。」

というのである。

しかし、午前三時三〇分の時点で、患者には出血があり、血圧も低下していた。常位胎盤早期剥離が発生していないかどうか調べるために、エコー検査、血液検査を実施すべきであった。午前六時ころおこなわれた血液検査のデータで、貧血状態がわかり、早剥が疑われたのであるから、より早く常位胎盤早期剥離の発症がわかったはずである。

ところで、患者の本人尋問の中で、「分娩監視装置のモニターは、入院してすぐに着けていた。」という事実が出てきた。午前四時ころまでには装着していたというのである。しかし、記録としては、午前六時からのものしかなかった。その間の記録は、担当看護婦が忘れたのかもしれないが、理由はわからないということだった。

ともあれ、その間のＮＳＴの記録の観察が不十分であったことを、この事実は物語っていた。この間、きちんと観察していれば、胎児仮死の徴候も早期に発見できたにちがいなかった。

担当医師らと、原告本人の尋問が終わった後、裁判所から和解勧告がおこなわれた。外回転術をおこなったかどうかについては証拠がないが、午前三時三〇分の診察で出血について適切な対応がなされていれば胎児仮死は回避できたとして、病院側の過失を認める内容で、一九九九（平成一一）年九月、和解金一五〇〇万円で和解が成立した。

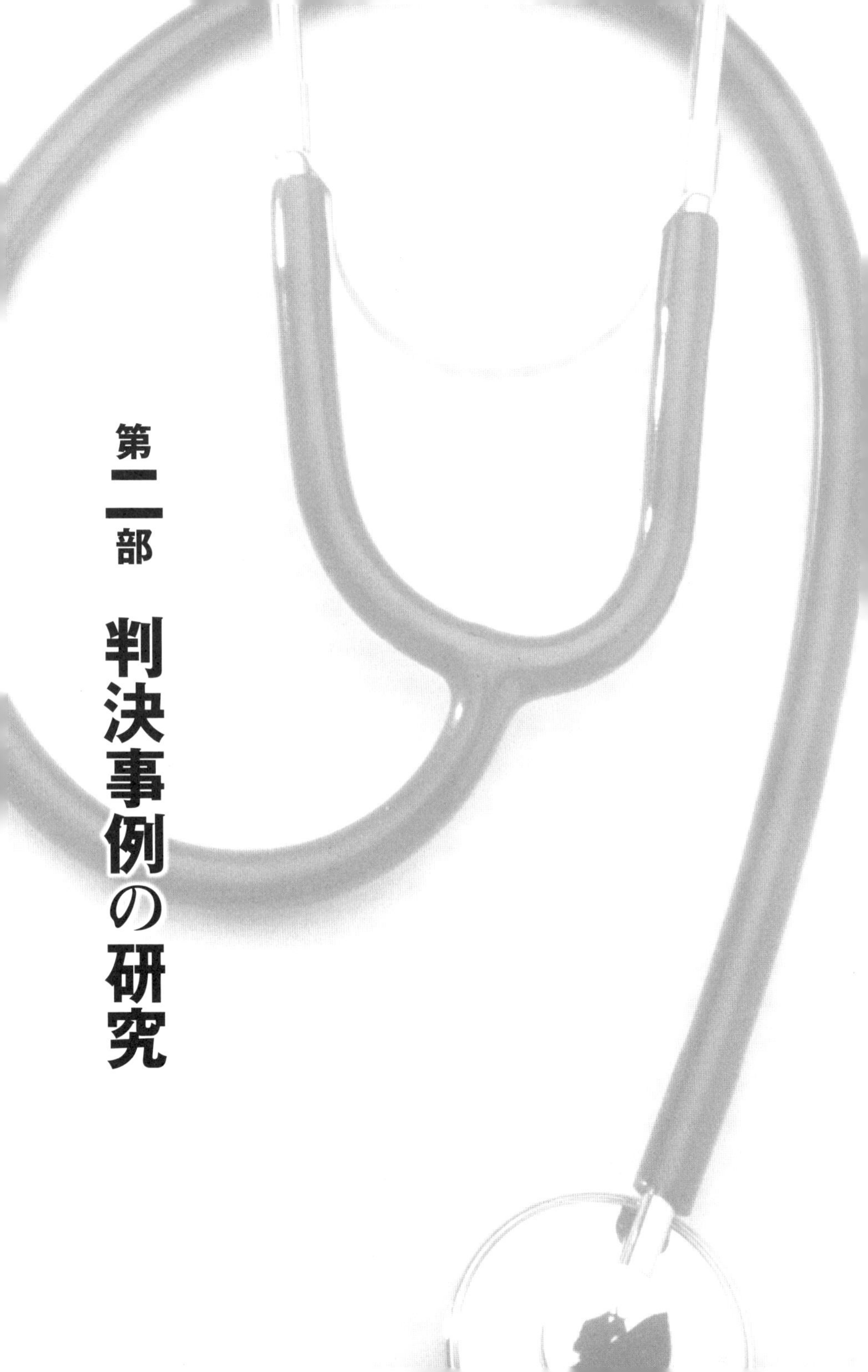

第二部

判決事例の研究

第一章
勝訴事例

勝訴事例 1

突発性難聴の治療後、突然呼吸停止し死亡

大学病院において突発性難聴の治療を受けた患者が、首の痛みと息苦しさを訴えたあげく突然呼吸停止し、その後死亡したケースである。それ自体では死ぬはずのない難聴という病気であるから、治療中になんらかの不手際があったことは明白と思われたにもかかわらず、一審では思いもよらない原告敗訴の判決、二審でやっと主張が認められて逆転勝訴という経過をたどった。

判決の形で、事故の原因、責任の所在などを明確にすることはたいへん望ましいことではあろう。判例として残すことで、以後の判断に供することができるからである。判例を積み重ねていくことで、類似ケースについての判断がたやすくなる利点は大きい。しかし、大きな問題がひとつある。それは、ほとんどの場合、訴訟が長期化するという問題だ。本件では、勝訴判決を勝ち取るまでにじつに提訴から一一年かかっているのである。

星状神経節ブロック療法。

事故がおきたのは、一九八六（昭和六一）年一月のことである。

患者は五七歳の男性で、風邪気味で耳鳴りがするということで大学病院の耳鼻科の診察を受けたところ、突発性難聴と診断された。有効な治療法として「星状神経節ブロック療法（ＳＧＢ）」と「高気圧酸素療法（ＯＨＰ）」をすすめられ、その日のうちに入院した。

ＳＧＢというのは、第七頸椎のところにある交感神経節を局部麻酔薬で浸潤麻酔してブロックすることにより、血行をよくして交感神経系の痛みを取り除く治療法である。またＯＨＰは、循環障害による酸素欠乏をおこしている部位に、気圧をかけて高濃度の酸素を供給することで障害を取り除く治療法である。突発性難聴は、難病指定されている病気であり、ＳＧＢとＯＨＰの併用療法をおこなうと治癒率も非常にいいということで、この大学病院では盛んにおこなわれていたようである。

入院した次の日、さっそく第一回目のＳＧＢとＯＨＰが実施された。夕方、患者から家に電話があり、「首にする注射なので心配したが、思ったよりよく治療ができた。」というので家人も安心して休んだ。ところが、翌日の午後面会に行ったところ、首に氷嚢をあて、苦しそうな様子でベッドに横になっていた。驚いて、どうしたのかと尋ねると、「注射に失敗した。前日と違ってすごく痛かった。酸素室に入るのもいやだったが、入ると頭とのどが締め付けられたようになり、中から叩いて一〇分後にやっと出してもらった。のどが腫れてとても苦しい。のどがひどく熱い。」と訴えるのだった。医師は「冷やせば一日くらいでよくなるから。」というだけで取り合ってもらえないうえ、家族が「心配だから泊まりたい。」といったが、「完全看護なので、心配しないで帰りなさい。」と帰されてしまった。

帰宅してまもなく、見舞いに行った叔母から電話があった。「患者から、病院へ来てほしいというので来てみたら、のどがものすごく腫れて、耳の付け根から肩まで腫れて苦しくて寝ていられず、座ってのけぞるような格好で首に氷嚢をあて、体を前後にゆすって、ものすごく熱いし気持ちが悪いと、うわごとのようにいっている状態だから、たいへんだけどもう一度病院へ来るように。」ということだった。家族は取るものもとりあえず、車で二時間ほどの距離を病院に向かった。

午後一一時半ごろ病院に着いた。耳鼻科へ行ってみると、病棟の教授をはじめ何人かの医師がいて、「奥さん、気を静めて私のいうことをよく聞いてください。」といい、「ご主人が、午後九時三〇分ごろ急に呼吸が止まり、いろいろ手当てをしましたがだめで、気管切開をしてやっと人工呼吸ができるようにしました。できるだけのことをしますので、私たちに任せてください。」という。三時間前には、のどは腫れていたが元気だったのに、なぜ呼吸が止まったのか、その原因は何かと聞いても医師は「わからない。」とうなだれているばかりだった。

翌日、患者は集中治療室に移された。そして、止血術がおこなわれ、頸部の血腫を除去するなどしたが、結局意識が回復することなく七日後に患者は死亡した。

呼吸停止の一五分前に鎮静剤を投与した。

遺族からの相談を受けた代理人弁護士は、さっそく証拠保全の手続きをおこなった。おそらく、第二回目のSGB施術の際に血管を傷つけ、それによってできた血腫が拡大して呼吸困難を引き起こしたのであろうと推測できたが、それだけでは死亡にまで至る機序が解明されるわけではない。カルテ等を検討することが必須なのである。そして、入手したカルテや看護記録などによってさまざまな事実がわかった。

まず、患者は以前から肝硬変による肝機能障害があり、そのため出血傾向と止血機能の低下があることを病院側はよく知っていたことである。次に、第二回目のSGB施術後、正午前にエックス線写真撮影をしており、その結果、血腫の存在が確認され、「頸部の冷却圧迫と、今後のSGBはおこなわない」旨を指示している。しかし、その後も患者の息苦しさと首の痛みの訴えはやまず、廊下に椅子を持ち出し座っていて、看護婦が深呼吸をうながしたところ「呼気時延長あり、ウーとうなるような伸吟様の音聴取」、「上肢～手背、前胸部網状チアノーゼ（?）気味、不安、興奮状態」、「ベッド上起座で右頸部氷嚢あて、ハーハーと肩呼吸」などといった呼吸困難を示す記述が散見された。また、当直医が喉頭ファイバーでのぞいてみて「声帯周辺は異常なし、気管偏位（右方より左方へ）あり」と、気管が左へ圧迫されていることを確認している。二回目のエックス線写真撮影もしているが、その所見では「気管内腔の狭窄なし」となっていた。そして、呼吸停止の一五分ほど前に不穏状態にあった患者にジアゼパムという鎮静剤を投与していることもわかった。

ジアゼパムには、副作用として呼吸抑制や血圧低下、循環性ショックおよび失禁といったものが存在するとされている。そのため、呼吸困難の状態にある患者、バイタルサイン（脈拍数、呼吸数および血圧）の悪い患者、肝障害のある患者には投与を回避するか、あるいは投与する場合には慎重に投与すべきであるとされる。また、副作用の発生は投与後三〇分くらいの間が多いとされている。

看護記録によれば、午後九時の消灯後も患者は精神的不穏状態が続いていたので、九時一五分ごろ医師が診察して精神安定剤のジアゼパムを投与した。

すると、「21時20分、嘔気軽度出現、しゃっくり様、尿意あり、ベッド上に立ち上がらんとするが抑制不能、21時30分、上体をのけぞり頸部を伸展させ、呼吸停止、意識消失す。胸部叩打、心マッサージ、アンビューにて加圧呼吸、尿失禁あり。Ｐ（脈拍）40—50。経口挿管不能、21時37分緊急気管切開施行、ＥＫＧモニター装着、心マッサージ続行、自発呼吸なし、瞳孔散大す。口唇チアノーゼ強くあり」という状態になった。

ジアゼパムを投与して数分後に、患者は吐き気を訴え、しゃっくり様のものをしはじめ、ベッドの上に立ち上がろうとするなどし、尿意を訴え、失禁のうえ、口を噛み締めてうしろに反り返り呼吸停止の状態に陥ったわけである。常識的に見て、ジアゼパムの投与が何らかの重大な引き金になったと考えるべきであろうと思われた。

その後の処置も、たんに人工呼吸と心臓マッサージをおこなうのみで、一〇分以上も経ってから気管挿管を試みてうまくいかず、気管切開をおこなってようやく気道確保している。これも、いかにも不手際の感が否めなかった。呼吸停止の状態に陥った患者に対しては、三分から五分の間に気道を確保すべきだといわれている。その遅れが結局患者を脳死状態にしてしまったのである。死亡するまで意識は回復しないままであった。

こうしたことから、遺族側としては、「星状神経節ブロック療法によってできた血腫が拡大して呼吸困難を引き起こし、それによる低酸素症が進行しているところへ鎮静剤を投与したため、重症のショック状態が発生して呼吸停止し、死亡するに至った。」として、一九八六（昭和六一）年五月、訴訟を提起したのである。

これに対し病院側は、「SGB施行後の血腫と患者の呼吸停止との因果関係はない。」とし、また「鎮静剤投与による副作用によって呼吸停止したものでもない。」と反論した。

病院側の主張は、おおよそ次のようなものだった。

「SGB施行後、血腫の形成は認められたが、呼吸停止までの間に医師による診察、間接喉頭鏡検査、ファイバースコープによる検査、エックス線写真撮影などがおこなわれており、時間の経過とともに血腫が拡大して気管が圧迫され、気道が狭小化したとは認められなかった。」

「患者が訴えていた不安、不穏、息苦しさは、血腫による違和感によるものであり、『ハーハーと肩呼吸気味』との看護記録の記載は、患者が興奮して肩を動かすようにして呼吸していたのを観察したものに過ぎないのであって、呼吸困難はなかった。呼吸停止直後に、医師がマウスツーマウスによる人工呼吸をおこなったところ、肺が膨らんだことが確認されており、このことは気道の閉塞がなかったことを意味する。」

「ジアゼパム投与については、肝障害のある患者なので慎重を期して一般の成人に対する一回の投与量の半分を、ゆっくり時間をかけて点滴投与したのであり、過失はない。また、ジアゼパムの投与によって呼吸が抑制され、結果、呼吸停止したのであれば、その薬理作用からしてベッドから降りるなどの行動はできないはずだが、ジアゼパムの投与後においても呼吸が停止する直前までベッドから降りるなどの落ち着かない状態であったのだから、鎮静効果はまだあらわれていなかった。」

そして、呼吸停止の原因については、「頸部に分布している迷走神経の過剰興奮による抑制反射が考えられる。」というのであった。

患者が、「私は二〇歳のころから、年二、三回突然呼吸が停止し、意識のなくなることがある。」と看護婦に話していたことから、「患者の呼吸機能には特異体質的異常反応が存在していたことが窺われる。」、「右症状が夜中に起こるのではないかという強い不安感を抱いていたため、情緒的に不安定な状態となり、自律神経系反射により心肺機能が抑制された際、呼吸が第一義的に強く抑制される結果となり、本件呼吸停止に至ったことが推認されるのである。」というのである。

また、「本件星状神経節ブロック療法施行以前から、落ち着きがなく、常にいらいらした様子を示していたものであり、本件呼吸停止の直前に失禁していることから、脳出血又は脳梗塞の疑いも考えられるところであり、本症例のように、発症が急激でしかも重篤な症状を呈する場合には、脳の出血や梗塞部位がかなり大きいことが多いとされている。」と主張した。

「呼吸停止の原因は解明されていない。」と判決。

関与した麻酔科、耳鼻科の担当医師、および看護婦の証人尋問がおこなわれた。

その証言の中で医師は、「当直医が比較的経験の浅い医師であった」こと、「患者には肝臓障害があり止血機能が悪かった」こと、「患者の血腫が午前一一時から午後七時までの間に拡大していった」こと、「医師としては血腫が気管を圧迫して呼吸困難に陥る可能性を考えるべき」こと、「ジアゼパムには副作用として呼吸抑制と血圧低下があり、呼吸状態の悪い患者、肝機能障害のある患者には慎重に投与すべき」ことなどを認めていった。

遺族側としては、かなりのところまでミスを立証できたとの確信を持った。

ところが、一九八九（平成元）年九月、判決は「原告敗訴」ということであった。裁判所は、ことごとく病院側の主張に沿った認定に終始していた。

呼吸停止の原因は、「血腫の拡大による気道閉塞」によるものではなく、また「呼吸抑制下でのジアゼパムの投与によるものとは認められない」としたのみならず、驚いたことに、病院側の推論でしかない「頸部の迷走神経の過剰興奮による抑制反射」「脳出血、脳梗塞」を、ともに「可能性として否定できない。」としたのである。

「脳出血、脳梗塞」に関しては、呼吸停止のあった翌日、脳のCTスキャンによる検査がおこなわれたが、「蘇生後脳症による脳浮腫が起きていたため、脳出血も梗塞も確認できなかった」と医師自身が証言していたものである。

結局、「呼吸停止の原因は解明されていないものといわざるをえない」から、「因果関係に関する原告らの主張は証明がない」ことになり、「本訴請求は、すでにこの点において理由がない。」というのであった。

医療過誤成立の二大要件である「過失」と「因果関係」の有無の判断について、最高裁はそれぞれ明確な理論を確立している。過失における医師の「最善注意義務」と、因果関係における「蓋然性理論」といわれるものである。

その基準に立って本件を見たとき、あまりにも最高裁の見解からかけ離れているとしか思えない一審裁判所の判決であった。

とりわけ因果関係については、「SGB→血腫の発生→血腫拡大→呼吸困難→ジアゼパム投与→呼吸停止」という一連の過程での因果関係を主張していたにもかかわらず、判決は「血腫の存在と本件呼吸停止」と「ジアゼパムの投与と本件呼吸停止」という、ふたつの因果関係の問題に分断してしまったことで本質を見失ったとしかいえなかった。

さらには、「呼吸停止の原因は解明されていないので、原告の主張には証明がない」と、あたかも原告（遺族）側が呼吸停止の原因を証明すべき責任を負っているかのような文脈になっている。これは、最高裁の「立証責任の転換」理論からはっきり逆行しているとしかいえなかった。

本件の場合でいえば、ジアゼパム投与に際して副作用の発生危険が高度に予想されるケースであることは明らかなのだから、適切なバイタルサインの測定、血液ガス分析、胸部打聴診などを尽くしたか、最善の注意義務を怠らなかったか、それでもなお投与すべき必要があったことの証明を、医師側に求めるべきであった。

控訴審は逆転勝訴判決。

控訴審では、「気道狭窄はなかった＝呼吸困難はなかった」との一審裁判所の認定の誤りを証明するべく、原告側は鑑定を求めた。

一九九二（平成四）年四月、東邦大学麻酔科の黒須吉夫教授による鑑定が提出された。その鑑定内容は、一審での原告側の主張を明快に裏づけ、補強するものだった。

病院側からも、大学教授を推薦して鑑定がおこなわれた。そのＯ教授の鑑定は、あからさまに病院側をかばう内容になっていた。

その後、一九九五（平成七）年七月に黒須教授から、より詳しい内容の意見書が提出された。

争点は、ＳＧＢ後に発生した血腫により患者に呼吸困難があったかどうかに絞られていった。そして、黒須鑑定および意見書によって、「咽後間隙血腫による上気道圧迫、狭小化による呼吸困難があった」ことが明確となったのである。

そこで、原告側は、「ＳＧＢによる出血を起こした過失」、「ＳＧＢ後の出血後の管理についての過失」、「ジアゼパム投与による過失」の三点を主張してきたが、控訴審の後半段階にいたって、「ジアゼパム投与の際の過失」のみを過失として主張することとした。

とくに、患者の不穏状態を呼吸困難、低酸素症を原因とするものかどうかの識別を怠り、たんなる精神的なものと安易に即断して、呼吸抑制、呼吸不全の患者には禁忌または避けるべきとされている鎮静剤ジアゼパムを投与した過失に焦点を絞ったのである。

一九九七（平成九）年一二月、控訴審の判決は、「被控訴人は、控訴人らに三八九七万余円を支払え。」というものだった。患者遺族側全面勝訴の逆転判決であった。

判決は、まず入院から死亡にいたる事実経過を丹念に辿ったうえで、争点を「ジアゼパムの投与を受けた際、呼吸困難の状態にあったか。」、「ジアゼパムの投与と患者の呼吸停止、死亡との間に因果関係があるか。」、「患者の呼吸停止、死亡につき、担当医師に過失があるか。」という三つに整理して、それぞれに判断を下している。

その結果、「ジアゼパムの投与を受けた際、呼吸困難の状態にあったと認めるのが相当」として、突然の呼吸停止の原因を頸部の迷走神経の反射、脳出血、脳梗塞が考えられるとする病院側の主張は、「いずれも推測の域を出ないもので」あるとして排斥し、「他に呼吸停止の原因が証拠上認められないことからすれば、呼吸困難の状態にあるところへジアゼパムの投与を受けたため呼吸停止に陥り、死亡したものであるということは、高度の蓋然性をもってみとめることができる。」と認定した。

そして、容易にできたはずの検査等をおこなわず、「呼吸困難の訴え、不穏状態等をより慎重に鑑別診断すべき注意義務を尽くさないでジアゼパムを投与した点において過失があった」としたのである。

このケースは、鑑定および鑑定人証言が大きく影響を与えた事例と思われる。原告代理人は、「あまりにも明白な医療ミスであり、主張だけで十分勝てると考えていた。」という一審での見通しの甘さを反省し、公正で科学的態度の鑑定人に依頼するために東奔西走した経緯がある。黒須医師に鑑定を引き受けてもらえたのは、幸運というほかなかった。

一方、病院側推薦の鑑定人による鑑定および証言に関しては、二審裁判所はことごとく「採用することができない。」と排斥したのである。

なお、病院側が主張した「患者の特異体質的異常反応」については、黒須鑑定によれば、「心因性の機能症候群とされる過換気症候群と考えられるが、これが特に死因との関連があったとは思わない。」と明快であった。

勝訴事例 2

陣痛誘発剤で子宮破裂、こどもは脳性マヒの障害後死亡

陣痛誘発剤（促進剤）を用いた、いわゆる「計画分娩」による出産で子宮破裂を起こし、生まれたこどもは脳性マヒの障害が残り、その後死亡したケースである。事故の発生は一九八五（昭和六〇）年一一月で、翌年七月に提訴、一九八九（平成元）年一一月の判決は、患者側の勝訴であった。しかし、被告病院側が控訴したため、さらに高裁で三年余を争い、一九九三（平成五）年一月、控訴棄却判決で決着した。結局、足掛け七年を費やしている。

前に帝王切開している場合、陣痛促進剤は禁忌。

三度目の妊娠であった。第一子は、一九七八（昭和五三）年九月、妊娠中に胎盤早期剥離のため帝王切開したが死産している。次に妊娠したのは一九八三（昭和五八）年七月で、何事もなく自然分娩で出産した。今度の出産は、前回と同じ公立病院で四月頃から診察を受けていた。

予定日の一週間前の一九八五（昭和六〇）年一一月一八日、以前のこともあり不安なので早めの入院を希望したところ、即日入院することになった。翌日、本人としてはよくわからないままに、浣腸などをし、陣痛室へ入り、点滴、

注射をされた。その後、かなりお腹が痛み、分娩室へ移された。そして、生まれたこどもは、脳性マヒだということだった。

医師の説明では、「子宮破裂を起こし、帝王切開でこどもを取り出すまで三〇分くらいお腹の中にいて酸欠状態になった。」ということだった。また、陣痛促進剤を使用したということでもあった。「なぜ、陣痛促進剤を使ったのですか？」と問いただしたところ、医師はカルテを叩きながら、「こんなことは、どこでもやっている。」と声を荒げる始末だった。

患者としては、陣痛促進剤を使う必要がないと思え、また使うことについての説明も受けていなかった。その後、帝王切開をやったことのある人には陣痛促進剤は禁忌とされていることも人から聞かされた。

患者側は、「陣痛促進剤を使用すると、子宮破裂が起こる場合があり、帝王切開をしている産婦については、よりその発生の可能性が多く、陣痛促進剤は使用すべきではないとされている。また、陣痛促進剤を使用する必要性、合理性は存在せず、その説明も全然されていない。」として、一九八六（昭和六一）年七月、訴訟を提起した。こどもは、翌年の一九八七（昭和六二）年九月に死亡した。

患者側の主張は、次のようであった。

「陣痛促進剤は、子宮筋の収縮を増強させ陣痛を促進させる薬剤であり、母体に医学的に問題がある場合に使用されるものと、母体についての医学的適応がなくても使用されることがある。前者は例えば、糖尿病、心疾患等によって合併症がある場合とか重症妊娠中毒症などである。本件の場合、患者には右のような医学的適応の問題はなかった。

陣痛促進剤には副作用があるのであるから、計画出産のために使用するについては患者に事情をよく説明し、承諾を受けなければならないというよりも、そもそも計画出産をしなければならない理由は『夜間出産したら面倒である』程度の理由しか考えられず、副作用のことを考えれば差し控えるべきことである。」

「患者に対して陣痛促進剤の使用について副作用の問題を含めてなんらの説明がなされておらず、その使用について承諾も得ていない。」

「陣痛促進剤は種々の副作用を伴う。血圧上昇、吐気、呼吸困難、過強陣痛、子宮破裂などが発生することがある。妊産婦が以前、帝王切開を受けている場合には禁忌とされている。子宮に瘢痕があると考えられ、子宮破裂を起こす可能性が強いからである。

陣痛促進剤を投与するには子宮頚管成熟が十分に進行している状態でおこなわなければならない。また薬剤の投与量が過量にならないようにその使用量を十分に注意して投与しなければならない。」

以上を前提として、病院医師には、①説明、承諾義務違反、②陣痛促進剤の使用そのものが注意義務違反（使用することが医学的必要性がなかった）、③使用方法上の過失（使用にあたって、その時期、投与量を過量にならないように十分注意すべき義務があり、それに違反した過失および投与中も十分観察すべきであるのに過量に投与し、その後の管理を怠った過失）がある、としたのである。

「帝王切開の既往があるので計画分娩にした。」と病院側。

これに対し病院側は、「陣痛促進剤使用の必要性」があったと主張した。

「患者は帝王切開の既往歴を有するので、その経膣分娩経過中に胎児切迫仮死など産科的救急事態が発生する危険がある。もし、産科的救急事態が発生すれば、母体および胎児の救命のために直ちに帝王切開が行われなければならない。このような緊急事態下に行われる帝王切開は、充分な人的、物的設備の完備が要求される。そこで、患者の経膣分娩は、産科的救急事態による帝王切開が必要となっても病院としてその手術に充分対応できうるよう計画的に平日のしかも日中におこなわれる必要があった。したがって、陣痛促進剤を使用する医学的必要性があった。」

そして、「帝王切開の既往歴を有する妊婦の経膣分娩に際し、陣痛促進剤が使用されているケースは少なくない。したがって、一般的に子宮破裂と陣痛促進剤の使用との間に因果関係を認めることはできない。また、患者の経膣分娩における陣痛曲線（分娩監視装置による）は、自然の経膣分娩における生理的範囲を超えていない。したがって、患者の子宮破裂と陣痛促進剤の使用との間に因果関係を認めることはできない。」

使用方法も、「分娩には経験豊富な助産婦が立会いしかも分娩監視装置で胎児心音及び陣痛曲線をモニターした。その上で、陣痛促進剤の投与については投与量が過量にならないように、しかも一定の速度で注入されるようにインフュージョンポンプが使用された（一滴が〇・〇六六ｍｌ）。したがって、陣痛促進剤が過量に投与された事実はない。」

また、医師は、「薬で分娩にもっていくことを説明した。分娩誘発の経過中、またその後の分娩経過の中で、患者は助産婦に何ら質問することもなく分娩に臨んでいた。したがって、陣痛促進剤の使用について患者に対する必要な説明を行い、有効な承諾をえたものというべきである。」というのであった。

しかし、これらの主張はいかにも取ってつけた理由付けであった。

「患者が帝王切開の既往歴を有するので、産科的救急事態を予測した十分な人的、物的設備の完備が要求されたため、計画分娩体制をとる必要があった。」という主張にもかかわらず、実際には医師が待機するでもなく、食事も摂取させていた。つまりは病院側の都合に合わせた「計画分娩」に過ぎなかったのである。

説明と承諾があったとの主張にいたっては、「入院してお産にしましょう。」という話ししかしていないことが、証人尋問における医師の証言で明らかになった。

医学的に必要のない患者に、しかも禁忌とされている帝王切開既往歴のある患者に計画分娩のために陣痛促進剤を使ったことがそもそも過失といえたのだが、その使用方法と使用量にも問題があった。

子宮頚管がまだ未成熟の段階で陣痛促進剤（オキシトシン、プロスタグランディン）の投与を開始し、その後、頚管熟化促進剤（マイリス）を静脈注射していたのである。これは順序が逆であった。頚管が柔らかくされてから刺激を加えたのではなく、堅い状態で刺激を加えられ、刺激を加えられてから柔化されたのであるから、生理的負担は当然大きい。

さらには、陣痛促進剤の投与量も、二種類の薬剤をそれぞれ単独での使用量を混合して使い、途中から点滴速度を一気に二倍にするなど不適切としか思えない方法をとっていた。

こうした事実が、裁判の中で明らかになったのである。

判決は、「陣痛促進剤の使用方法に過失があった。」

一九八九（平成元）年一一月、裁判所は、被告病院が原告に四〇〇〇万円の損害賠償金を支払うよう命じる判決をおこなった。

判決は、「本件医療事故発生当時において、一般に帝王切開の既往のある妊婦について陣痛促進剤を使用することが禁忌であるとまではいえない状況にあった。」とし、陣痛促進剤使用の社会的適応についても、「帝王切開の既往のある妊婦について経膣分娩を行うか、帝王切開するかは産婦人科医の間で意見の分かれるところであり」、「経膣分娩を選択した場合、うまくゆかず緊急帝王切開手術を行わなければならない事態が生じることも往々にしてあることが予想されるから緊急帝王切開手術を迅速に行いうる人的物的設備が整っている昼間や、休日でない日に分娩にもってゆくため、陣痛促進剤によって分娩を誘発するケースも多い。従って、緊急の処置の取りやすい時間帯に分娩を終わらせるために、帝王切開の既往のある妊婦に対して経膣分娩を選択し、その際陣痛促進剤を使用することは、一般的に社会的適応があると考えられる。」と認定した。

また、その際、医師は患者に対し、「入院してお産にしましょう。」といっただけだったわけだが、「患者は自然分娩のための入院と理解し、医師は計画分娩のつもりで述べたことが窺われ、双方の理解に齟齬があったことが推認される。この場合、医師が、患者が計画分娩を了承したものと理解したのはやむをえないというべきであり、また、前回帝王切開を行っている妊婦について、陣痛促進剤による分娩誘発を行った場合に子宮破裂の発生する確率はわずかであることが認められるのであるから、この際、医師がさらに、子宮破裂の発生する可能性についてまで説明を要するとはいえない。」と、医師側に同情的な判断をしている。説明義務違反については、患者サイドとしては不満の残る点であったと思われる。

だが、判決は、陣痛促進剤の使用方法について、「過失があった。」と認定した。

「被告病院の医師には、第一に、子宮頸管が充分に成熟していない時点でオキシトシンを含む陣痛促進剤を投与して、子宮内圧を高めたと推認されること、第二に、徐々にでなく一気に陣痛促進剤の投与量を倍にしたこと、第三に、オキシトシンとプロスタグランディンを併用する場合には、投与量については極めて慎重な配慮が必要であるのにこれを欠いたこと、以上の点について過失があったものと認めるべきである。」というのである。

因果関係についても、「投与量についてそれぞれ単独で投与するのと同じ量を投与し、増量する際には、通常の妊婦に対し単独で投与する場合にすら一分間五滴とされているのに、その二倍の増量を行い、その増量の直後から陣痛の間隔が短くなり、その二五分後には陣痛曲線に乱れが生じていることは前判示のとおりである。この時間的接着性を考慮すれば、本件において、患者に生じた子宮破裂と陣痛促進剤との間には因果関係があるものと認めるのが相当である。」とした。患者側の主張をほぼ認めた内容であった。

監視装置や器具を過信したことが事故の原因。

判決を不服として、病院側は控訴した。

そして、病院側から、本件医師に過失はないとする国立病院産科医長による意見書が提出された。一回目を帝王切開、二回目誘発分娩の自験例をもとに、子宮収縮剤（促進剤）の投与時期、投与速度、投与量について本件との比較検討をおこなった内容である。

これに対し、患者側から鑑定申請がなされ、裁判所は国立病院医療センターの我妻尭博士に鑑定を委嘱した。

一九九一（平成三）年七月、我妻博士による鑑定が提出された。その内容は第一審判決の正当性をより強固に裏付けるものであった。病院の過失および因果関係が明確になったばかりか、一審裁判所が否定した陣痛誘発剤の投与それ自体の過失についても、「本件妊婦に経膣分娩を選択した上で医療側の事情という社会的適応によって分娩誘発を行った医療行為は、適切ではなかったと判定せざるを得ない。」としていた。

控訴審判決は、さすがにそこまで踏み込んだ認定はしなかったが、我妻鑑定を全面的に採用し、それに反するものは採用しないという態度で臨んでいることは明白であった。

第一審判決を一部訂正して、「帝王切開の既往を有し、子宮破裂の危険性のある患者に対し、子宮頚管が未成熟であるのに分娩誘発を行い、その際分娩誘発の方法としてネオメトロによる機械的誘発法とオキシトシン、プロスタグランディンの二種の子宮収縮剤の投与との併用という極めて強力な方法を採ったのみならず、投与量の管理について慎重を欠き、中途で一気に増量したことは不適切な措置であり、その点について過失がある。」と認定した。我妻鑑定を反映した新たな判断であった。

ネオメトロというのは、子宮頚管を開大させるために挿入する風船状の器具で、誘発剤投与開始時に患者に挿入し、その後抜去されている。第一審では特に問題視されなかったものである。

ところが、我妻鑑定によって、これが単に頚管を機械的に広げるだけでなく、その刺激によって妊婦自身から陣痛促進物質を分泌する効果があること、したがって薬物による子宮収縮誘発法と併用した場合には刺激が過剰となって過強な陣痛を来たしやすいこともわかったのであった。

我妻鑑定は、本件医療ミスの原因ともなった「医療側の考え方」にも言及している。類似のケースを考えるうえで、きわめて示唆に富んでいると思われる。

「医療側の考え方を客観的に観察すると、過去に帝王切開の既往があってもその後に一度経膣分娩を経験した妊婦では、子宮や頚管の状態・収縮剤や機械的刺激に対する頚管開大、頚管の柔軟性などは正常経膣分娩のみを経験した経産婦と殆ど同じに考えてもよい、と言う誤った思考過程が存在している。自然の陣痛発来を待たず、頚管も未成熟なままでネオメトロという機械的刺激による分娩誘発法と二種類の子宮収縮剤の混合投与、それもそれぞれ単独で使用される濃度の溶液を減量せずに使用という強力な方法を採用した理由も、通常の経産婦なみに扱っても大丈夫であろうという誤った推測と安心感の現れによるものである。」

そして、「分娩監視装置によって陣痛を監視し、胎児心拍数を観察していれば、胎児仮死の兆候が発現しない限り子宮収縮は正常範囲内にあって過強陣痛ではないと言う考え方も、子宮内圧を測定しない限り、監視装置に対する過信である。インフュージョンポンプで微量を注入すれば投与量の調節が出来るから安全だと言うのも、機械的刺激を同時に行ったことを考慮しなかったポンプに対する過信とも言えよう。」

結局、「前々回に帝王切開手術を受けていれば子宮切開部には瘢痕は残っているわけであるから、何回目の出産であろうとも、たとえ前回に経膣分娩を無事に経験していようとも、誘発や陣痛誘発剤投与に関しては慎重な取り扱いをすべきであった」のに、監視装置や器具を過信して慎重さを欠いたことが事故の原因になったということなのである。

勝訴事例 3

骨盤骨折の事故で入院したが、腹膜炎で死亡

鉄製枠の下敷きになる事故によって骨盤骨折等の障害を負った患者が、入院して二日後に死亡したケースである。死因は腹膜炎の発見が遅れたために、敗血症を併発して、肺水腫、心不全等の多臓器不全に陥ったことによるものであり、病院側の過失は明らかと思われたが、病院側は過失を認めず、判決まで争った事例である。判決は原告側の全面勝訴であった。

「すべての処置が後手に回ってしまった。」

患者は六一歳の男性である。事故は、一九九五（平成七）年三月六日の午前一〇時三〇分ころ起きた。勤務先の工場内で重さ数百キロの鉄製の塗装台が落ちて下敷きとなり、骨盤と大腿部を骨折したというものだった。すぐに救急車で市立総合病院へ運び込まれた。腹部エコーの結果、内臓には異状がなく、落ち着いてから再検査するということだった。耳から出血があったが、それについては外傷性のくも膜下出血であり、もう出血も止まっているので心配ないとのことだった。

家族がＩＣＵで面会すると、患者は腹部を痛がっていたが、意識もあり少しの会話はできる状態だった。

翌七日、家族が午前七時にＩＣＵに面会に行ったところ、急に「腹膜炎のため手術をする。」と告げられた。手術後、「とりあえず成功はしたが、危険な状態は脱していない。」と医師は説明した。その後、医師からの説明は特になく、看護婦から「家に帰ってもいいですよ。」といわれ、家族は夜一〇時ころ着替えのこともあるので自宅へ帰った。八日午前一一時ころ、病院へ行くと、「患者の容態が急に悪化した。」といわれ、午後一時五分に死亡した。

病院の説明では、「当初骨折のみだったが、腹膜炎を併発し、よくないところが次から次へと出てきて、手術もしたが、すべての処置が後手に回ってしまった。」とのことだった。

病院側の態度に釈然としなかった遺族側は、証拠保全の手続きをおこない、入手したカルテ等を検討してみるといろいろな事実が判明した。

死因は「穿孔性腹膜炎」であり、その原因は「全身打撲」と死体検案書には記載されていた。

三月六日の入院後の症状経過をみると、腹部痛を強く訴え、腹部膨隆もあり、緊満が強く、筋性防禦の症状があった。腹部エコーにおいても、水性ガスがたまっていることがわかった。これらは腹膜炎の症状をあらわしていた。数百キロの重さの鉄製枠が腰背部を直撃したのであるから、腹部を含めた内臓損傷（腹部穿孔）が起こっていることを、医師としては予見すべきであると思われた。

結局、「開腹手術の遅れにより小腸、胆のうの穿孔から腹膜炎を起こし悪化させて死亡させたのであり、したがって、六日の午後五時ころまでには開腹手術をおこなって腹膜炎の発生を防止するべきであった。」として、一九九六（平成八）年二月、患者遺族側は訴訟を提起したのである。

病院側からは、「患者の死亡原因は腹膜炎ではない。」との反論がおこなわれた。「小腸穿孔による腹膜炎の場合には、発症後二四時間以内に開腹手術をおこなえば致命的になることはほとんどない。」というのであった。

そして、「死亡診断書の記載は、直前の明白な所見である腹膜炎を直接死因として記載したが、腹膜炎自体は重症ではなく、死亡原因にはならない。」、「入院当初の診察と、Ｘ線検査・ＣＴ検査・腹部エコー検査等の検査で腹背部打撲、骨折（骨盤・大腿骨・頭蓋底）、骨盤骨折による後腹膜腔出血、頭蓋底骨折による外傷性くも膜下出血（耳からの外出血）、出血性ショック症状が認められ、腹部症状としては、腹背部打撲と後腹膜腔出血による麻痺性腸閉塞（腹部消化管の運動消失）による腹部膨満の症状が認められたが、明白な腹膜炎の所見はなかった。入院日から翌朝にかけて腹部痛が増強し翌朝の腹部エコー検査で少量の腹水が見られ腹膜炎と診断し、緊急手術をおこなったが、事故による腹背部打撲と出血によるショック状態が原因となった腎機能障害・血小板減少・呼吸不全等の症状が発現し、治療の効果もなく死亡したものである。」と主張した。

また、「開腹手術の所見で小腸および胆嚢漿膜下に穿孔が見られた。小腸の穿孔は約五ミリメートルと小さく」、「胆嚢の穿孔は漿膜下にあって、胆汁は腹腔内に漏出しておらず胆汁性腹膜炎は起こしていなかった。」というのである。

午後八時には腹膜炎の症状がすべてみられた。

担当医師に対する証人尋問などによって、さまざまな矛盾点が浮き彫りになってきた。

入院時は外科が診察したが、骨折が主ということで整形外科医を主治医とした。患者は腹部膨満があり、主治医が午後一時に診察したときには腹部圧痛があり、午後三時に診察したときには「軽度の筋性防禦」があった。腹部は外科が診ることになっているということで、外科医が午後三時三〇分にエコー検査をおこなったが、「腹水などの異常所見は認められなかったため経過観察とした。」ということだった。

ところが、カルテには「外科エコーにて、ガスがたまっている。」とあり、「腹満による呼吸苦あり、呻吟あり。」と記載があった。

腹腔内にガスが生じていたら、胃や小腸の遊離穿孔を疑わねばならないとされている。そして、不可解なのは「エコーに水性ガス」とあったのを、わざわざ消していたことである。腹水かガスか判別できないものが存在した事実について看護婦がそう記載したものを、何らかの理由で後に消したものと思われた。

午後八時過ぎには、「右側腹部激痛、声あげる、ドクターコール」という状態になった。この間、鎮痛剤を投与していたが、痛みは軽減するどころか、ひどくなっていたのである。鎮痛剤を投与しても腹痛がおさまらない場合は、腹膜炎の可能性が高いとされる。また、白血球の減少、血圧低下、頻脈なども腹膜炎の徴候とされている。これらの症状が、午後八時ころにはすべてみられたのであった。

患者の入院時の白血球数は一〇四一〇であったが、午後一時三〇分には五九九〇、午後四時には五四三〇、午後八時過ぎには二九〇〇と激減していた。これに対し、湿布を張る程度の処置しかしていなかった。

一方、「外傷による腹部穿孔を念頭において慎重に診察した。」と医師は主張したが、腹膜炎を予見していたならば当然予防的に投与されているべき抗生剤がまったく投与されていなかった。カルテには、なぜか主治医とは別の整形外科医による「抗生剤パンスポリン、朝夕2回」との指示らしき記載があったが、看護婦への伝達が不十分だったのか、投与はされていない。抗生剤は、開腹手術後の七日午後〇時ころになってはじめて投与されたのである。これについては、担当した外科医も「はじめから投与するべきだったと思う。」と、尋問の中で認めている。

出血に対しては輸血がおこなわれ、輸液も大量に投与されていたが、血圧低下、過呼吸、頻脈といったショック症状が、午後八時ころからはじまっている。このとき、当初の出血性ショックは輸血によって回復しており、代わって感染性ショックが発現していたと思われる。

その時点で腹部X線撮影なり、エコー検査なりをして腹膜炎を診断していれば、取り返しのつかない状態にまで敗血症も進行しなかった可能性がある。だが、腹部の筋性防禦を認め、腹部エコー検査を実施して腹膜炎と診断したのは七日午前七時四五分になってからであった。緊急手術が施行されたのは、午前一〇時である。開腹手術の結果、腹腔内は少量の食物残渣を含む腸液で汚染されていて、汎発性腹膜炎に罹患しており、敗血症を発症していた。

腹膜炎のほかに、もうひとつの大きな争点となったのは、肺水腫と心不全であった。その原因は、「過剰輸液にある。」と患者側は主張した。

肺水腫とは、肺組織中に余分な水分がたまってしまい、空気中の酸素を十分血液に取り込めなくなった状態をいうが、過剰な輸液によって肺水腫が発症することはよく知られている。また、過剰に輸液がなされると、心臓が肥大して心不全となることもある。したがって、大量に輸液をおこなう場合は、過剰にならないよう中心静脈圧を測定してチェックする必要があるとされている。

本件では、中心静脈カテーテルを留置していたにもかかわらず、一度も中心静脈圧を測定していなかった。その結果、排泄した尿の量が合計一六七五ミリリットルであったのに対して、合計一万三三九二ミリリットルもの輸液をおこなっていたのである。また、腎機能が悪く、尿の排出がないときには利尿剤を投与しなければならないが、利尿剤ラシックスがはじめて投与されたのは七日の午後七時で、いかにも遅かった。

加えて、医師は手術後から翌朝まで患者を診察していなかった。七日午後一二時四〇分にその日の当直医が診て以降、八日午前八時一〇分に外科医が診るまで、看護婦任せで放置していたのである。そのため、八日午前九時五五分には、「気管より、淡血性痰多量に引ける」という、重篤な肺水腫の症状に陥っていた。しかも、午前一一時三〇分に看護婦から「状態が悪い。」と連絡があったとき、担当の外科医は朝から手術室に入っていたため、電話で酸素投与を指示しただけであった。

こうした問題点がいろいろ出てきた。しかし、病院側はなおも反論した。

腹膜炎の診断については、「広範囲の筋肉の挫滅、骨盤・大腿骨骨折、外傷性くも膜下出血といった多発外傷を受け、それによる全身状態の悪化等の症状も重なっていることを考慮すると、小腸穿孔を早期に、原告の主張するように三月六日午後八時までに、診断することは困難である。」というのであった。

大量輸液については、「輸液は多発外傷のためショック状態に陥り悪化した循環動態を回復させ維持するためになされたものであり、輸液量が過剰であるとは言えない。循環動態を維持するためには大幅にバランスを越えた輸液量を投与することが不可欠なこともあり、心不全や肺水腫を恐れるあまり輸液を躊躇すれば循環動態をさらに悪化させることになる。患者は、多発外傷やその後の麻酔・手術による侵襲から回復せず利尿期に達しなかったため、自然経過的に心不全・肺水腫が発現したのである。」と主張した。

「午後四時には腹膜炎を発症していた。」と鑑定

裁判所は、鑑定を求めた。横浜市立大学の救命救急センター・杉山貢教授による鑑定が、一九九九（平成一一）年一二月、提出された。

鑑定は、腹膜炎の発症を、「入院時より持続する腹痛、腹部単純X線像で腸管麻痺像があり、白血球の異常減少を考え合わせると少なくとも一六時〇〇分には重篤な腹膜炎を強く疑わなければならないと考える。」としていた。また、細菌性ショックは「少なくとも三月七日〇時には発生していたと判断される。」ということであった。そして、肺水腫、心不全の原因としては「出血性ショック、敗血症による細菌性ショック、多発外傷による挫滅症候群などで腎機能が低下し、これに加えて大量輸液が行われた事と考える。」ということであり、「遅くとも手術直後には肺水腫の状態であったと考えることが妥当と思われる。」と判定した。

輸液については、「被告は出血性ショックの症例では輸液が組織間に溜まって血管内にうまく入らないので大量の輸液が必要であると主張している。しかし循環血液量の過不足を判定するには中心静脈圧を測定する必要がある。本件では入院時より中心静脈カテーテルが留置されているにもかかわらず一度も中心静脈圧を測定していない（記述していない）。そのために循環血液量の評価がなされないまま根拠のない大量輸液が行われ、心不全、肺水腫に陥ったものと思われる。腎機能が悪く尿排出が無い時には利尿剤の投与を行わなければならないがラシックスが最初に投与されたのは三月七日一九時〇〇分である。」と厳しく指摘している。

鑑定は、患者側の主張を明快に裏付ける内容であった。

病院側は、その後別の大学教授に依頼した私的意見書を提出した。その内容は医師を擁護するものであったが、「診療録の記載について、外科、整形外科、脳神経外科ともに極めて不十分である。」と指摘している点が注目された。「外科は手術時まで主治医でないようであるが、そのような立場であれば外科外来診療録に記録を残すか、整形外科入院診療録にその都度の所見や考え、治療方針についての意見等を記載しておくべきであろう。さらに、整形外科の主治医については、整形外科的な記載は当然として、主治医としての全身管理を行っていく上での評価ないし考え方等の記載があって当然と思われる。」と苦言を呈すほどに、医師による記載が乏しかったのである。

二〇〇〇（平成一二）年九月、判決は、原告側の全面勝訴であった。

判決は、「亡患者の回腸及び胆のうには被告病院への入院時において既に穿孔が生じており、かつ、亡患者は遅くとも三月六日午後四時頃までには右穿孔を原因とする汎発性腹膜炎を発症し、敗血症の徴候を呈していたと認められる。」と、一歩踏み込んだ認定をおこなった。その上で、入院当初から腹部膨満、軽い筋性防禦があり、腹痛の訴えがあり、X線撮影で麻痺性イレウスの所見が認められ、鎮静剤等を投与したが効果がなかったことなどから、「被告病院の医師らとしては、遅くとも同日午後四時頃までには、本件事故により亡患者の消化器官に穿孔が生じており、亡患者はそれが原因となって汎発性腹膜炎を発症していると診断できたというべきである。そして、被告病院の医師らとしては、右診断に基づいて、可及的速やかに抗生物質製剤を投与したり緊急開腹手術を施行するなど汎発性腹膜炎治療に必要な処置を講ずべきであったと認めるのが相当である。」と判示した。

また、「適切な処置を講じていれば、敗血症はそれほど重篤にはならなかったと認められる。」、「適切な輸液を行っていれば、肺水腫及び心不全もそれほど重篤なものにならなかったと認められる。」とし、「前記各過失が存在しなければ、三月八日午後一時五分までには死亡しなかったと認めるのが相当である。」と、医師の過失と因果関係を認めたのである。

ただし、損害額については、患者が高齢であることと、多発性外傷という治療が困難な損傷であることを考慮して逸失利益は認めず、慰謝料に含めて考えるとして、総額二二〇〇万円とした。

勝訴事例 4

実験段階の抗がん剤による副作用で死亡

子宮がんによる子宮全摘手術の後療法として抗がん剤による治療をおこなったところ、その副作用によって死亡したケースである。子宮がんに対してはまだまったくの実験段階、研究段階にある抗がん剤を使用したことの過失、および標準的なものとして承認されていないことを十分説明していない説明義務違反を争点として争ったが、一審は原告敗訴となり、控訴審で医師の説明義務違反を認めて逆転勝訴となった。

抗がん剤治療は「五年、一〇年後を考えてのこと。」と説明。

患者は七二歳の女性である。一九九二（平成四）年六月、わずかな出血があったので市内の産婦人科医院で受診したところ、大学病院を紹介された。大学病院で診察を受け、結果は子宮がんと診断された。七月七日に入院し、七月二一日に手術がおこなわれた。手術前の説明では、第一期の初期のがんということであった。手術後、「周辺まで取らずに子宮の摘出だけで済んだが、がん細胞が子宮の外に出ているかもしれないので、検査の結果により抗がん剤を使用するかもしれない。」と説明を受けた。

その検査の結果、「肉眼では見えないがん細胞があるので、五年、一〇年後を考えて抗がん剤治療をしておいたほうがいい。」といわれ、治療は一ヵ月に一回、五日間を一クールとして、五ヵ月間おこなうということになった。

第一クールの抗がん剤治療は、八月二〇日から実施された。開始してまもなく、口の中が腫れ、食べ物はもちろん、飲み物を飲むのも苦労し、吹き出物、下痢などの副作用が激しかった。

九月一六日、第二クールの抗がん剤治療がおこなわれた。前回、副作用がひどかったので、一回の薬を半分に減らし、その代わり一〇日間として九月二五日までおこなった。このころから、自分で起きて話をする気力も失われていた。

九月二八日には、家族が見舞いに行くと個室に移されていて、患者は寒いといって体をガタガタいわせ、電気毛布をかけていた。血小板が正常人の一〇分の一まで下がっており、体のどこかから出血が起きるかもしれないといわれ、夜になって八〇〇ccの輸血がおこなわれた。

九月二九日、輸血をした。四〇度の高熱で、吐血、下血が頻繁で、息遣いも荒く、自分で横になることもできなくなっていた。

九月三〇日、あまりの容態に医者に説明を求めたところ、抗がん剤治療はあくまで予防でやっており、峠は越えたとの話であった。

しかし、一〇月一日に患者は死亡してしまった。

死亡原因は、主治医らの説明では「消化管出血ではないかと考えられる。」ということであった。「抗がん剤の副作用で白血球、血小板ともに非常に少なくなり、血小板輸血で血小板を補充してきたが、突然血圧が下がり、血圧を元に戻すことができなくなってしまった。二回目の治療をもっと軽いものにするべきだった。」というのだった。

遺族としては、初期のがんと聞いていたこと、五年、一〇年先を考えて抗がん剤治療をおこなうとの話であり、生死に関わるような重篤な副作用があるとは認識していなかったことなどから、病院の説明は納得できないとして、一九九四（平成六）年六月、訴訟を提起したのである。

このケースでは、提訴前に専門家の意見を聞くことができている。

患者側代理人の求めに応じて、愛知県がんセンター病院の福島雅典内科医長が診療録に基づいて意見書を作成したのである。そのため、問題点が当初から明確になった。

患者は、子宮内膜がんであった。子宮内膜がんに対する化学療法は、いまだ研究段階であり、術後治療の第一選択はホルモン療法（プロゲステロン製剤）であるとされている。抗がん剤治療の場合は、トキソルビシンによい反応率が得られるということであり、シスプラチンとの併用は単剤より結果がよいとされている。

本件で使用された抗がん剤は、アクチノマイシンDというものであった。これは、子宮内膜がんに対しては使われていない薬剤だということだった。したがって、アクチノマイシンDとシスプラチンとの併用療法は用いられていない投与法である。

一方、アクチノマイシンDは、副作用として強い骨髄抑制、消化器症状が起こることが知られている。第一クールの抗がん剤治療からその副作用が出現し、投与開始一二～一四日目に血小板、白血球数は極小となっている。これはその後回復したが、第二クールの投与がおこなわれたところ、血小板減少、消化管出血を起こし、出血性ショックによって死亡したのである。

こうしたことから患者遺族側は、「子宮内膜がんに適応のない、かつ重篤な副作用のあるアクチノマイシンDを投与したことに過失があり、第一クールの投与で強い骨髄抑制の副作用が出現したにもかかわらず第二クールを投与したことに過失があり、そして第二クールでまったく同じパターンで副作用が出現したのに適切な処置をおこなわなかった過失がある。」と主張した。また、「子宮内膜がんに対する術後療法として標準治療であるプロゲステロン療法についての説明がまったくなされておらず、本件において投与された抗がん剤の副作用についての説明および現段階においては研究段階であり有効なものとされていないことを説明していないなどの説明義務違反がある。」とも主張した。

手術後の病理診断では「初期のがんではなかった。」

病院側からは、次のような経過説明と主張がおこなわれた。

子宮内膜がんには、正常の子宮内膜に近い形をとる「内膜型腺がん」と、漿液性の卵巣がんに近い形をとる「漿液性腺がん」、卵巣がんの明細胞がん（腫瘍の細胞質にグリコーゲンを多量に含むため、光学顕微鏡で細胞質が明るく抜けたように見えるところから名づけられた）に近い形をとる「明細胞がん」と呼ばれるものがあり、漿液性腺がんと明細胞がんは出現の頻度は低いが内膜型腺がんに比べて悪性度がきわめて高い。患者の腫瘍は、そのうち「明細胞がん」であった。

手術前の診断としては「子宮体部腺癌Ｉa期（明細胞癌の疑いあり）」としていたが、手術後の病理診断の結果、「腫瘍は、子宮内膜から発生した乳頭状漿液性腺癌であって、その浸潤は、子宮筋の全層を貫いて漿膜下に達し、子宮頸部に転移しており、さらに、悪性細胞が両側の子宮間膜と左の子宮傍結合織にも見られ、癌の子宮外進展があることが、組織学的に診断された。」

また、「摘出された一八個のリンパ節のうち、二個において転移が見られた。さらに、術中に採取された腹水の腹腔細胞診によっては、腺癌、癌性腹膜炎と診断され、陽性（クラスＶ）であった。これらの所見により、腫瘍は、子宮体癌の手術進行期Ⅲｃ期とされる進行癌であった。」

つまり、開腹手術をしてみたら、初期のがんではなかったというのである。

そこで、手術のみでは治癒していない可能性が強かったため、後療法として抗がん剤治療をおこなうことにした。化学療法の前に、なぜ通常子宮内膜がんの患者におこなわれるホルモン療法をおこなわなかったかについては、検査会社での測定の結果、エストロゲン、プロゲステロンの感受性がなかった（陰性だった）から、適応がなかったのだということ。

ところで、手術前の組織診断では「明細胞がんの疑いあり」とされていたが、病理診断で「乳頭状漿液性腺がん」

とされ、それを最終的には「明細胞がん」と診断したというのであるが、これは主治医が病理の診断を疑って、みずから病理標本を顕微鏡でのぞいてみて、そのように診断を覆したということであった。

ともあれ、「明細胞がん」という診断を下した。治療方針としては、子宮体がんに対する化学療法は確立されておらず、この病院でも標準的には卵巣がんに対するのと同じCAP療法（サイクロフォスファマイド、トキソルビシン、シスプラチンの三者併用療法）を準用している。ところが、卵巣がんのうち、明細胞がんにはCAP療法が有効でないことが知られていて、予後の悪さが多くの研究者から指摘されている。他方、卵巣の明細胞がんに対する薬剤感受性試験において、アクチノマイシンDの有効性が明らかにされていたので、主治医は本件においてアクチノマイシンDとシスプラチンの二者併用化学療法を採用することにした。両薬剤は、副作用の強い抗がん剤だが、アクチノマイシンDは骨髄抑制、シスプラチンは腎毒性が主な副作用であって、副作用が分散されるという点でも併用は合理的と判断した、ということであった。

「明細胞がん」の化学療法は未確立。

患者と家族（息子夫婦）への説明は、患者本人が非常に心配性であり、医師の対応に敏感になっていたため、なるべく心配させないよう説明内容に注意して、次のようにおこなったという。

「子宮の筋肉に悪いものがちょっと食い込んでいた。目に見えないものが残っているのがいやなので、もう少し治療する。ものの種類からいって、薬を使った治療をしたほうが安全である。少し入院は長くなる。一回五日間、五回やる。一回五日間やると、体の他の部位に副作用が出て、白血球や血小板の低下から回復してから次のものをやる。大体これが一ヶ月。トータル半年間かかる。しかし、一ヶ月のうち一週間くらいは外泊することが可能である。この治療は必要である。」

副作用に関しては、「食欲が減退し、髪の毛が抜け、白血球が減少し、口の中が荒れるなど起こるが一時の辛抱である。五ないし一〇年先を考えると、きちんとやったほうがよい。」と話した。

プロゲステロン療法について特に説明しなかったのは、この患者に有効でない療法をあえて説明する必要を認めなかったからであり、また、個々の薬剤の名前を挙げて説明することもしなかったが、それは、もっとも有効な薬剤を選択することを当然の前提にしており、薬剤の化学名や商品名は非専門家にはわかりづらいからである。

第一クールの化学療法を開始した翌日、事前の説明では患者本人に配慮して十分な説明ができなかったからということで、主治医は患者の家族に再説明をおこなった。

「この間はご本人と一緒だったので真実ばかりを言ったわけではなく、リンパ節に転移が行っている。子宮のほとんど表面に癌が出るくらいに食い込んでいた。まず、悪いところは取ってきたが、完全に初期の癌とは言えない結果であった。抗がん剤の副作用（骨髄抑制）もじつは強く出る場合とそうでない場合があり、やってみないとわからないが、白血球、血小板の貧血が強く出るタイプだと、一時期、治療開始後二週間目くらいに、感染症等かなり体の具合が悪くなることがある。しかし、さっきも言ったように、癌の広がりから考えて、必ず必要な治療である。」

こうして、第一クールの化学療法が、八月二〇日から開始され、二四日に終了した。副作用である食欲不振、吐気、嘔吐、口内炎等の各症状が見られ、九月一日から四日までの間、白血球数は二〇〇〇以下となり、最低値は九月三日の一三〇〇であったが、九月五日には三六〇〇に回復した。また血小板数は、八月三一日、九月一日の二日間、五万をきり、最低値は九月一日の一万一〇〇〇であったが、二日には六万一〇〇〇に回復した。九月六日には口内炎が軽減し、食事も摂れるようになって、一〇日から一四日まで外泊した。

第二クールは九月一六日から開始された。シスプラチンを二〇日までの五日間、アクチノマイシンDを二五日までの一〇日間に、それぞれ分けて投与した。第一クールで強い副作用が発現したので、アクチノマイシンDの一日あたりの投与量を半減し、投与期間を倍に延長するという措置をとった。九月二五日には、白血球数五一〇〇、血小板数三二万八〇〇〇と正常値であった。ところが、二八日には、白血球数一八〇〇、血小板数一万一〇〇〇と激減した。

そこで、生血四〇〇ミリリットルの輸血、白血球を増加させるＧＣＳＦの投与などをおこない、二九日、三〇日には血小板輸血がおこなわれたが、白血球、血小板ともに増加せず、あらゆる治療に反応しないまま一〇月一日死亡した。死因は、臨床的には、血小板減による消化管出血によるものと診断したが、遺族から解剖の承諾が得られなかったため、病理解剖学的死因は明らかにされていない。

以上が、病院側の主張である。

病院側の主張は、アクチノマイシンＤを使った化学療法は確立されたものではなかったが、薬剤感受性試験で成果を挙げていたことでもあり、明細胞がんに有効な薬剤はなかったのだから、それを使用したことに過失はないというものである。

しかし、その論理は、患者のがんが「明細胞がん」であることを前提にしたものである。病理医が「乳頭状漿液性腺がん」と診断したものを、主治医が病理医に連絡もせず独断で訂正診断して「明細胞がん」としたという不自然な経緯もある。

当時、この大学では卵巣の明細胞がんの治療法を開発しようと熱心に研究していた時期でもあった。試験管の中における、培養細胞を用いた抗がん剤感受性試験で、アクチノマイシンＤの有効性が確かめられていたという。その研究に取り組んでいたのが、本件の主治医であった。おそらく、臨床でその有効性を確かめたいと切望していたのであろう。そのため、手術前の「明細胞がんの疑いあり」との診断に飛びついたのである。病理の診断としては、明細胞がんの所見も一部にあるが、全体としては乳頭状漿液性腺がんとするべきというものだったと思われる。しかし、主治医は、「明細胞がんである」として、アクチノマイシンＤによる化学療法を強行した。プロゲステロンについては抗体反応の結果、適応がないとのことだったが、実際には結果が出る前日にアクチノマイシンＤ療法を決定していた。いわば、医師としての功名心（研究心）から実験的治療に踏み切ったわけである。

証人尋問の中で、主治医は「実験段階、研究段階」であることを認めている。

有効性が未知である実験的医療をおこなうのであれば、危険回避の注意義務はより厳しく問われるべきであろう。患者家族に対しての説明も、「絶対必要な治療です。」といっただけでは説明義務を尽くしたとはいえないと思われる。だが、一九九七（平成九）年四月、第一審判決は、患者側敗訴であった。

一審敗訴、控訴審で逆転勝訴。

判決は、患者の腫瘍を「明細胞がん」であると認定し、「早晩危険な状態に陥ることが確実な進行がんでもあったのであるから後療法を受ける必要はあり、標準的治療法が確立されていなかった医療状況下で、アクチノマイシンDを投与したことについて、医師に治療上の過誤があったとまでは認められない。」とした。

また、「第一クールで重篤な副作用が発現したのであるから、第二クールではそれを予見し血液検査を適切におこない、血小板数の減少がみられたらただちに血小板輸血をすべきであるのに、それを怠った。」との原告の主張については、「過失といえるほどの落ち度があったとまではいえない。」としりぞけた。

説明義務違反の主張についても、「現実に生じた副作用を目前にして、医師の説明が不十分であるとの不満を抱いたことが窺われるが、患者及びその家族の不安などに配慮してできるだけ副作用による影響を控え目に説明したとしても、あながち、説明義務違反の過失があるとまでいうことはできない。」と判示した。

判決の問題点は、本件が実験的医療行為であるという点についてなんら考慮されていないことであった。患者と家族に対する説明についても、一般的医療行為と同様の判断をおこなって、「説明に不足はない」としていた。

治療の範囲内で「新規な処置」を実験的に試みる場合、いわゆる「実験的医療」として一定の要件下でのみそれが許容されるというのが、世界医師会によるヘルシンキ宣言（一九六四年）の趣旨であり、その宣言によれば、医師は患者によく説明した後、患者の自由意志による承諾を得るべきであるとされている。これに由来して、インフォームド・コンセントの重要性は一九九二年時点においてもおろそかにされるべきでないことは当然であり、ましてや実験的医療である本件ではより厳密におこなわれなくてはならないのである。

患者側は、控訴審では、第一審での過失の主張を維持しながら、特に第二クールの説明義務違反、管理上の過失に絞って主張をおこなった。

また、第一審判決は、「医師に過失あり」とした福島医師の意見書と証言については、原告（患者遺族）側からの申請であったためか、完全に無視したのであった。

そこで、控訴審では、裁判所が選任する鑑定人による鑑定を申請し、聖マリアンナ医科大学産婦人科の斎藤馨助教授による鑑定がおこなわれた。

鑑定は、「本件においてアクチノマイシンDを投与したこと自体が不適切であったと非難することはできない。」と結論したが、患者家族への説明の点で医師と患者家族側との間に認識のズレがあったのではないかとの指摘をしていた。

「原告側は、本腫瘍が極めて悪性度の強い進行した癌であったことを本当に認識していたのだろうか？　また、再発防止と延命のために行われる治療の有効性や、特に生命をもおびやかしかねない副作用が発生しうることについて充分理解した上で同意していたのだろうかという疑問が残る。」と言及していたのである。

控訴審判決は、一九九九（平成一一）年九月、原判決を取り消し、被告病院側に「一五〇〇万円の支払いを命じる。」というものだった。

控訴審判決も、治療上の過失は否定した。アクチノマイシンDは開発中の新薬ではなく、すでに抗がん剤として認知されていたこと、被告病院における研究の結果は公表されていたことから、「当時の臨床医学的水準において未開拓の分野に属していたとしても、研究目的または実験目的でおこなったと認めるに足りる証拠はない。」として、「臨床的治療の範疇」と認定したのである。

しかし、「この治療方法を採用したことに治療上の過失がないとしても、深刻な副作用を伴う生活ないし生存状況と癌の予後に伴う生活ないし生存状況や危険性等を衡量して患者のクオリティ・オブ・ライフあるいはより楽な死への過程を考えた医療を選択するために、この種の先端的治療方法を採ることについて患者等の自己決定を尊重すべき義務があり、そのために患者ないしその家族に対して採用しようとする先端的治療方法について厳密に説明したうえで承諾をとる義務があるべきである。」として、「化学療法開始前の説明は、必ずしも標準的治療方法となっていなかった治療方法を採用する場合の患者らの自己決定権を尊重すべき説明となっていたとは認められない。」と判示した。

医師の説明は、「五年ないし一〇年先を考えると、実施していたほうが安全であり、また、必要な治療である。」として、「本件化学療法の有効性と必要性を強調し、当時その治療方法が先端的なものであり、一般的には標準的治療方法として承認されてはいないという事実を説明していなかった。そのために、患者ないしその家族の副作用の危険に対する認識が明確にならず、本件化学療法回避の選択をする余地をも考慮に容れた判断が困難になったものと推認される。」と、説明義務違反を認定した。

そして、「説明が不十分なものにとどまったことについては、主治医が患者の病状を気にする言動を見て、これに対する配慮をしたことによるものであったと認められるが、個別の患者に対してどのような方法で説明義務を尽くすべきかの問題があるからといって、説明義務が軽減されるものではない。さらに、医師が最善と信ずる治療方法を採用し診療契約上の債務不履行または不法行為上の過失がないからといって、説明義務が軽減されるものではない。」と、厳しく判示したのである。

なお、病院側は判決を不服として上告したが、二〇〇二（平成一四）年六月、最高裁は不受理を決定し、確定した。

勝訴事例5

左肺がんのため全摘手術後、一ヵ月余で死亡

左肺がんと診断され、全摘手術を受けたが、右肺の呼吸機能が不十分だったため、術後多臓器不全によって死亡したケースである。手術の適応がなかったのに手術をおこなった過失について病院側は当初から認めたが、手術をおこなわなかった場合の生存期間が争点となり、判決が求められた。

手術開始後、左肺全部の摘出に変更された。

患者は、六四歳の男性である。一九九七（平成九）年七月半ばころ、腰痛の診察のため総合病院外科を受診した。その際、咳の自覚症状があったことから、内科でも診察を受けたところ、左肺にがんの疑いがあるといわれ、八月下旬から精密検査のため入院した。

九月に「左肺がん」と診断され、内科の医師から家族に、「手術をして左肺の三分の一くらいを切り取る必要がある。」という説明があった。外科の医師からも、「手術をしなければ長くかかるが、手術をすれば三、四週間程度で退院できるし、無理をしなければ普通の生活には問題ない。悪い合併症が出た前例もない。」といった説明がおこなわれた。

手術は、「左肺下葉切除術およびリンパ節郭清術」で、九月一七日午前一〇時ころから実施された。しかし、手術を開始してから、途中で手術内容が左肺全部の摘出に変更された。「肺の上葉を残すと、がんが残ってしまうため。」ということだった。予定より二時間ほど遅れて、午後四時ころ、手術は終了した。

患者は手術後、一九日までＩＣＵ（集中治療室）に入れられていたが、この間はとくに変化もなく、担当医も「ＩＣＵから出て二、三日もすれば元通り元気になる。」といっていた。ところが、一般病室に移った後の二一日ころ、患者の左脇腹に挿入されていたドレーンを抜去した部分から大量の出血があった。出血の原因について、担当医からはっきりした説明は聞けなかった。

その後は会話も普通にできていたが、食欲は減退し、新聞も読みたがらず、徐々に倦怠感と左胸部の重苦しさを訴えるようになった。また、二七日ころには三八度ぐらいまで発熱し、二九日以後は三七～三八度の熱が持続した。

一〇月二日になって、気管支ファイバースコープ検査がおこなわれ、左肺切除時の縫合不全による気管支断端瘻が見つかった。断端部に薬を塗布したが、大きな縫合不全ではないということで再手術はおこなわれなかった。

その翌日、患者は突然呼吸困難となり、ショック状態に陥り、左足を激しくけいれんさせるほかはまったく体を動かすことができず、意識不明の状態になった。担当医は、「首から栄養を注入しようとして点滴の針を刺したら、突然呼吸が止まり、その後一、二分呼吸が止まった。なぜそのようになったのか、わからない。」ということだった。

その日から、患者は動くことも、言葉を話すこともできない状態が続いた。そして、八日にはＭＲＳＡに感染し、右肺は肺炎を併発し、発熱も続いた。一〇月二三日と二四日には、再度、気管支断端瘻が確認された。その後、患者は回復することなく、二五日に敗血症で死亡した。

遺族側は、「被告病院の医師は、患者の左肺扁平上皮癌の治療として、左肺全摘術を実施したが、術前の各種検査によれば、患者の右肺には間質性線維性変化や腫瘍の存在が確認されており、およそ左肺全摘の負担に耐えうる状態ではなかった。こうした状況下で左肺を全摘すれば、著しい肺機能の低下等により患者の生命に危険が生じる可能性がきわめて高いから、被告医師は、患者の治療方法として左肺全摘術を選択すべきではなかったのに、これを選択した過失がある。」として、二〇〇〇（平成一二）年四月、訴訟を提起した。

また、訴状段階では、手術後の管理に関して、「手術により縫合不全が生じた場合には、できる限り早期に縫合不全を発見し、再手術をおこなうなど適切な処置を講ずるべきであったのに、これを怠り、長期間漫然と縫合不全を放置したことにより、細菌感染を生じさせ、ひいては敗血症を生じさせた過失がある。」という主張もおこなったが、これは後に撤回した。

「外科的治療を実施したことは不適切。」と病院側。

病院側は、損害賠償請求については「請求を棄却する。」との判決を求める答弁をおこなったが、過失については認めた。

「患者の左肺癌の進行度・部位・大きさから外科的治療を選択した場合、左肺下葉の摘出では不十分で、左肺全部を摘出しなければならない可能性があり、左肺全部を摘出するような事態になったとき、右肺の呼吸機能で維持することになるが、術前の胸部X線検査フィルム等から呼吸機能障害が推定されるのであるから、術前に右肺について十分な呼吸機能検査を実施し、左肺全部の摘出となっても呼吸機能に問題がないかどうか確認すべきであったが、被告病院の担当医師は、右肺の呼吸機能検査を十分に実施しないまま外科的治療（左肺下葉摘出術）の適応があると判断し、手術を開始し、術中の所見から左肺全部を摘出することとなった。

左肺全部を摘出した結果、右肺のみで呼吸を維持することとなったが、右肺の呼吸機能は不十分であり、術後経過において呼吸不全が要因となって多臓器不全となり死亡に至った。なお、術後経過中に縫合不全が発現しあるいはショック状態に陥るなどの事態が発生したが、これらは患者の死亡原因とは考えられない。」

診療経過についてこのように述べた上で、「右診療経過を考慮すると、患者の左肺癌に対しては外科的治療の適応がなかったものと判断される。担当医師は治療法の適応を誤っており注意義務違反の過失があると判断される。」と過失を認めたのである。

過失と死亡との因果関係についても、「患者の左肺癌に対して外科的治療を実施したことは不適切であり、その結果死期を早めたことを認める。」と、これも認めた。

しかし、それに続けて、こう主張したのである。

「一般に肺癌に対する治療法として化学的治療・放射線療法があるが、これらの治療法の有効性が確立しているわけではなく、生活の質を考慮すると必ずしも適応があるとはいえない。

このような事情を考慮すると、患者の肺癌の治癒可能性はなく、また医学的な処置による延命可能性も期待できないというべきである。

患者の身体状況――左肺全部の摘出を要するような大きな癌があり、進行度はⅢ期・N２（２群リンパ節に転移）であるほか、右肺に著名な呼吸機能障害があること、解剖所見で腫大型肝硬変や陳旧性心筋梗塞等が認められること――を考慮すると、外科的治療を行わなかったとしても、また化学的治療・放射線療法が行われたとしても、患者の余命期間は相当に短かったと考えられる。」

そして、この範囲で損害賠償責任があることを認めるという。

つまり、「逸失利益については、患者の身体状況を考慮すると就労可能性は全くないのであり、損害は認められない。また、慰謝料については、患者の厳しい身体状況や余命可能な期間等を考慮すると数百万円が相当である。」というのである。

かなり強引な主張というものであった。

もとはといえば、患者は腰痛の診察のため病院へ行ったのであり、少し咳の症状があったことから、ついでに内科で診察を受けたことがきっかけで検査入院したのである。当時、入院しなければならないほどの体調の異変はなく、普段と変わらぬ生活を送り、仕事も普通にこなしていた。本件医師による不適切な手術がなければ、一九九七（平成九）年一〇月二五日に死亡することはなかった。まだまだ従前どおり仕事を続け、普通の日常生活を送ることができたはずであった。

また、余命ということでいえば、非小細胞肺癌（扁平上皮癌）のⅢA期症例における標準的な中間生存期間は一二～一六ヵ月とされているものの、二年生存率は二〇～三〇%、五年生存率は五～一〇%とされている。さらに、放射線治療と化学療法を併用した臨床試験の結果として、生存期間の中央値が一六・五ヶ月、二年生存率三四・六%、三年生存率二二・三%、五年生存率一五・八%という報告もある。

こうしたことから、遺族側は、「適切な延命治療が施されていたならば、患者はなお長期間生存した可能性が高い。」と主張した。

この時点で和解の話し合いがおこなわれたが、「がんがわかってからは働けないし、寝たきりになるのではないか。」といった裁判官の意見もあり、病院側との間で余命についての認識の開きが大きかったため、和解にならなかった。そこで、遺族側は鑑定を申請したが裁判所は採用せず、二〇〇一（平成一三）年二月、判決が出された。

過失については病院側も争っていないので、争点は損害についてである。

原告としては、逸失利益一五五〇万円（就労可能年数九年として計算）、慰謝料三〇〇〇万円と主張したが、裁判所は、「退院して稼動することができる状態であったとは認めることができない。」として逸失利益は認めず、慰謝料について「五〇〇〇万円をもって相当」とした。また、葬儀費用、弁護士費用も認めて、合計六八〇〇万円としている。

予後についての裁判所の判断は、次のようであった。

「ところで、原告らは、本件手術前、亡患者が普段と変わらぬ生活を送り体調に異変もなく普通に仕事をしていたことや、ⅢA期の非小細胞肺癌の非切例において、放射線療法と化学療法の併用により、五年以上生存するといった報告例もあることなどからすれば、亡患者が、適切な延命治療を受けることにより、なお長期間生存した可能性は高かった旨主張し、これに沿う内容の証拠もある。

しかしながら、前記認定した事実、前記証拠及び弁論の全趣旨によれば、亡患者は、右肺の呼吸機能が不十分であったこと、放射線療法等の施行については有意差を認めないといった文献もあること、放射線療法等の延命治療による延命効果は、必ずしも確立されたものであるということはできないことが認められ、また、本件手術前、亡患者が、普段と変わらぬ生活を送り体調に異変もなく普通に仕事をしていたという状態であったからといって、直ちに、中間生存期間を越えて相当の長期間にわたり生存し得たと推測することはできず、他に、亡患者が中間生存期間を越えて相当の長期間にわたり生存し得た蓋然性を認めるに足りる証拠はない。

したがって、亡患者の生存期間（本件手術を実施しなかった場合の中間生存期間）は、八・五か月ないし一六・五か月であると認めるほかない。」

勝訴とはいっても、当初から病院側が「損害は認められない。慰謝料は数百万円が妥当。」と主張していたことを思えば、その主張に沿った内容の裁判所の判断であり、かなり不満が残る判決ではあった。

勝訴事例 6

乳がんを良性のしこりと誤診し、一年後に死亡

有名大病院における事案である。妊娠一〇ヵ月の妊婦が乳房のしこりを心配して受診したところ、触診のみで良性と即断したことにより一年間放置する結果となり、乳がんと診断され手術を受けたが結局死亡してしまったケースで、病院側はあくまで過失を否認して争った。判決は、患者側勝訴であったが、高度医療機関においてもミスを隠蔽することに汲々とすることがある典型的事例である。

触診だけで「しこりは良性」と診断。

患者は、三五歳で初産であった。一九九三（平成五）年一〇月、労災病院を受診して妊娠していることを知り、労災病院の紹介で一一月から医療センターの産科に外来通院するようになった。

妊娠一〇ヵ月の一九九四（平成六）年六月七日、産科外来の医師に、右胸にしこりがあることを告げたところ、外科の診察を受けるよう指示された。そこで、六月九日に外科を受診した。

外科の医師は、患者の右乳房に直径一センチ大のしこりがあることを触診で確認し、「良性なので問題ない。心配であれば、出産した子への授乳が終わってから来るように。」と説明した。また、外科の医師は、産科の医師に対し、

「しこりは良性のものと思われます。」と回答書に記載して通知した。

それで安心した患者は、産科の通院を続け、七月七日に入院して翌日出産し、一七日に退院した。

出産後、こどもへの授乳中から右乳房のしこりが硬く、全体に張っている感じがしていたが、授乳中のためであって特に問題はないと考え、そのままにしていた。

ところが、一九九五（平成七）年六月二〇日に、夫の強い勧めによって労災病院の外科を受診した結果、病理診断によって右乳房のしこりはがんであると診断された。

そこで、七月三日、医療センターの外科を外来受診したところ、やはり乳がんであると診断され、七月一〇日に治療のため入院した。この時点で、右乳房の腫瘤の大きさは横約一〇センチ、縦約九・三センチとなっており、進行度についてはステージⅢbとの診断であった。

七月一二日、右乳房切除および右腋窩リンパ節郭清手術を受け、一一月一五日に退院した。しかし、その後がんは再発し、手術や放射線療法を繰り返したが、肺転移、肝転移、さらに骨転移するに至り、手術から二年七ヵ月後の一九九八（平成一〇）年二月二八日、乳がんのため死亡したのである。

患者遺族側は、次のように主張して、二〇〇一（平成一三）年四月、訴訟を提起した。

「平成六年当時においてもまた現在においても、妊娠中の女性の乳房にしこりが触診された場合において、まったくほかの検査をおこなうことなく、触診のみによって腫瘤が良性であると判断することを許容するような医学的知見は存在しない。文献等によれば、触診によって妊娠中の患者の乳房に腫瘤性の病変が認められた場合には、悪性腫瘍である可能性を疑って、超音波検査、マンモグラフィ、吸引細胞診をおこなうことで、さらなる精査を進めるべきとされている。それらの検査を怠っていなければ、遅くとも平成六年七月ころまでには、右乳房の腫瘤が悪性であることの確定診断を受け、早期にその治療を受けることができた。」

「妊娠合併乳がんとリンパ節転移の関係については、リンパ節転移に至っていない患者の五年生存率は一〇〇％から八二％、一〇年生存率は七七％から七一％であって、この段階で発見されていれば相当高率の生存可能性が認められる。

当時のしこりの大きさは直径一センチ大であり、乳がんはまだリンパ節に転移していなかったと判断される。したがって、平成六年六月の段階で右乳房腫瘤が精査されていれば、リンパ節に転移する前に治療を開始でき、死亡することを避けられた。」

結局、「右乳房にしこりがあることを訴えたにもかかわらず、医師は触診を実施しただけでこれを良性と診断した。しかし、その後、まったく同一部位に進行した乳がんが生じたものであって、乳がんを見落としたことは明らか。」というのが過失の主張の核心である。

「しこりとは別にがんができた。」と病院側主張。

あまりにも明白な診断ミスと思われたが、医療センター側は否認した。

がんのできた場所が違うと主張したのである。

「乳癌が発達していく場合、しこりとして触れる部分は、原発部位から周囲に浸潤していくので、当該しこりが乳癌によるものであれば、その後に乳癌が発達しても、しこりの中心は、乳房の同一部位に認められる。この点、本件では、平成六年六月九日に認められたしこりの中心は、右乳房の外上四半領域の末梢であったのに対し、平成七年七月四日に認められたしこりの中心は、右乳房の外上四半領域と内上四半領域との境界近くの中枢側であったものである。したがって、これらのしこりは異別のものというべきであって、平成六年六月九日に認められたしこりについてまで乳癌によるものであったとは、いえない。また、このしこりについては特に治療をしなくとも自然に消退している以上、悪性腫瘍（乳癌）によるものであったとはいえない。」

そして、一九九四（平成六）年六月九日の診療内容は次のとおりだと主張した。

「問診によると、しこりに気付いてからしこりの大きさ、性状は変わっていないとのことであった。

視診、触診の結果は以下のとおりであった。

乳頭、乳輪、皮膚に異常所見なし。分泌物なし。

右乳房外上四半部末梢側に表面平滑、弾性硬、境界明瞭、可動性の腫瘤を認める（大きさは直径一cm以下）。

自発痛、圧痛なし。

問診、視診、触診等の結果からして良性であろうと判断（妊娠による乳腺の発達に伴って生じる嚢胞など）。妊娠一〇ヶ月で乳腺が発達していること、腫瘤が小さいことから、超音波検査等を実施しても、これ以上の所見は得られないものと判断。

患者には以下のとおり説明、指示。

おそらく良性のしこりとは思うけれど、妊娠一〇ヶ月ではレントゲン検査（マンモグラフィーのこと）や超音波検査は診断の役に立たないこと、産婦人科受診の時には乳房の診察も受けること、産婦人科医師の指示があれば外科で診察を受けること、自分でもしこりが大きくなったり硬くなったり、ゴツゴツするようになったと気が付いたら産婦人科か外科を受診すること等。」

そのように十分な説明もしたというのである。

超音波検査、マンモグラフィー、吸引細胞診をおこなわなかった点については、

「平成六年六月九日の時点では妊娠一〇ヶ月であり、妊娠性変化として乳腺が非常に発達する時期に入っていたこと、直径一センチ以下の小さな病変であったことからして、超音波検査は有用ではなかった。」

「マンモグラフィーについても、超音波検査と同じく、妊婦では妊娠性変化による乳腺の発達のために本件のような小さな病変には有用な検査ではない。他方、腹部の遮蔽を考慮するとしても、二次放射線などによる胎児への被曝の問題がある。」

「吸引細胞診については、妊娠一〇ヶ月では皮膚が薄くなっており、乳腺も発達しているので、穿刺による細菌感染の頻度が高く、しかも難治の乳腺炎、乳汁瘻を作ることになるので、乳癌の疑いが強い場合以外には実施しない。」と、ことごとく正当性を主張した。

のみならず、「本件のように高齢初産の妊婦は、無事に子供が生まれてくるか憂慮し精神的に不安定な状態にあるにも関わらず、視診・触診等のうえで『検査が必要である』と勧めることは、『自分は癌ではないか』との懸念を抱かせ、生まれてくるこどもの将来について苦悩させ、大変な精神的負担を課することになり、場合によっては妊娠期におけるうつ病（自殺）、流産の原因になりかねない。」と、脅迫的言辞までも展開した。

また、一九九五（平成七）年七月三、四日の診療内容は、

「他院で乳癌ではないかと言われ、セカンドオピニオンを求めて来院。

乳頭、乳輪、皮膚に異常所見なし。分泌物なし。

右乳房の外上四半領域と内上四半領域との境界近くの中枢側に中心を有する表面凹凸、硬、境界明瞭、可動性の腫瘤あり（大きさは約七×一〇㎝）。右腋窩にも大豆大の腫瘤あり。

自発痛、圧痛なし。

超音波検査で乳癌に特徴的な所見は得られず。

マンモグラフィーでも石灰化像、スピクラなど乳癌に特徴的な所見を得られず。

ただし、穿刺吸引細胞診で陽性（Class V）。

そこで、視診、触診、穿刺吸引細胞診の結果から乳癌であると診断。」ということであった。

そして、「患者によれば、平成六年七月に出産して授乳をするようになってから右の乳房のしこりが硬く全体的にはっている感じがあったが放置しており、平成七年一月にはしこりが増大して（この時点で既に直径約一〇㎝であった）、一層硬くなったことに気付いていたにも関わらず、やはりそのまま放置していたものである。したがって、患

者は医師が言っていたような乳房のしこりが現れたにも関わらず、その指示を守らないで、一年以上も放置したものである。乳癌の予後という点において、治療の開始時期が重大な意味をもつというのであれば、この一年以上の放置が癌の完治という点からして決定的な意味を与えたというべきである。」として、患者のほうに責任があるというのであった。

出産後、早い時期に再診するよう指示すべきだった。

だが、すでにいくつもの矛盾がその主張の中にあらわれていた。

「産婦人科受診の際には触診をしてもらうこと」を患者に指示していたと主張するが、そうだとすれば産婦人科からの診療依頼書に対する返信欄に「良性のものと思われます。」としか記載しなかったのは、きわめて不自然といえた。同じ病院の産婦人科医師からの依頼で、外科の医師は患者を診察したのである。今後も患者が産婦人科を定期的に訪れることを知っていたわけだから、産婦人科での乳房検診の必要性を認めたのであれば、何よりもまず、産婦人科への返信にその旨を記載しないはずがなかった。したがって、医師からは「良性なので問題ない。心配なら授乳が終わってから来るように。」といわれただけとの患者側の言い分のほうが信憑性は高いというべきである。なおかつ、外科の医師は、その診断をもって「診療終結」としていたのである。

超音波検査、マンモグラフィー、吸引細胞診を実施しなかった理由は、いかにも弁解のための弁解というべきものであった。乳がんの専門家による一般向け啓蒙書では、妊娠中であっても「最低限、超音波検査と細胞診は受けられますように。」と指摘しており、しかも吸引細胞診は、穿刺針によってごく小さな細胞を採取する身体への侵襲の少ない検査方法である。また、マンモグラフィーによる胎児への被曝の危険については、「〇・一rad 以下の線量であるので胎児に影響しない。」とされている。

「検査を勧めると『自分はがんではないか』と患者が不安に陥り、うつ病、流産の原因になりかねない。」との主張は、何をかいわんやである。医師がしこりを発見したのではなく、母親に乳がんの病歴があった患者自身が、「乳がんではないか。」と心配して自ら診察を受けているのだから、きちんと検査がおこなわれることを希望していたことは当然である。しかも、妊婦にがんが見つかった場合、一般に妊娠八ヵ月を過ぎていれば帝王切開等で胎児を出産させてがん治療をおこなうのが通常であるから、妊娠一〇ヵ月の本件では流産の心配は不要というほかなかった。

何よりもまず、乳がんはがんの中でも早期発見による救命可能性が高い疾患であり、直径一センチ大のしこりに乳がんの疑いがあるからといって恐れるに足りないのである。医師としては、しこりががんであったとしても治療を施せば死に至る可能性はきわめて低いことを十分に説明して不要な不安を取り除き、検査を勧めるべきであったろう。

こうしたことから、患者側は、「万が一何らかの事情でその日に検査することが困難な場合であっても、医師は、触診だけでは悪性の可能性が排除しきれないのだから、患者に対し、早い時期に再診するよう強く指示すべきだった。」との主張をおこなった。

「具体的には平成六年七月八日に出産しているのだから、その後断乳して検査を受けるように指示されていれば、同年八、九月ころまでには、右乳房の腫瘤が悪性であることの確定診断を受け、早期にその治療を受けることが可能であった。」ということなのである。

そして、最大の争点となる、最初に認められたしこりとその後に発見された腫瘍がまったく別のものという病院側の主張は、きわめて根拠の薄いことが、しだいに明らかになっていった。

一九九四（平成六）年当時のしこりの位置について、病院側は「外上四半部領域の末梢側」であったと主張した。しかし、診療録に描かれている図は、フリーハンドで大雑把に描かれたものであり、厳密に位置を特定できるとはいいがたかった。「外上四半部領域の乳頭と外縁のほぼ真ん中」にあったとみることもできたのである。

一九九五（平成七）年七月に病院医師が描いた図では、外上と内上の境界をまたぐ形にしこりが描かれたものもあるが、一方でそれとは明らかに異なる記載の図も存在した。手術前に描いた図と比較して、術中所見として書き留めた図は内上よりも外上のほうに広がって描かれているのである。病理組織検査報告書でも、腫瘍の存在部位は中心から外側へ広がっているとの記載になっていた。

診療録上の記載も、「平成六年発症」と繰り返し記載されていた。

また、患者は一九九五（平成七）年六月に産婦人科で乳房マッサージを三回受けているが、毎回異なった形に描かれている。このことからも、立体的なしこりを平面上に描く場合、寸分違わず描出することは容易でないばかりでなく、一回の触診で部位を判断することの困難さを如実にあらわしているといえた。

したがって、「平成七年当時のしこりは、平成六年六月のしこりが発達したものと考えるのが自然である。」との患者側の主張には十分な説得力があった。

そしてさらに、不可解な事実も明らかになった。

乳がん治療のため入院中の一九九五（平成七）年七月、患者と家族が「乳がんの見落としがあったのではないか。」と不信を表明した。これに対し、医師からの伝言ということで『「細胞診では前回のしこりとは全く関係ないような結果が出ている為、後になって出来てきたもの。」特にこちら側の落ち度はなし！と言っています。』とのメモが、看護記録に貼付されていた。

一九九四（平成六）年当時のしこりについては細胞診はおこなわれていないのだから、比較することも同一性を判断することもできないにもかかわらず、医師は看護婦に対し、明らかに不合理な説明をするよう指示していたのである。


良性診断を前提として乳房マッサージを繰り返した。

そもそも医師が「良性」と診断したのは、触診によってのみである。病院側の主張では、触診上「可動、無痛、表面平滑」で、問診によれば「しこりに気付いてからその大きさ、性状が変わっていない。」ことから、悪性と考えられないということだった。

しかし、悪性と診断された一九九五（平成七）年七月のしこりも、「可動性なし、圧痛あり」という悪性所見が得られていたわけではない。触診では「可動、圧痛なし」という所見であった。

また、一般に乳房のしこりは一センチ以下では触知がきわめて困難とされている。触知可能となるのは直径一センチに達したころであり、直径二、三センチで発見されることが圧倒的に多いといわれる。しかも、本件のような妊娠期の乳房ではより触知が難しく、通常の場合より一センチ以上大きくなってから発見されるケースが多いともいわれている。この点、病院側の主張が「一㎝以下」であったとしているのは、諸検査をしなかった理由付けのためではあろうが、きわめて疑わしいといわざるをえなかった。

その、ようやく触知可能になった一センチ大の大きさのしこりについて、患者が「これまでに大きさ、性状は変わっていない。」と答えたとしても、それを根拠に良性と判断したとするのは、強弁というものである。

最初にできたしこりがそのまま徐々に大きくなっていった状況については、患者の夫が証人尋問で詳細に証言した。

患者は、出産後、医療センター産科に通院して乳の出具合と右乳房のしこりについて診察を受けたが、外科医の良性診断の前提に立って、「うつ乳」と診断し、ホルモン剤の投与と乳房マッサージを繰り返すだけであった。夫は毎日、乳房に触れて、しこりが大きくなっていくのを確認し、素人の目からみても異常だからほかの病院を受診したほうがよいと患者を説いたが、患者は、「先生からおっぱいをあげ終わるまで待ちなさいといわれたので、ほかの病院の診察を受けるのは失礼になる。」と言い張り、夫婦の間で喧嘩になった。

病院側からは「一年も放置した。」と非難されたが、それは医療センター医師の診断を信頼したからにほかならなかった。

しかし、ついに夫からの強い勧めに折れて、労災病院外科へ外来受診した。その結果、その日のうちに右乳房の腫瘍ががんであるとの最悪の診断を受けたのである。

担当医師への証人尋問もおこなわれた。

「産婦人科受診の際には乳房も診察してもらうように。」と指示していたとの病院側の主張は、医師の記憶によるものではなく、経験からそのように「指示をしたと思う。」というにすぎなかったことが判明した。

また、リンパ節転移に関連して、一九九四（平成六）年六月の診察では、右腋窩リンパ節にしこりがあるか否かの診察をおこなわなかったことも明らかになった。

右腋窩リンパ節のしこりについて診察したかどうか問われて、医師は「ちょっと記憶に……」と、記憶にないことを認め、カルテにそれについての記載がないことも認めた。もっとも、証言の途中から重大性に気づいたらしく、「診察はしていると思う。」と証言を変更している。だが、右腋窩リンパ節にしこりがあったかどうかという重要な事項について、陳述書にすら触れていないことから、その証言は虚偽としか考えられなかった。

つまりは仕事の惰性から右乳房のしこりについてのみ通りいっぺんの診察をしただけで、「しこりは出産直前の妊婦にはよくあることなので心配ない。」と安易に即断したのである。そして、がんの疑いを完全に否定して、経過観察の必要もないと認め、外科外来診療録に「終了日六月九日」と記入して外科外来の診察を終了としたのであった。

判決は誤診を認定し、原告勝訴。

二〇〇三（平成一五）年四月、判決は、誤診を認定して病院側から患者遺族側に九〇〇〇万円の支払いを命じた。

病院側の「平成六年六月のしこりと平成七年七月のしこりは異別のもの」という主張について、判決は詳細な検討を加えて「同一のものと認めるのが相当である。」と認定した。

認定の根拠となったのは三点である。

まず、被告病院外科の診療録と、労災病院の診療録、産科の診療録を比較して、「結局、それぞれの診療録に記載されたしこり位置の特定に関する表記は概括的であいまいな図解と言わざるを得ず」、それぞれのしこりが「別異のものであると述べるのは何ら合理的な根拠があるものとはいえない。」とした。

次に、「乳癌は同心円状に浸潤発育するものである。」との主張について、「医師の証言等を裏付ける医学上の証拠は提出されていない。」こと、かえって、「乳管上皮に発生した癌は、乳管内にて末梢側から中心に向かい進展していくこととなるものと認められる。」うえに、助産師から受けた乳房マッサージが「しこりの位置及び形状に与えた影響も看過できない」ことから、「平成六年六月のしこりが中心を変えないまま増大したとしても矛盾がない。」とした。

さらに、一九九四（平成六）年のしこりと一九九五（平成七）年のしこりの「性状が異なる。」との主張についても、「表面の違いは、両者が同一の癌とすれば、一年余の間にその性状が進行・変化していくことから、相応の違いが出てくるのはむしろ当然である」とし、「助産師から受けたしこり部分のマッサージにより、しこりの位置及び形状に与えた影響も看過できない」として、むしろ、「平成七年の乳癌のしこりは、その大きさから考えれば平成六年六月の時点ですでに発生していたはずである」ことを医師も認めており、平成六年の診察時には「しこりは一つしか触知していない」こと、患者が一貫して「妊娠一〇ヶ月頃より、右乳房のしこりがあり、産後少しずつ大きくなってきた」ことを助産師に訴えていることなどを指摘し、乳がんの発育速度の点からしても一九九四（平成六）年六月のしこりが一九九五（平成七）年七月の乳癌に発育したと考えても何ら矛盾はないと判示した。

そして、「以上の考察に加えて、平成六年六月のしこりと、平成七年七月のしこりは、両者とも右乳房の上部という比較的近接した部位にあり、占拠部位は重なっている」こと、「多くの所見が共通している」こと、夫が「しこりを気にし、毎日触ってその状態を確認していたが、そのしこりが消滅したことはなく、徐々に大きくなっていくのを見て、患者とともに不安な思いを抱き続けていたことを総合考慮すれば、しこりは同一のものと認めるのが相当である。」と結論づけた。

検査については、視触診だけでしこりを良性と速断しないで、「さらに超音波検査、マンモグラフィー、穿刺吸引細胞診などの検査を実施する義務があった」と認定し、この時点での検査が困難であったならば、経過観察とし、出産後、早期に再診し、断乳のうえ各種検査を実施すべきであり、そのように「指示・説明する義務があった」とした。医師が「産婦人科受診のときは乳房の診察も受けるように指示した」との主張については、「到底認め難い。」としりぞけている。

それらの認定事実から、「医師が患者の右乳房のしこりを診察した当時ないし出産後早期に、患者に対して諸検査をしていれば、しこりが乳癌によるものであることが判明したであろうこと、その結果、遅くとも出産後の平成六年八、九月ころには乳癌の治療を受けることができたであろうことが認められる。」とし、「右乳房のしこりが直径一センチメートル程度と比較的小さかったこと、患者が平成七年七月の手術から二年七ヶ月余り生存したことに照らすと、リンパ節転移の有無にかかわらず、平成六年六月の診察で乳癌が発見され治療が開始されていれば、少なくともさらに数年は延命できたとの相当の可能性があるものと認められる。」との判断を示した。

判決は、「医師の過失により延命利益を喪失し、精神的苦痛を被ったこと」を認め、「慰謝料としては一〇〇〇万円が相当」としたが、「患者にも、右乳房のしこりが増大し、硬くなったことに気付いたにもかかわらず、受診が遅れたという落ち度があったから、医師の診断を信頼していた点を考慮しても、二割の過失相殺は免れない。」ということで、「慰謝料額は八〇〇万円」とした。これに弁護士費用を加えて、九〇〇万円としたのである。

勝訴事例 7

豊胸手術の麻酔ミスで植物状態

麻酔事故の多くは、専門の麻酔医が不在の状況の中で発生している。このケースはその典型例だが、麻酔管理から手術まで補助の医師はおろか看護師すらいなかったという点ではきわめて特殊な事例ともいえる。美容整形が安易に宣伝流布されるなかで、注目すべき事案である。

麻酔も手術も一人の医師がおこなった。

患者は、結婚して二年にもならない二六歳の主婦である。二〇〇一（平成一三）年四月二三日、美容外科クリニックにおいて豊胸手術を受ける契約を結び、四月二六日に手術を受けた。ところが、その日の午後三時一二分、救急車で大学病院に搬送された。運ばれたとき、すでに意識はなく、大学病院ではただちに心臓マッサージなどの救命措置をおこない、一命をとりとめたものの、ついに意識は回復せずそのまま入院となった。妻が美容外科で手術を受けたことを知らされていなかった夫は、大学病院からの知らせに驚いて駆けつけると、たくさんの計器につながれて意識のない妻がいた。その後、危機的状況は脱したが、「今後も歩行は困難で、知能が低下しており、介護なくしては生きていけない状態。」との医師の話であった。

患者の家族は、クリニックの医師に説明を求めた。医師の話では、「患者は、クリニックで豊胸手術を受けた。四月二六日午前一一時三〇分から手術を開始し、手術は無事終了したものの、麻酔からさめず、自発呼吸が戻らなかったので、救急車を手配して、救急隊に大学病院への搬送を指示して入院させた。救急車に乗せるときに体温が三八度ほどあったから、悪性高熱症だったにちがいない。これは、一〇万人に一人の特異体質によるもので、仕方がなかった。患者は、大学病院に到着後、急激に血圧が下がり、心臓停止した。」ということだった。

ところが、大学病院によれば、「悪性高熱症以外の原因である可能性もある。」ということであり、また「到着時、血圧は低かったが、心停止はなかった。」とのことであった。

説明が食い違っているだけでなく、クリニックの医師は「起きたことは不可抗力。最善の対処をした。」の一点張りで、家族の疑念は深まるばかりだった。しかも、全身麻酔下の手術というのに、麻酔医の関与もなく、看護師すらいなかったということであった。カウンセリングから、麻酔、手術、大学病院への搬送まで、医師一人で対応したというのである。

患者側は、二〇〇二（平成一四）年五月三一日、「本件は、患者が、被告が設営する美容外科医院において、適切な説明を受けないまま全身麻酔下で豊胸手術を受け、十分な麻酔管理を受けられなかったために、低換気となり、低酸素脳症による植物状態となったことについて責任を問うものである。」、「被告は単独で全身麻酔をかけて手術をおこない、その能力・設備では十分な患者管理はおこなえず、低酸素血症、高炭酸ガス血症の症状を見逃し、患者が末期症状を呈してからようやく気づいたもので、明らかに過失がある。」として、訴訟を提起した。

証拠保全の検証を拒否。

提訴に先立って、原告側は当然の手続きとして、証拠保全をおこなった。医療過誤事件においては、医師および看護師の作成した医療記録は、過失主張の前提となる事実経過を明らかにする重要な証拠であり、立証の中核を担うものだからである。麻酔事故が問題となる事件では、麻酔記録が必須の証拠であり、これがなければ過失の具体的特定は不可能となる。そして、「一般には、麻酔記録等の医療記録は、医師や看護師がその責任と専門的立場において記述するもので、医療の通常の事務処理の過程において規則的に作成されるものであるから、医療記録に記載されたことは、存在かつ実施され、ないしはそのように認識、判断されたことを推測させる。診療録の記載内容は、それが後日改変されたと認められる特段の事情がない限り、医師にとっての診療上の必要性と法的義務との両面によって、その真実性が担保されているというべきである。」（東京高裁昭和五六年九月二四日判決）という性質のもので、原告側としてはこれをもとに医師の過失を立証していくのが通常である。

しかし、二〇〇一（平成一三）年七月一二日に実施された裁判所による証拠保全の検証は、思いがけない事態となった。裁判官が、検証物として、診療録、手術記録、検査結果等の提出を求めたところ、クリニック医師は「診療記録の一部はクリニックに置いてあるが、それ以外は自宅にある。今日は、手術の予定が入っており、ほかにも診療を待っている患者もいるので、別の日にしてほしい。」と、提出を拒んだのである。

「では、クリニックに保管されているものは何か。」と問われ、「血液検査記録くらいならある。」と答えたが、「それだけでも提出してほしい。」というと、「確認したところ、保管されているものはない。血液検査記録は、搬送時に大学病院に持っていった。自宅に、カルテ、麻酔記録、契約書、血液検査記録がある。通常、カルテはクリニック内に保管しているが、患者が大学病院に搬送された関係上、病院と連絡をとる必要があったため、わかりやすいように自宅に置いてある。本日は、すべての手術が終わるのが、早くても夜八時ころになるため、自宅に取りにいくことはできない。翌日か翌々日なら、まとめて準備できる。」と述べ立て、結局、翌日再検証をおこなって診療録等の提出を受けた。

だが、そのような経緯の末に提出された麻酔記録、診療録等は、あろうことか明らかに事後的に作成したとしか考えられない内容のものであった。

じつは、患者が搬送された大学病院において、クリニック医師は、手術、麻酔の経過を聴取されていた。その内容は、「クリニックでの経過」としてメモされ、記録にとどめてあった。さらにそれは「外来サマリー」として整理して大学病院の診療録に記載されていた。

それによると、手術が開始されたのは、午前一〇時であった。

10時、Ope start　導入　ラボナール０・４Ａ（８０㎎）マスキュラックス４㎎

吸入麻酔　ＧＯＳ（酸素笑気セボフルラン麻酔）（セボフルラン０・１～０・２）

術中　抗生物質セフゾン２ｇ　２回使用

術中　ＥＴCO_2（呼気終末炭酸ガス濃度）２０台

　　SPO_2（経皮的酸素飽和度）１００

12時、手術終了。吸入麻酔を終了。

12時10分、自発呼吸回復。

12時15分ころ、シバリング（悪寒、震え）発現。痛覚刺激に対して動くものの、はらいのけるような動作なし。意識回復せず。

　以降、時間不明ながら、ＥＴCO_2が増加　７０～７５

　　　　　　　　　　　　　SPO_2が低下　９６～９７

　　　　　　　　　　　　気管内挿管（時間不明）

14時、シバリングが持続し増加。

　体温４０℃に上昇し、１１９番 call

　１１９番覚知　14時41分

　現着　14時45分

救急隊Ｖｉｔａｌ（バイタルサイン）
　HR（脈拍）８２　BP（血圧）９６／５４
現発　15時04分
当院着　15時12分

そして、大学病院到着時、患者は経鼻挿管により酸素が供給され、意識のない状態で、脈拍１８６／分、血圧５１／１５㎜HG、体温４１・２度、ＥＴＣO_2は６０であったという。

食い違うクリニック医師の麻酔記録。

クリニック医師が提出した麻酔記録は、これとは大きく内容を異にしていた。

患者は、午前一一時三〇分入室。手術を開始したのは、一二時一五分だというのである。手術終了は午後一時五六分であり、午後二時一〇分ころ、シバリング出現となっていた。また、吸入麻酔のほかに、「局麻１パーセントキシロカイントータル４０ｍｌ」を使用したとなっていた。

クリニック医師側の主張する「手術経過」は次のようになる。

「11時30分、入室。入室時血圧１１４／７２、心拍数６０回／分、体温３６℃。術前再問診でも家族歴、既往歴とも特になし。

11時55分、麻酔導入。ラボナール２００㎎、マスキュラックス（筋弛緩剤）４㎎にて挿管。麻酔維持は酸素を３ℓ／min　笑気３ℓ／min　セボフルラン０・２～０・３％。換気量５００ｍｌ×１２回／minに設定。ＳＰO_2 １００％。ＥＴＣO_2（２４㎜Hg）　体温３６℃。セフメタゾン（抗生物質）２ｇを点滴注射。

12時15分、手術開始。１％キシロカイン計４０ｍｌ使用。腋下より切開し大胸筋下にシリコンバッグを留置。出血約１００ｍｌ。手術中通じて血圧１１０～１２０／７０～８０㎜Hg。ＳＰO_2 １００％。ＥＴＣO_2（２４㎜Hg）。体温36・0度と、まったく変化はなかった。

13時56分、手術終了。SPO_2 100%。$ETCO_2$（24㎜Hg）。体温36・0度。血圧120／80㎜Hg。HR60回／min。笑気、セボフルランOFF。純酸素6ℓ／minで換気開始。

14時ごろ、時折、かすかなシバリング（痙攣）が出現（それ以前にはシバリングをまったく認めず）。体温36・4度と、体温の上昇が始まった。

自発呼吸出現のため自発呼吸に切り替え。

14時20分ごろ、シバリングが強くなり、時折筋強直状態。体温38度。SPO_2 100%。筋強直の際一時的に$ETCO_2$が50㎜Hgまで上昇したため、用手的に呼吸を補助し、$ETCO_2$が35㎜Hg程度に維持するように努めた。BP160／90㎜Hg。HR80回／min。麻酔器の酸素を10ℓ／minとし、同時に酸素フラッシュをくり返した。

悪性高熱の可能性を考え、高次機能救急の必要性から救急要請（14：25）。体温下げるためアルコールにて体表冷却をおこなった。

14時45分、救急車到着。体温39度。BP140／80㎜Hg。

15時、救急車現場発。筋強直の頻度上昇。筋強直のため、非観血的血圧測定は困難であったが、大腿動脈触診にて収縮期血圧100〜120㎜Hg程度。

15時12分、大学病院着。」


クリニック医師側の主張と大学病院サマリーとが、なぜこれほどまでに食い違っているのか。

その理由について患者側は、「被告から提出された診療関係書類は、自らの責任を回避するために後日作成された明らかに虚偽とみられる内容である。」として、大学病院が作成した「クリニックでの経過」を基礎にして事実関係を認めるべきだと主張した。

そのような主張をおこなうだけの、十分な理由もあった。

理由の第一は、裁判所の検証を拒絶した異常な対応だけでなく、大学病院に対しても、資料の提供を出し渋っていた点である。

大学病院は、患者の搬入を受け入れるとともに、治療経過を記載した手術記録、麻酔記録の提供を求めたが、これを拒まれたため直接口頭で聴取し、「クリニックでの経過」としてメモし、記録した。しかし、それのみでは不明瞭であるため、電話などで書面による書類の提出を求めたところ、二、三日後に提出するとの返答であったがなしのつぶてだった。そこでやむを得ず、患者を受け入れてから一九日後に、わざわざ救急部長名で「照会状」を送付して提出を強く求めたが、これにも応じず、ようやく麻酔記録および手術経過説明書が渡されたのは、証拠保全の検証期日の翌日であった。

理由の第二は、大学病院での治療経過のなかで、悪性高熱症が否定されたことである。

大学病院では、当初、クリニック医師から聴取した経過説明の内容、患者に体温上昇、アシドーシスが認められたことから悪性高熱症を疑って、その治療薬であるダントロレン投与等の治療をおこなった。しかし、「重症の悪性高熱症としてはＫ（カリウム）の上昇が軽度であったこと、明らかな褐色尿がなかったこと、比較的少量のダントロレンで改善が見られたことなどは非典型的」、「一回のダントロレン投与でおさまるのは atypical である。ふつうは72hrs くらい症状が続く」など、悪性高熱症に典型的な所見が得られないことから、その診断に懐疑的になった。

その後、別の大学の麻酔科教授に依頼して、筋生検をおこなった結果、患者には悪性高熱症に特有のＣＩＣＲ（カルシウム誘発カルシウム放出）の異常がないことが判明し、悪性高熱症については否定的となった。

大学病院では、全身麻酔と麻酔中および麻酔後の経過の詳細がわからず、悪性高熱症も否定的であるため、患者の低酸素脳症の原因は「不明である。」とした。

不自然な記載内容の「診療録」。

一方、提出されたクリニック医師の「診療録」は、記載内容がじつに奇妙で不自然であった。

まず、一ページ目は、「既往歴、手術歴、薬物アレルギー、家族病歴などが特にないこと、身長、体重」などが記載されている。二ページから三ページにかけては、豊胸手術についての説明が書かれている。四ページから五ページには、麻酔の説明が書かれている。六ページ目には、血圧、脈拍、呼吸音などとともに、「既往歴　特になし」「家族歴　特になし」と再び記載され、そして七ページ目に、本件の診断が書かれている。

一見して奇妙なのは、通常医師が記載するカルテの体裁と異なり、すべて日本語で、ですます調の文章になっており、患者に説明しながらその場で書いたものとはとうてい思えない書き方になっている点であった。麻酔の説明では、「麻酔についてです」ではじまり、全身麻酔のメリットとデメリットについて、とりわけ「麻酔のリスク」について、懇切丁寧に説明したようになっている。

「非常にまれなケースとして、悪性高熱、ショック、薬に対するアレルギーショックなど生じる可能性もなくはない。一般の手術・麻酔でもごくまれにはありうるケースです。この為に、やはり誓約をおこなわないと手術は受けられないです。ご理解ください。」とあり、続けて、「誓約の際、『ショック』の説明を再度希望」として、同様の内容が再度書かれている。

「診断」のページは、「今回、全身麻酔を契機に急激な体温の上昇、ETCO$_2$モニター上昇よりMH（悪性高熱症）を疑い高次救急要請おこなった。」とあり、「MHの診断基準を考えると」として、

「○強直筋強直　○体温上昇速度が15分間に0・5℃以上（大学病院のICUにて43・5℃までUPしている）○CK値＞10000（スキサメニウム投与なし）筋崩壊　○ポートワイン尿（尿中ミオグロビン↗）筋崩壊　○呼吸性アシドーシスPACO$_2$＞65㎜Hg（大学病院にて）○ダントロレンの投与にてアシドーシスが急速に改善。強直筋強直も急速に改善。

この他、まずすべての診断基準を明らかに満たしているため、劇症悪性高熱症（F―MH）以外には考えにくい。」と、あたかも教科書から引用してきたかのような診断基準が書かれたうえで、判定を下しているのである。しかも、大学病院での検査数値を引用しているのであるから、後日書かれたものであることは明らかだった。

そうしてみると、一ページ目の「家族病歴」に「悪性高熱（－）」「血液疾患（－）」と記載してあるのも、どこかわざとらしくみえる。

患者側は、「資料の記載内容の不自然性」として、「①診療録をみると、7丁から作成され、2・3丁は豊胸手術の説明が一気に書き上げた筆順で書かれているほか、4・5丁は麻酔の説明をこれも一気に書き上げた筆順で書かれ、『誓約の際、ショックの説明を再度希望』とのタイトルをつけて同じく一気に書き上げた筆順で説明を書いている。そして、7丁には本件の診断を加え、MH（悪性高熱）以外は考えられないと書いてある。この説明部分並びに診断部分は、記載の内容や筆順などからみて本件発生後に説明義務を問われないようにする意図のもとで説明部分を書き、その原因がMHであることを強調して自らの責任を回避するよう画策したいじらしい態度がのぞかれてならない。要するに、説明義務を果たさなかった負い目がこの説明部分を記載させた（再度希望された部分は事実のねつ造としては手が込んでいる）とみるのが常識的である。

②麻酔記録をみると、麻酔中の血圧を5分ごとに測定、その数値に殆ど乱れがないこと、体温も15分ごとの測定で36度に一定している驚くほどの安定した数値となっているところ、麻酔・手術終了直後から、血圧や体温の上昇を示し、1パーセントのキシロカイン総量40mlを投与したとする一方、『局麻剤総量』にキシロカイン40ミリグラムとともに記入したこととあいまって『MH疑い高次救急へ搬送』の事実を裏付けようとしたいじらしい態度がのぞかれる。」と指摘した。

そして、「何故『クリニックでの経過』等とちがう内容の記載をしたのか」について、次のように主張した。

「本件は、低酸素脳症による麻酔事故であることは明らかであるため、被告はその原因を悪性高熱症といわなければ自らの責任を免れないと考えた。そのため、証拠保全を免れ、すべてを悪性高熱症とみられる症状に沿う虚偽の記載をおこなった。

①悪性高熱症は、麻酔中に生じるものと考えられているため、麻酔終了直後に高温、筋強直、血圧上昇などの症状が生じたように画策した。そのため、本件手術時間を長くするわけにはいかないため、麻酔導入・手術開始の時間を一時間三〇分もずらさざるを得なかった。そこで、緊急を要しない手術が昼食をまたがっておこなう予定であったという苦しい弁解をせざるを得なかった。『診療録』をみると、その下方部分に『４月２６日（木）１１時』とわざわざ後日に記入してこれを糊塗しているのはいじらしいというほかない。

②その悪性高熱症は、多くキシロカインの投与によって生ずる場合があると一般的にいわれているところから、キシロカインの投与をしたとの記載をおこなったものとみられる。

もともと、吸入麻酔による全身麻酔をおこなっているもので、キシロカインを投与するという局所麻酔をおこなうことは一般的には考えにくいうえ、仮に真実局部麻酔もおこなっていたとすれば、伝達を要する重要な情報であるから、よもや伝達を忘れるものではなく、『クリニックでの経過』にも記載されたはずである。

③本件は悪性高熱症であって、低酸素血症や高炭酸ガス血症ではないことをことさらに強調するため、真実はＳＰO_2が９７から９６へと低下しているのに１００のまま変化がなく、ＥＴＣO_2も真実は７５から７０へと危険ラインの４５以上も超えて上昇しているのに、その危険ライン以下の３５から４０にとどまっているとの虚偽の数字を記入した。

④被告は、すばやく適切な措置を講じたことを強調するため、『麻酔記録』に救急要請時間を2時30分として、真実の2時41分の11分前に１１９番通報しているとの虚偽の記入をした。救急車の現着についてはさすがに2時45分と一致しているものの、わざわざ『ＭＨ疑い高次救急へ搬送』と悪性高熱症を疑って高次救急をおこなったと記載した。」

ところで、この時点ではキシロカイン投与については疑問視して②の主張をおこなったが、これは後に撤回している。じつはここに重大な問題が潜んでいたことが、判明したからである。それについては後述する。

何のリスクもないことを強調している広告宣伝。

美容外科クリニックは、ピンク色を基調にした派手な新聞折り込みチラシで、「芸能プロダクション提携クリニック」であることを宣伝し、「プライドは、できあがりの美しさ」、「傷跡のない高度な技術」、「無痛麻酔」「無痛手術」などとうたって、さほどの緊張感を持たないまま美容整形に応じる患者を呼び集めてきた。また、「ドクターは10万件を越える症例数を持つスペシャリストグループです。」などと、あたかも複数の医師が手術に対応するかのような説明文も掲載していた。

何の不安もないことを強調しているチラシをみるにつけても、期待をもってやってきた患者に対して、患者が尻込みするような危険についての説明を前面に出すとは思われない。患者にとっては、簡単に、無痛麻酔のまま無痛手術を受け、その結果、豊満な胸部を形成してくれるものと信じ込んで手術を承諾するのである。

だが、医師としては、「この広告宣伝に応じて麻酔や手術が気軽におこなわれることの過度の期待を持たせないために、患者に対し、①麻酔は身体に侵襲するものでリスクがあること、②特に、当院は、入院設備を持たず、その麻酔・手術をおこなうに当たっても、看護師も麻酔医も配置されておらず、被告一人が全身麻酔と手術の全部をおこなうこと、③美容整形は緊急性もないから、そのリスクを考えてから決めることなどの説明をすべき注意義務があったのにかかわらず、そのいずれも十分な説明を欠いていた。」というのが、患者側の主張する「説明義務違反」である。

この「説明義務違反」のほかに、「被告の責任」として、「麻酔専門医ないし麻酔標榜医を置かないで全身麻酔を施行した義務違反」、「麻酔管理を十分におこなわなかった義務違反」を主張している。

酸素笑気セボフルランを用いた吸入麻酔による全身麻酔を施用するにあたっては、この全身麻酔は中枢神経に作用させて無痛効果を得る一方、意識を消失させる身体的侵襲を伴うものであるから、麻酔専門医あるいは麻酔標榜医が、麻酔の導入・管理をおこなうべきであり、外科手術においては、外科医と麻酔医が役割分担をしておこなうのが当然とされている。したがって、「美容外科の臨床においても、術者は局部麻酔にとどまり、全身麻酔は麻酔医の管理のもとでおこなわれるものである。」にもかかわらず、「被告医師は、一人で豊胸手術をおこなうとともに、全身麻酔をも担当するという危険な麻酔をおこなった。」のである。

「麻酔管理」も十分におこなわなかった。

被告医師は、全身麻酔を用いて豊胸術をおこない、正午にこれを終えた。患者は自発呼吸に戻ったものの、意識は回復せず、まもなく体温も上昇し、悪寒・震えの症状を呈し、CO_2も75と上昇して高炭酸ガス状態になり、O_2も100から96へと酸素不足状態になって、換気量が減少している症状を示した。そこで、ただちに人工呼吸器を用いて呼吸を有効的に管理する一方、原因をつかみ、これを是正して低酸素・高炭酸ガスの危険な身体的状況から早急に脱出させる麻酔管理をすべきであった。しかし、被告医師は、この異常な状態は一過性のものと考えて自発呼吸にゆだね、これが十分におこなわれないことを知って再挿管をして用手的に呼吸をアシストするだけに終始した。この無為な時間の消費が、取り返しのつかない事態を招いたのである。人工呼吸器は、換気量、気道内圧、気流速度等を管理するのに不可欠で、これが備え付けられていないのであれば、ただちに麻酔専門医が常駐している病院へ搬出して適切な麻酔管理がおこなえるようにすべきであった。

患者側は、「換気の異常に気づいたのが、『クリニックでの経過』では午後一二時一五分すぎであったのに、医師の主張では午後二時以降であったとして、一時間四五分もずらした虚偽の内容にしている。自らの無為な措置の時間が長かったことを糊塗しようとしたものであって、この糊塗する態度自体が自らの責任を自認していることにほかならない。」と、厳しく指摘した。

あくまでも「原因は悪性高熱症」を主張する医師側。

これに対し、クリニック医師側は、過失を否認して次のような主張をおこなった。

「被告作成の医療記録と搬送直後の説明との矛盾については、その説明は緊急時における口頭説明であったため混乱して説明をしたものである。被告作成の麻酔記録が正確である。但しこの施術時間開始の説明のミスによって患者の疾病は左右されない。」

「大学病院に麻酔記録の写しを提出しなかったということはない。写しの提出を求められたのは、二〜三週間してから一回あっただけであり、その後直ちに郵送している。」

「説明義務違反については、被告は、麻酔について十分な知識・経験、単独で充分麻酔処理ができるのであり、さらに被告は患者に対して麻酔の危険性について三回にわたって詳細かつ充分な説明をしており、患者はその危険性を充分理解して本件手術に臨んだのである。」

「患者は被告の説明で豊胸手術が生命に危険が及ぶこと、すなわち、悪性高熱の可能性を充分認識して本件手術を受けたのである。また患者が仮に低酸素脳症であったとしても、それは相対的低酸素脳症であり、その原因は予見できない悪性高熱症に基づくものであって、低酸素血症、高炭酸ガス血症によるものではない。少なくともそれは被告の処置とは因果関係がない。」

また、「ダントロレン投与後７２時間ぐらい症状が続くなど、どの文献にもない。」、「悪性高熱のメカニズムはまだ研究段階であり、筋生検テストがマイナスでも悪性高熱症が否定されるわけではない。」などと、大学病院による悪性高熱症に対する否定的見解を非難し、クリニカル・グレイディング・スケール（ＣＧＳ）という診断基準を引用して、「８３点という極めて高得点なのであるから、本件が悪性高熱症であったことは、疑いようのない事実である。」と主張した。

そしてまた、「低酸素脳症について」として、「原告らは、本件結果は、低酸素血症及び高炭酸ガス血症から生じたものと主張し、それは被告の施術によって患者が低換気の状態に置かれたからであると主張しているものと思われる。

しかし、これは物理学の法則に反した主張である。すなわち、低酸素状態では熱産生ができないため、体温が低下しなければならないはずである。これは、酸素が欠乏し、二酸化炭素が多くなったところで、激しい火災が発生し得ないのと同様である。したがって、原告の主張では、患者の体温が４０℃以上まで上がることの説明ができないのである。そして、本件症状を唯一合理的に説明できるのが、悪性高熱症なのである。」と、あくまでも原因は悪性高熱症であると主張した。

さらには、続いての主張において、患者側による「資料の記載内容の不自然性」に対する反論を、次のようにおこなった。

「①については、記載内容は認めるが、一気に書き上げたとの点は否認する。このようなインフォームドコンセントに関する診療録は、いずれの診療所でも同様であるが、患者に対して懇切に図解を混ぜて説明し、その説明の内容を記録していくものであるから、説明の順を追ってじっくり記載するものである。②かかる記載またはその示唆があることは認めるが、まず、麻酔中すなわち、意識のない状態で、何も問題が生じていなければ、血圧・体温が一定していることは、当然である。キシロカインの点の記述は意味不明である。比重の問題もあるが４０ｍｌ＝４０㎎ではないか。」

しかし、この主張に、重大な問題が潜んでいた。

1%キシロカイン４０ｍｌは「４００㎎」だった。

クリニック医師は、患者に全身麻酔をおこなった後、「１パーセントキシロカイン計４０ｍｌ使用」したという。そして、この４０ｍｌのキシロカインの重さは「４０㎎」であると主張し、麻酔記録にも「局麻剤総量４０㎎」と記載していた。

ところで、１%濃度とは、溶液１００ｍｌ中に含まれる溶質のグラム数であり、１００ｍｌに１ｇが溶解していることである。したがって、40mlには0・4gが溶解しているのだから、0・4g＝400㎎であり、本件で使用したキシロカインの量は40㎎ではなく400㎎であったことになる。

つまり、クリニック医師は、「1％キシロカイン40mlは40㎎である」と思い込み、患者に400㎎使ったわけである。40㎎投与するつもりであったとするならば、誤ってその一〇倍もの量を投与したことになる。

このことから、患者側は、『日本医薬品集『リドカイン』によれば、麻酔剤として1％のキシロカインの浸潤麻酔の使用量は20～200㎎であって、患者の体重が45kgであったことも考え合わせると、400㎎の投与は最高限度量の2倍に相当し、明らかに薬物中毒を惹起したとみられるものである。この薬物中毒の状態になると、重大な副作用として、原因不明の頻脈、不整脈、血圧変動、急激な体温上昇、筋強直、高カリウム血症、ミオグロビン尿（ポートワイン色尿）等の症状を呈するといわれている。」として、「悪性高熱症を疑わせる症状を呈した原因は一体何であったのか。再度本件一件記録を読み返し、麻酔専門医の協力を得ながら検討を重ねているうちに、『40ml＝40㎎ではないか』との文言に全員が目を止め、これが突破口となってキシロカインの過剰投与が明らかになった。要するに、キシロカインの過剰投与によって薬物中毒症状に追い込まれ、悪性高熱症を疑わせる症状を呈したとみるのが本件全体を合理的に説明できるとの結論に達したのである。」との主張をおこなった。

すると、被告医師側は、次のように反論した。

「キシロカインは大ビンに入っており、そのビン自体は滅菌されていないので、最初に最大限必要となりうる量を注射器の中に入れ、滅菌されたところに置いておく。これは少量ずつ注射器に入れた場合、その後更に必要となる事態が生じた場合、滅菌されていないビンに触れることとなるが、それでは患者に危険が生じることになるので、その危険を防ぐためである。キシロカイン40mlというのは、本件で被告がビンから注射器に移したキシロカインの量が40mlだったという意味である。そして、施術にあたっては、麻酔の効き方に注意して当該患者に必要な量を打ち、充分麻酔が効いたと判断した際にキシロカインの投与を止め、施術に移るのである。本件では被告の記憶（及びこれまでの経験から）では20ml程度を投与し、残存キシロカインは廃棄したとの記憶である。」

なんとも驚くべき弁解であった。

患者側は、さすがに呆れて、「被告は、容積と容量の関係のほか、キシロカインの極度量に対する知識も欠けていたため、投与した40mlのうち半分を実際は捨てたと主張の変更をおこなうのは、医師とは思えない小児様的な対応だとみられ、カルテの改ざんに加えてまことに嘆かわしいというほかない。」とまで言及せざるをえなかった。

こうした特異な主張、弁解は被告医師本人の証人尋問でも遺憾なく発揮された。

「クリニックでの経過」についての供述では、「大学病院の未熟な研修医が、不正確に聞き取った事項を記載したもので信用できない。」とか、「大学病院救急部の医師の技術が著しく劣っていたため、搬送後も被告医師自身が患者の処置に当たっており、その処置に集中していて、手術の開始時刻について言い間違えたかもしれない。」とか、「搬送後の患者の状態について発言したことが、誤って記載された。」などと述べた。また、大学病院に対する医療情報の提供については、「書面で依頼が来て、すぐに対応した。」と明らかに事実と異なる供述をおこない、証拠保全の検証に際してカルテや麻酔記録を出さなかった事情については、「クリニックでは、紛失する可能性があったので、安全のため自宅で保管していた。」と、検証時の弁明とはまったく異なる理由を供述した。検証時には、「大学病院と連絡をとる必要があったため、わかりやすいように自宅に置いてある。」と説明していたのである。

判決は、「一億七〇〇〇万円の支払い」を命じる。

そうした主張の応酬の末、二〇〇三（平成一五）年一一月二八日、判決が言い渡された。

「被告は、原告に対し、金一億七〇〇〇万円を支払え。」と、原告の請求額をほぼ認めた判決であった。

裁判所は、争点を次のように整理した。

（1）被告クリニックの診療録等のねつ造の有無及び被告クリニックにおける診療経過

（２）麻酔管理を十分行わなかった過失の有無
（３）麻酔専門医ないし麻酔標榜医を置かないで全身麻酔を施行した過失の有無
（４）局所麻酔剤過量投与の過失の有無
（５）説明義務違反の有無
（６）因果関係及び損害

そして、このうち、（１）と（２）について詳細に検討を加え、診療録の内容は信用できないし、麻酔記録も後日被告が麻酔中の管理について被告に有利となるように虚偽の内容を記載したものと認定し、「結局、何もしないで午後二時四一分まで原告・患者を放置した被告には、麻酔管理を十分行わなかった過失がある。」と判示した。（３）から（５）については、麻酔管理上の過失を認めた以上、判断するまでもないとして、事実上、争点を絞り込んだ明快な判決となっていた。

（６）についても、「被告が、本件手術後、原告・患者の症状に応じた全身冷却、１００パーセント酸素投与等の適切な処置をし、さらに、早急に救急要請をして患者を高次救急病院に搬送していれば、患者が重篤な障害を持つに至らなかったと認められるから、被告が麻酔管理を怠った過失と患者の現在の状態との間には因果関係が認められる。」と、これも明快に判示したのである。

この判決に対し、被告医師側は高裁に控訴した。

控訴理由は、一審判決が認めた「因果関係」に関して、「鑑定をおこなっていないから審理不尽である。」ということと、「原判決は、午前一〇時に来院し手術を開始し、一二時に手術を終了したとの前提をとっているが、当日午前一〇時にはアリバイがあり、これに関する証人尋問をおこなっていないのは審理不十分である」というものだった。

しかし、鑑定をめぐっては、一審の段階で裁判所から「鑑定をおこなう考えはあるか。」と打診があり、患者側は「悪性高熱症については、大学病院等でいずれもこれを否定しており、その証拠で十分と考える。したがって原告の方から鑑定申請をおこなう考えはない。しかし、被告のほうで、費用負担するというのであれば、鑑定に反対する考えはない。」と述べていた。これに対し、被告側も「被告の方から鑑定申請する考えはない。」と述べ、結局鑑定がおこなわれなかった経緯があった。

また、その時間帯は他所にいたとの「アリバイ」については、一審を通じて被告側はそうした主張をただの一度もしておらず、被告の本人尋問においても、「（大学病院で聞かれて）最初の時間帯のところを間違えてしまったかもしれない。」とか、「ばたばたして混乱状態におりましたから。」、「研修医さんが聞かれたんで、間違ったのだと思います。」などと不自然不合理な答えに終始していただけであった。

そうした唐突な主張をおこなったものの、証拠請求はすべて却下され、口頭弁論が終結して、二〇〇四（平成一六）年五月二六日に控訴審判決が言い渡される予定となった。だが、もはやこれまでと観念したのか、その年の四月一日、クリニック医師側は、控訴申立を取り下げたため、第一審判決が確定した。

この事案には、後日談がある。判決は、一億七〇〇〇万円の支払いを命じるというものだったが、美容整形医は責任賠償保険に加入していないため、資産を隠されてしまう恐れが強かった。そこで、クリニックの近所の銀行に目星をつけて、預貯金に仮執行をかけたところ、狙いが見事に的中して全額押さえることができたのである。じつにもって幸運というほかなかった。

さらには、このクリニック医師に対し、「医師としての資格・品位・適格性に欠ける」として、医道審議会に医業停止の行政処分申立をおこなった。その結果、二〇〇六（平成一八）年三月、「医業停止二ヵ年」という厳しい処分が下った。民事訴訟の被告に対する行政処分としては、富士見産婦人科病院を除いてはこの事案のみである。それだけ悪質と判断されたわけであろう。

第二章 敗訴事例

敗訴事例1

心臓手術の一〇日後に死亡

大学病院の関連施設である循環器専門病院において、二歳四ヵ月の幼児が先天性の心疾患「ファロー四徴症」ということで心臓手術を受けた結果、手術から一〇日後に死亡してしまったケースである。医師らの証人尋問でさまざまな矛盾が明らかとなり、レセプト請求のメモからもミスは証明されたと思えたが、医師側の主張をなぞっただけのような鑑定に依拠した判決により、敗訴となった。

手術から二時間後に再開胸。

患者は、一九八五（昭和六〇）年五月に出生した女児である。翌年六月に病院で診察を受けたところファロー四徴症ということで、いずれは心臓手術をしなければならないが、体力がつく四、五歳までは薬物治療でよいということだった。

ファロー四徴症は、心臓の心房中隔欠損症で、チアノーゼや少しの歩行で歩けなくなるといった症状をもち、重症になると低酸素血症におちいって死に至ることもある病気である。しかし、診断では「低酸素発作は起こりにくいタイプ」とされていた。

最初の医師はまもなく病院を辞め、担当医師が次々と変わった。一九八七（昭和六二）年四月に担当した医師は、「早く手術をしたほうがいい。」と強く勧めた。

二歳四ヵ月であり、手術はまだ先でよいと思っていた両親は躊躇したが、処方されているインデラールという薬は「心臓を弱める薬だ。」といい、「体重、身長は同年齢のこどもよりずっと低いのだから、早く手術したほうが取りもどせる。もっと小さいこどもでもどんどん手術している。」などといって勧められたため、五月に心臓カテーテル検査のために入院させた。

検査入院のあと、六月の定期検診で、医師は「院長先生と検討したが、手術は早いほうがいい。」と、手術が当然のような流れになっていて、両親の不安をよそに手続きはどんどん進み、八月末に入院した。

入院すると、院長から手術についての説明がおこなわれた。

「この手術は、私がやります。私は、日本ではもちろんのこと、世界でも名が通っている。」と自信に満ちた言い方であった。そして、手術方法をいろいろ図で示しながら、「この手術は、十中八九大丈夫です。技術的にもまったく問題ありません。」と強調した。

話しながら、わざわざメモに「技術的問題なし」と書き、それを四角くカッコで括ったりもした。両親は、この院長がこれほどまでにいうのだから間違いはないだろうと安心し、手術の承諾書にサインしたのである。

九月三日、午前九時半過ぎに手術室に入り、一一時三五分「心内修復術」を開始し、一六時四二分に手術は終了した。すぐにＩＣＵに入院、強心剤の投与など術後管理に入ったが、一九時過ぎになって再開胸、心臓マッサージなどをおこなっている。

状態は悪化し、以後、種々の薬物治療を続けたが効果なく、九月一三日、心停止にいたった。

両親は、病院に過失があったとして、一九八九（平成元）年五月、提訴した

当初、患者側としては麻酔ミスを疑った。手術時の麻酔管理の不手際から低酸素症を引き起こし、植物状態に陥ら

せて死亡させたと考えたのである。しかし、手術経過を検討し、病院側の主張を検討する中で、どうも手術そのものに問題があったのではないかと思えてきた。

そこで、手術の危険性に対する説明が不十分で不正確であったこと、手術の実施時期の選定に誤りがあったことなどの主張にくわえて、手術上のミスの疑いも指摘した。

患児に投与していたインデラールという薬には、一方で、うっ血性心不全、低血圧、徐脈、末梢動脈血行不全、房室ブロック等の副作用があるため、心臓に極度の負担をかけるファロー四徴症根治手術をおこなうにあたっては、早めに投薬を中止しておく必要があった。ところが、医師と看護婦との連絡が不十分だったためか、手術の二日前まで投与されていた。

また、麻酔記録から、極端に細い気管内チューブを用いて酸素を供給しており、酸素が漏れていたとの記載もあって、十分な酸素量が注入されていなかったこともうかがえた。こうしたことが要因となって、手術直後の「四肢冷感」、「口唇色不良」、「四肢チアノーゼ著名」、「血圧低値」といった症状となり、二時間後には蘇生術のための再開胸をしなければならなくなった、と患者側は主張したのである。

胸腔内に出血が生じ、止血術をおこなった？

病院側からは、「インデラールは二日前の投薬中止でなんら問題はない。」との反論があり、また「気管内チューブの太さについては単純な記載ミスである。」との弁解があった。そして、「心内修復術」そのものは非常に順調に、適正におこなわれたというのである。しかし、それだけでは再開胸の必要が生じた原因についての、納得のいく説明にはならない。

ＩＣＵ記録を精査していく中で、不自然な点がいくつも出てきた。

再開胸実施直前に、二回もレントゲン撮影をしているうえ、超音波による心エコーも実施していた。血圧低下や尿量の低下などの原因を突き止めるために、体内の何らかの支障物を探そうと試みたことがうかがわれた。また、「心のう」、「胸骨下」、「左胸腔」の三ヵ所にドレーンが装着されたが、そのドレーンを経由して排出された出血量の記録に不可解な数値があった。「左胸腔」のドレーンからの排出量が、約二時間にわたってゼロであったのに、午後七時以降、つまり再開胸を実施した時間帯に突然七〇ccの排出があったのである。開胸の後に胸腔内洗浄をおこなっていることから、胸腔内にたまった血液を除去したのではないかと思われた。

これらのことから、ドレーンの装着が不完全だったことで、胸腔内に出血が生じ、「心タンポナーゼ」という症状を引き起こしたのではないかと推認された。

加えて、「出血が多く再開胸をおこない、止血術をおこなった。」との、手術に立ち会った医師によるレセプト請求のメモが出てきた。これは、再開胸の時間帯に多量の輸血、輸液をおこなった記録と符合するものでもあった。ところが、記載した医師は、止血術をおこなったことを否定し、「事実とは違っても保険請求上、方便でそう書くことはよくあり、慣れで書いてしまった。」と苦しい弁解をおこなった。

さらに、証人尋問の中で、執刀医（被告の院長）は、「血圧低下」、「乏尿」、「末梢循環不全」のため、心マッサージを目的として再開胸をおこない、立ち会った複数の医師が交代で約四時間も心臓マッサージをおこなったと証言したが、立会い医師の証言ではマッサージをおこなった記憶がなく、再開胸の目的も「心臓への圧迫を取るため」におこなったと、大きな食い違いをみせた。

「左胸腔」のドレーンからの七〇ccの出血量についても、執刀医は「心臓マッサージとかいろいろする操作のなかで、それが流れ込んだものと思う。」と証言し、立会い医師は「胸腔内洗浄をおこなった際、その時に使われた生理的食塩水がドレーンから出た。」と、それぞれ矛盾した理由を述べた。結局、手術によって生じた出血を否定するために、それぞれが矛盾した証言をおこなったとしか思えず、疑惑はいっそう深まったのである。

患者側の主張と、病院側の主張とが真っ向から対立したままであった。

病院側は、「手術に問題は特になく、手術後の状態として、まったく普通の経過」であったが、ＩＣＵ入室後、「手術後の解剖学的変化による心不全状態（低心拍出量症候群）が起こっているところへ、不整脈が発生したことによってこの心不全状態が改善しにくい状態になった。そのため、血圧低下、尿量低下を来たし、薬物治療等をおこなったが、血圧はさらに低下傾向に向かったため、再開胸をおこない、心臓マッサージを実施した。平行して腎機能回復のため腹膜灌流も実施した。これによって、一時的には改善が見られたが、腎不全、肝不全、呼吸不全などが出現し始め、それぞれの改善治療も効果なく、さらに播種性血管内凝固症候群（ＤＩＣ）も出現し、その結果、多臓器不全により死亡した。」との主張を繰り返した。

そこで、鑑定が求められた。

一九九三（平成五）年三月、「二歳四ヵ月の患児に対して、根治手術をおこなったことの当否」、「麻酔記録、手術記録からみて医療上問題として指摘されるものはないか」、「術後管理についての適否」、「医療行為と死亡との因果関係」といった事項について、大学病院外科医師の鑑定が提出された。

しかし、鑑定は、病院側の主張をなぞっただけのものであり、心マッサージの問題については感情移入を交えて、「心臓外科医は、神仏にも祈るような気持ちでやっている。」とまで記述していた。患者側の種々の疑念、疑惑に対する合理的な説明は微塵も触れられていなかった。

原告としては再鑑定を求めたが容れられず、一九九四（平成六）年四月、判決となった。ことごとく病院側の主張を採用し、医師に過失はないとする判決であった。

このケースでは、控訴を断念して確定したが、それは原告が判決に納得したからではなく、裁判に絶望したからである。

敗訴事例 2

心臓手術後、意識を回復せず死亡

心臓に先天性の疾患を持ったこどもが手術を受けたところ、そのまま意識が回復せず死亡してしまったケースである。控訴審まで争ったが、一審、二審とも患者側敗訴の結果であった。

「心臓病の中で最も軽く、簡単な手術。」

四歳のこどもが、風邪のため町内の病院で診察を受けたところ、心臓に雑音が聴こえるといわれ、紹介された医大病院で翌年までの間に何回か、レントゲン、心電図、エコー、心カテーテルなどの検査を受けた後、精密検査を受けた。

近所のこどもたちと遊ぶ姿は、普通のこどもよりも元気と思われるほどだったが、検査の結果、「心房中隔欠損孔」があり、「小学校入学前に手術したほうがよい。」とのことであった。また「部分型肺静脈」の疾患もあり、「普通人は静脈が下からきて接合しているが、この子は上からきて接合している奇静脈接合であるけれども、まったく心配無用でほかにもこのような人がいる。」との話であった。

一九八六（昭和六一）年一〇月、入院して詳しい説明を受けた。医師は説明図を示しながら、「生まれた子は皆心臓に孔が開いているが、生後一年ぐらいで自然に閉じていく。閉じるのが遅い子もいる。閉鎖しない子もあり、その場合は手術して治す。手術は、孔を縫うものだが、心臓病の中で最も軽いものであり九九%大丈夫。残り一%は人工心肺を使うので、その際空気の泡が入って脳に上がることがあるくらいで、ほとんど心配することはない。盲腸の手術と同じくらい簡単な手術です。」と説明した。

一〇月二四日に手術はおこなわれた。そのため、前日午後九時以降の飲食が禁じられた。手術室には午後二時に入った。執刀医のほかに三名の医師、二名の麻酔医、人工心肺担当の医師、看護婦四名のチームで「心房中隔欠損孔閉鎖術」および「部分型肺静脈還流根治手術」がおこなわれた。

午後五時一五分ごろ、執刀医の医師が手術室から出て、ナースセンターの前で「一時間くらいしたら（患児は）上がってくる。」といって去っていった。午後七時近くになって、こどもは濃厚治療室に移された。運ばれていくこどもを見た父親の目には、全身が手術前の健康な色から鉛色に変色し、体温も冷たく見えた。右手がベッドからだらりと下がっていて、酸素の管が鼻に入っていた。

まもなく、医師から手術経過の説明があった。「孔を上から縫う予定でしたが、孔が思ったより大きく二センチちょっとあったので、パッチをしました。ほかに血管が心カテーテルではわからなかったものも出てきたので結んでおきました。翌朝には目が覚めます。」ということだった。

ところが、翌朝どころか、手術から二七日後の一一月一九日に死亡するまで、目も覚まさず意識を回復することもなかった。その間、担当医師に、意識の回復しない原因を尋ねても、原因不明というばかりで納得できる回答は得られなかった。

手術前まで元気だったこどもが、心配する必要のない簡単な手術であるといわれて手術したところ、意識不明のまま死亡してしまい、その原因も明らかにされないのは納得がいかないとして、一九八八（昭和六三）年三月、両親は訴訟を提起したのである。

「考えられる原因は、手術中に人工心肺が一時停止したか、人工心肺を取り外す際に血管内に気泡または肉片、血のかたまりを混入させて脳障害を引き起こしたか、または麻酔の量を誤って低酸素障害を惹起したかであり、いずれにせよ手術のミスによって脳障害を引き起こし、術後意識不明の状態が継続して脳死に至り死亡したものである。」と、遺族側は主張した。

ICU入室直後から代謝性アシドーシスの症状。

病院側の主張は、次のようなものであった。

「人工心肺は正常に作動していて、手術中に停止するような事態は発生していない。人工心肺を担当する医師が常時、心電図および動脈圧のモニターを看視していて異常がないことを確認している。また、人工心肺を取り外す際に血管に気泡等が混入することなどはありえない。麻酔の措置については、麻酔科の医師が、患児の全身状態、体温、血圧、心拍数、瞳孔の状態などに変化がないことを確認しているなど適切に実施され、麻酔の量は当時の医大病院において通常用いられる量であった。

患児の意識が回復しない原因については不明であるが、強いて推測すると、本件手術後、濃厚治療室に帰室させたが、その直後から治療に抗する重篤な代謝性アシドーシスによる代謝性脳症の進行が始まり、次いで低カルシウム血症などの症状を呈しはじめ、さらに、これらの要因によって惹起されるけいれん発作を起こしたため、脳実質の酸素負債が増大した結果、脳の実質障害を起こしたためではないかと考えられる。」

また、このことは両親および親戚の人たちに対し、説明もおこなっている、というのであった。

病状と処置については、詳細な主張がおこなわれた。

「手術は午後六時三六分に終了したが、その直後の血圧、脈拍、体温、血行動態は安定した状態であり、瞳孔などにも異常所見は認められず、開心術後としては通常の状態を維持していた。午後七時頃、濃厚治療室に移送した直後の状態は、血圧が高く、脈拍も速拍で、体温も高いのに、手足の末梢には冷感があり、いわゆる末梢循環不全の状態で、また動脈血液ガス分析の結果は代謝性アシドーシスを示していた。担当医師らは、末梢血管拡張剤、代謝性アシドーシス改善剤、解熱剤、利尿剤などを投与、人工呼吸器を調節して酸素の投与量を増加させるなど処置を講じたところ、末梢循環不全の状態は改善が認められたが、代謝性アシドーシスは一段と進行し、頻脈も改善されなかった。午後八時には、代謝性アシドーシスがさらに著明となったため治療薬を投与したが改善されず、午後九時三〇分頃にはけいれんが起こったのでけいれん抑制剤を投与した。午後一〇時三〇分頃、血圧が低下したが、けいれん抑制剤によるものと判断し、昇圧剤を投与したところまもなく回復した。午後一一時三〇分頃、頻発していたけいれんの状態は消失した。午前一時半、代謝性アシドーシスはほぼ正常に改善していると認めた。

意識が回復しないため、手術翌日の午前一一時前、神経内科の医師が診察した結果、患児は深い昏睡の状態であり、人形の目現象や毛様体脊髄反射反応が認められないなどの所見が得られた。また脳のＣＴ検査で、左前頭部に低濃度領域が認められ、また脳浮腫も認められた。」

結局、「担当医師らは懸命に治療に当たったのだけれども、脳障害を回避することができなかった。薬剤の投与などによってほとんどの場合は短時間で改善するものだが、この患児は長時間かかったことから特異性があったと考えざるを得ない。そのため、代謝性アシドーシス、頻脈、高熱、けいれんなどが単独に、あるいは複雑に組み合わさって代謝性脳症の状態が発生し、脳障害を引き起こしたと推測する。」というのであった。

担当医師らの証人尋問もひと通り終わり、鑑定が求められた。

一九九一（平成三）年七月、東北大学医学部胸部外科の羽根田潔助教授による鑑定が提出された。鑑定は、手術や麻酔にとくに落ち度はないとしたものの、脳障害の原因については、「脳の低酸素状態または虚血が考えられ、その原因として脳塞栓症が最も考えられる。」としていた。人工心肺装置は通常は気泡の混入を防ぐことができるが、微小気泡が混入する可能性は否定できず、空気塞栓症を引き起こした可能性は考えられるというのである。ただし、

「代謝性脳症も否定できない。」とも付け加えていた。

また、アシドーシスについては、「このアシドーシスは組織の低酸素状態によってもたらされたものと思われる。」ということであり、その原因としては、「心機能を低下させるか末梢血管抵抗を高めるような何らかの事態が生じ、その結果高度の末梢循環不全に陥って代謝性アシドーシスになったものと思われる。」としていた。

何らかの事態とは、「手術室から濃厚治療室へ患者を搬送する際、人工呼吸器による調節呼吸から用手人工呼吸へと呼吸の条件が変化する事や手術台から体をベッドに移動させる事などから、循環動態の変動は起こり得るが、心機能が良好な場合には通常一過性であり高度の末梢循環不全を惹き起こすような心機能の低下は起こらない。この時期に循環動態を悪化させる新たな事態が生じたか、潜在的に存在していた要素が顕在化したかが考えられるが、記録上からは判断できない。」として、鑑定人としては手術室から濃厚治療室へ移動中に何か不手際があったのではないかとの疑いを強く抱いたようである。

というのも、手術終了直後には異変が見られなかったのに、「濃厚治療室に入室時にすでに異常な末梢循環不全が現れて」いたからである。しかし、「このような急激な循環動態の変化は、脳死状態で脳幹部の血管運動系に対する制御が失われた時に起こり得るが、脳幹機能の障害が確認されたのは一〇月二七日以降であり、本症例の脳障害と循環不全との関係ははっきりしない。」ということであった。

「脳障害の原因は特定できない。」

一九九二（平成四）年二月、判決は、病院側の過失を否定するものだった。

判決は、脳障害の原因について、「脳障害を生じさせるような気泡が混入したことを認めるに足りる証拠はない。」とし、また「脳障害が代謝性脳症であると断定することはできない。」と認定した。したがって、「医師の診療行為と代謝性アシドーシスの間に因果関係があることを認めることができないばかりか、代謝性アシドーシスと患児の脳障害の間に因果関係があることを認めることもできない。」というのであった。

裁判所の心証形成の核心部分は次のところにあったと思われる。

「結局本件において患児に高度の代謝性アシドーシスが生じた原因を明らかにすることはできない。なお、証人医師の証言によれば、同人は過去一五年間にわたり合計二〇〇ないし二五〇例の心房中隔欠損症の外科治療の経験を有していること、開心術に伴い代謝性アシドーシスを合併することは珍しくないが、普通のアシドーシスは重炭酸ソーダを一回投与すれば殆ど改善する短時間のものであること、本件で発生したような重症なものはかつて経験したことがなかったことを認めることができる。」

つまりは、患児の体質に特異性があったという病院側の主張を全面的に支持したわけである。

遺族側としては、納得できない判決であった。

遺族側は控訴した。そして、過失、因果関係について、こう主張した。

「本件においては、手術中の麻酔管理および術直後の術後管理において過失があって、低酸素症を発症させ、かつ代謝性アシドーシスを発症させたものであり、いわゆる低酸素症後脳症に罹患し、脳障害を惹起し、死亡に至ったものと考えるべきである。その点において原判決には事実誤認がある。」

最大の疑念は、ＩＣＵ（濃厚治療室）入室直後から容態が急変したことであり、明らかに低酸素症の症状を示していたことであった。病院側が主張するように、手術終了の時点で何の問題も生じていなかったとするならば、ＩＣＵへの移動中に何か重大な事態が起こったと考えるしかなかった。この間は、人工呼吸器から手動での酸素供給に転換されており、何らかの事情から酸素供給が不足ないしは停止したということも考えられるのである。しかも、これを担当した麻酔医が、経験一年か二年の未熟な研究生であったことも疑いを深めた。

また、ＩＣＵ入室後の処置についても、適切におこなったと病院側は主張したが、代謝性アシドーシスの改善剤（メイロン）が投与されたのは入室から一時間後の午後八時であって、きわめて遅いといわざるをえないのだった。

控訴審でも鑑定が求められ、一九九四（平成六）年八月、横浜市立大学麻酔科学の奥村福一郎医師による鑑定が提出された。

鑑定は、「患児の脳障害の原因として脳塞栓が最も疑われるが、何らかの原因による代謝性脳症も完全には否定できない。」ということであり、「術中に脳塞栓を発生させるような明らかなエピソードはないが、手術終了後一度も覚醒せず、痙攣などの中枢神経症状が術後早期に発生している事から、おそらく脳障害は手術中から生じていたと考えられる。」ということであった。

手術室からの移動中になんらかの不手際があったのではないかという点については、「酸素ボンベの異常や換気が困難となった事実は、記録や証言からは認められない」、また「所要時間は一五分以内と考えられ、この間に大きなトラブルがあったと思わせる記録や証言は認められない。」として、呼吸管理の不適切な点は認められないと判定した。

また、ＩＣＵ入室後の治療が適切であったかどうかについては、「初期の血液ガス検査間隔が長く、メイロン投与も不足の感があるが、通常のＡＳＤでは本症のような経過をとらず、自然に治癒する例が多いので、観察時間が長いとしても非難はできない。また、大量メイロン投与による副作用や、ｐＨのみを正常化してもその治療効果には疑問が残ることを考慮すると、投与量についても誤りとはいえない。」としていた。

一九九六（平成八）年一月、控訴審判決は、「控訴棄却」であった。

判決は、いわば鑑定を決め手として、「患児の死亡の原因となった脳障害の原因としては脳塞栓症が最も疑われるものの、脳障害の原因を脳塞栓症であると特定することはできず、他の原因による可能性も否定できず、さらに代謝性アシドーシスと脳障害との関係及び代謝性アシドーシスの原因も明らかとは言えず、本件手術後の患児の症状の悪化は明らかであるものの、これに先立つ担当医師らの患児に対する治療行為が適正を欠くなど格別の落ち度は認められず、患児の脳障害と本件手術担当者の医療処置との間に相当因果関係は認められないので、被控訴人に対して債務不履行ないし不法行為責任を問うことはできないといわなければならない。」と判示したのである。

敗訴事例3

心臓カテーテル検査で脳塞栓症に罹患し左片麻痺

心臓カテーテル検査を受けたところ、脳塞栓症に罹患し左片麻痺になったケースである。第一審、第二審とも裁判所は医師の過失を認めず、原告敗訴となった。原告の代理人は第二審から交代している。

不整脈で血栓が飛びやすい状態。

患者は六一歳の男性である。一九八一（昭和五六）年七月に受けた病院の検査で心房細動の所見を指摘され、以後、検査のたびに心房細動、不整脈の症状が認められるようになった。

一九八七（昭和六二）年八月、人間ドックによる診察を受け、さらにその同じ病院で精密検査を受けたところ、担当医師から「不整脈が出ており、心房細動によって血栓がとびやすい状態であるから、近くの病院に通院して継続的な投薬治療を受ける必要がある。」と指示された。勧められたのは、「血液抗凝固療法」であった。

患者は、九月七日、その病院医師の紹介状を持参して、市立病院心臓病センターの診察を受けた。運動負荷心電図において異常があるということで、即日入院を指示され、その日のうちに入院した。翌日から投薬治療がおこなわれた。

主治医の循環器第二科長は、患者の場合は心臓カテーテル検査をやる必要はないといっていたが、一八日になって唐突に、「一〇月二二日に予約が取れたので、心臓カテーテル検査を受けるように。」と告げた。説明では、「いままでの検査の総合的判断により心臓が肥大しているし、心筋症の疑いがあるから、心臓から筋肉をとってくるカテーテル検査をやる。」というものだった。

検査の危険性について心配した患者の質問に、医師は「この病院では成功率は九九パーセントで、事故は一パーセントに過ぎない。」と答えた。「でも、その一パーセントに入ると困る。」と、なおも不安を投げかけると、「あなたは若いし、肝機能や血圧、コレステロール等も問題がない。もっと年をとった人や、もっと心臓の悪い人でも成功しているから大丈夫だ。」といって説得した。

患者は、九月二六日、いったん退院し、一〇月二一日に心臓カテーテル検査（以下、心カテと表記）を受けるために再度入院した。

心カテは、翌二二日午後二時少し過ぎから開始された。

主治医の科長が主任となり、計五名の医師のチームによっておこなわれた。右冠状動脈の造影と左心室の心筋生検を目的として、右大腿部動脈からカテーテルを挿入する方法が採られた。

ところが、患者の右冠状動脈の起始部に奇形がみられたことから、四名の医師が入れ替わり立ち代り数種類のカテーテルを使用して右冠状動脈へのカテーテル挿入を試みたが、挿入できず、最後に主任が試みたがやはり成功しなかったため、やむなく大動脈造影をもって右冠状動脈造影の検査に代えることとした。右冠状動脈造影は、通常一〇分程度で済むものだが、そのため約一時間費やした。

大動脈造影のあと、左心室造影、さらに左心室の生検がおこなわれた。その間に、患者は急激な血圧低下をきたし、意識障害に陥った。

検査が終了したのは、午後四時五〇分である。ＣＴ検査等を受け、検査室を出たのは午後七時三〇分ころだが、意識はなく、「左手がない。」といううわごとを発しており、意識が回復したのは翌朝であった。

結局、患者は脳塞栓症による脳梗塞ということで治療を受けたが、左片麻痺を発症し、市立病院から別の病院、リハビリテーションセンターへと転院してリハビリテーション治療を受け、その後は自宅療養に努めたが、左片麻痺による左半身の感覚脱失と著明な高次脳機能障害（失行症および左半側空間失認症）をともなう後遺障害が残った。その障害の程度は、身体障害者福祉法別表の二級と認定された。小学校の教職を定年で終えた後は学習塾を開くという夢も絶たれたばかりか、正常な日常生活を営むことも望めず、他人の介護を必要とする状況となったのである。

患者側は、「必要性に乏しく緊急性もなかった心カテを脳血管障害の危険を冒してまで実施し、開始した後も不測の事態によって長時間を要し、過度の負担が生じたのに強行継続した過失により脳塞栓症を発症させた。」として、一九八九（平成元）年、訴訟を提起した。

心カテを開始してから二回の血圧低下。

患者側は、次のように主張した。

「患者の脳塞栓症は、心臓カテーテル検査中に生じたものである。その時期は、主任医師が他の医師たちと交代して右冠状動脈造影の試技に取り組んでいた検査開始後約一時間経過した時点、もしくは、その後、大動脈造影、左心室造影がおこなわれ、最後に心筋生検がおこなわれている検査終了の一〇分ないし一五分前である一六時四〇分ころである。

脳塞栓症は、一般に心カテにともなって起こりうる合併症のひとつであり、具体的機序としては、カテーテル自体の操作により血栓等が剥離された場合、生検時に摘出された組織が鉗子から離れた場合、カテーテル内で生成された血栓が血管内に流入した場合などのほか、造影剤の高圧注入により血栓等が剥離される場合もありうる。

さらに、より基本的な問題として、カテーテルを体内に挿入すること自体が医的侵襲として身体に大きな負担を与えるから、血栓が体内に形成されやすい身体状態の患者としては、このような医的侵襲を受けるということは、そうでない場合に比して脳塞栓症を発症する危険性が格段に高まる。患者は、市立病院の診療を受ける前から心房細動、不整脈の症状があり、そのため心房内に血栓ができやすく、脳塞栓症を発症しやすい状態にあった。したがって、医師としては、患者に脳塞栓症が発症しうることを予見し、または予見することが可能であった。」

また、「病状についても、カテーテル検査の内容についても、その必要性についても十分な説明をせず、発症が危惧される脳塞栓症をはじめとする合併症についてはなんら言及することなく、安全性を強調するのみで、一方的に検査日を指定して、事実上患者に諾否の自由を与えないまま、カテーテル検査を受けさせたもので、説明義務違反にあたる。」と主張した。

一方、病院側は、次のように必要十分な説明をしたと反論した。

「①これまでの検査結果からすれば、本件患者の病気は拡張型心筋症の可能性が最も高いが、虚血性心疾患の合併も否定できない。②拡張型心筋症は、心臓の働きが悪いことから心臓内で血栓ができやすく脳梗塞を合併する危険が極めて高い疾病であり、また本件患者の場合不整脈があり突然死の危険もある。③いずれにしても今後の治療方針の選択のために確定診断が必要であるが、そのためには、虚血性心疾患の合併の有無の確認、拡張型心筋症とすればその重症度、予後の判定のため左心室造影、冠動脈造影、心筋生検を含めた、心臓カテーテル検査が必要である。④右検査に伴う合併症としては、死亡、心筋梗塞、脳血栓症等が考えられるが、当病院における経験、実績から考えてその発生頻度は〇・一パーセントから〇・〇五パーセント、言い換えると一〇〇〇人から二〇〇〇人に一人の発症ということになる。しかし、このような検査に伴う重症の合併症は重い心臓病患者に多く発生するのであって、本件患者の場合にはその危険は少ないのではないか。したがって安心して検査を受けてほしい。」

そして、脳塞栓症の発症については、「検査終了後一〇分〜一五分後に発症した本件塞栓症は心カテとはなんら関係ないものと言わざるを得ない。」と主張した。

経過説明では、心カテを開始してから二回の血圧低下があった、という。第一回目は大動脈造影終了後であり、第二回目は検査終了後、患者をカテーテルテーブルからストレッチャーに移して止血処置をしているときである。

このうち、第一回目の血圧低下は「迷走神経反射に基づく一過性の低血圧であると考えられる」とし、第二回目の血圧低下が脳塞栓の発症と密接な関係を持つものだということであった。

さらに、検査のため入院後、血栓症の予防剤ワーファリン、心室性頻拍症抑制剤メキシチール、強心薬（ジギタリス製剤）ジゴキシンの投与を継続し、検査当日には速効性の抗凝結薬ヘパリンを投与するなどして血栓症あるいは塞栓症発症の危険をコントロールした上で心臓カテーテル検査に臨んだのだから、脳塞栓症の発生は不可抗力であったというのである。

「心カテと脳塞栓発症との間には因果関係が認められない。」

第一審判決は、一九九五（平成七）年二月、「原告らの請求をいずれも棄却する。」というものであった。

判決は、脳塞栓の発生時期については、「一六時五〇分のカテーテル検査終了後、更に一〇分ないし一五分を経過し、ストレッチャーに移動し、止血処置を受けている時点に発現したものと認められる。」と認定し、「栓子が脳に達するまでの時間は数秒を出ず、かつ、脳塞栓症の症状は極めて急激に発現し、脳局所徴候は二～三分以内に完成するとされている医学上の知見に照らすと、同症が本件心カテ中のカテーテル操作により栓子がはじかれて生じたものでもないことは明らかである。」として、「心カテと脳塞栓発症との間には因果関係が認められない。」と判示した。

説明義務違反についても、「患者は、回診の医師ないし看護婦に比較的よく質問をする方で」あること、「どちらかといえば納得のいくまで説明を求めるタイプの患者であったこと等に照らせば、前記質疑の前提として、それが患者の記憶に残ったかは別として、脳塞栓あるいは脳梗塞等の合併症についても説明が及んだものと推認することができる」ことから、「説明義務の懈怠はないというべきである。」というのであった。

原告側はただちに控訴した。

患者側は、そもそも本件は、「疾病の治療過程において起こった事故ではなく、検査の過程で起こった事故であるから、検査の必要性、手技上の問題、説明義務について、医師の責任は厳しく問われるべきである。」として、第一審の判断はこの点において誤りがあると主張した。

まず、患者が市立病院へ入院したのは、「心房細動、不整脈があって、血栓がとびやすいので、抗凝固療法をおこなうため」であった。本件事故の直前まで、階段の昇降、遠足、山登り、運動会等の学校行事には支障なく参加していた。余暇にはドライブや国内海外旅行にも行っていた。

九月七日に入院して、二六日に症状は軽快し、退院した。「血栓がとびやすい状態」は、薬剤治療によって軽快したのである。退院させたということは疾病が重症ではないということであり、心カテの必要性はなかったといえる。カテーテル検査以前におこなわれた、心電図、胸部レントゲン、心臓超音波（心エコー）、心筋シンチグラム等の検査では、虚血性心疾患を疑わせるデータはなかった。拡張型心筋症を疑わせるデータもなかった。また、自覚症状もなかった。このことは、証人尋問で主治医も認めてもいる。

必要のない検査をなぜおこなうことにしたのか。強く疑われたのは、若い医師たちの教育のためではなかったかということである。当初は心カテの必要がないといっていたのに、突然予約がとれたから受けるようにと勧め、通常より多い五人の医師が関与し、経験の少ない医師から順次カテーテル操作をおこなっていることから、それは明らかと思われた。つまり、「虚血性心疾患の合併の有無、拡張型心筋症の重症度の確定診断」という目的は、後付けの理由にすぎないのである。

また、医師が重症ではないと考えていたであろうことは、血栓がとぶ可能性が高い患者であるにもかかわらず、いったん退院してから心カテをおこなうまでの約一ヶ月の間に、「血栓がとぶ可能性の有無」についての検査をまったくおこなっていないことからも容易に推認できると思われた。

そして、第一審判決は、脳塞栓の発生時期を「検査が終了し一〇～一五分経過した、カテーテルテーブルからストレッチャーに移動して止血処置をおこなった時点」と認定したが、患者側としては「心カテ中に起こったとするほうが合理的である。」と主張した。

控訴審裁判所は、鑑定を求めた。

東京女子医科大学付属青山病院の木全心一院長による鑑定が提出されたのは、一九九六（平成八）年八月である。

鑑定は、「心臓カテーテル検査前の診断名としては、拡張型心筋症で良い。」とし、したがって、以後の治療や生活指導をする上で、「心臓カテーテル検査を行い、心筋生検を行うことは医学的には正しかったと考える。」と判定した。心カテと脳塞栓発症との関係については、「左室造影と左心室心筋生検をした後なので、左室の中に出来ていた血栓が飛んだ可能性もある。」としながらも、「しかし、発症状況からみて、血栓が飛んだのは心臓カテーテル検査を終了し、患者をカテーテルテーブルからストレッチャーに移動した時であって、左室造影と左室心筋生検をした直後ではない。このため、心房細動のために左房の中に出来ていた血栓か、拡張型心筋症のために左室に出来ていた血栓が、体動と関連して、あるいは偶然飛んで脳塞栓を起こした可能性も出てくる。このどちらが正しいとは医学的に明確には断定出来ないし、否定も出来ない。」ということで、「後は心臓カテーテル検査と脳塞栓の起きた時間などを勘案して、心臓カテーテル検査と関連しているか否かは、司法の判断を仰ぐのが正しいと考える。」と断定を避けている。

ただ、大筋では、インフォームド・コンセントの適否も含めて、病院側の主張に肯定的な内容であった。

部分的片麻痺は数分～数時間遅れる。

患者側としては、重要と思われる心エコー検査の記録を木全鑑定人が見落としていることや、脳塞栓の発症時期について疑念があることなどから、一九九八（平成一〇）年一月、医療事故調査会の代表世話人でもある八尾総合病院森功理事長に依頼して、鑑定意見書を提出した。

意見書では、まず、脳塞栓は「径一ミリかそれ以下の細い末梢の動脈に塞栓したと考えられ、血栓は微小であったことを示している。」として、「塞栓時には即時に血管性の迷走神経反射を来たし、悪心、徐脈、低血圧を認め、程度は軽いが意識障害を来たすことがあるが、ニューロンの壊死による神経症状、例えば部分的片麻痺は数分〜数時間遅れる。」ということであった。すなわち、発生時期としては、「心筋生検後に微小血栓を生じ、一六時四〇分の血圧低下時が発症時期とするのが妥当である。」というのである。

そして、「心エコー検査、胸部X線、心電図などのデータからは、拡張型心筋症という診断には至らなかった。」という。

また、心カテに長時間かかったことについて、重大な問題点も指摘されていた。心カテ開始時に、抗凝集薬ヘパリンを四〇〇〇単位静注しているが、その効果は四〇分で半減するというのである。「本例では生検はカテーテル開始後二時間以上たってヘパリンの追加投与なしに行われており、最初のヘパリンの効果も半減している時期であり、血栓を形成する可能性は十分あった」ということである。

このことは、心カテ中の記録に「一六時四〇分血圧低下、心室頻脈出現、左半身に硬直あり、嘔気あり、一六時五〇分検査終了」と記載され、二二日の病歴にも「心臓カテーテル検査中一過性の低血圧出現し、その後意識レベルが低下状態となる。心臓カテーテル検査終了後一〇〜一五分で左上肢の筋力低下と嘔気が出現」とあるのと符合するのである。この点でも、検査中に塞栓は起こっていないとした第一審判決の認定は誤っているというのが、患者側の主張であった。

なお、控訴審においては、患者側の予備的主張として「期待権の侵害」という主張もおこなった。これは、「仮に心臓カテーテル検査に際しての注意義務違反との間に因果関係が認められないとしても、医師による十分な診察や治療行為を受けられるとの患者の期待を裏切ったものであるから、それによって受けた精神的損害を賠償すべき義務がある。」とするものであった。

一九九八（平成一〇）年七月、控訴審判決は、「控訴棄却」ということであった。「脳塞栓症は一六時四〇分の血圧低下時に発症したものであり、その原因は、生検により急性に形成された血栓による可能性が最も高い。」とした森意見書を、裁判所が採用しなかった理由は患者の本人尋問の解釈であったと思われる。

患者は、当時の状況について、こう述べていた。「そろそろ終わりですよという声を聞いたあと、頭のほうに体が引っ張られるような感じがした瞬間、左目が真っ暗になり、頭がざくろのように割れたんじゃないかと思うような頭痛がし、同時にものすごい吐き気がした。その時、急にドクターやナースがざわめき、酸素、酸素という声が聞こえた。CTという声を聞いた途端にもう後はわからなくなった。」

この症状の発症の仕方が急激であることから、この時点で血栓が飛んだと考えられると木全鑑定人が判定しており、裁判所はその見解を採用したのである。「頭のほうに体が引っ張られるような感じがした」ときとは、ストレッチャーに移動した時点であるとの判断であった。結局、心カテとは関係なく、心房細動のため、あるいは拡張型心筋症のためにできていた血栓が偶然とんで脳塞栓症を起こしたのであろうとの判断であった。

期待権の侵害については、心臓カテーテル検査を実施する医学的必要性があり、その過程における個々の技法にも誤りはなかったのだから、その主張は前提を欠くとしてしりぞけている。

患者側は、さらに上告を申し立てたが、最高裁は「受理しない。」との決定を下した。

敗訴事例 4

大腸がんの腹腔鏡下手術後、腹膜炎に罹り死亡

まったく新しい手術方法であることを、患者側に十分説明せずに施行した手術がもとで、腹膜炎を発症し急性呼吸不全により死亡したケースである。裁判所は一審、二審とも医師の過失を認めなかった。医師の最善注意義務責任についての最高裁の判断から考えて、問題がある判決ではないかと思われる。なお、この事案は、内部告発によって「大病院で医療ミス」と読売新聞が報じたことが、患者遺族に訴訟を決意させる引き金になったといういきさつもあった。

腹部に小さな穴を数ヶ所あける負担の少ない手術。

患者は七五歳の男性である。一九九二（平成四）年一月に大学病院の外科で診察を受け、大腸のS状結腸部にがんがあると診断された。五月になって、そのS状結腸切除手術を受けるため入院した。手術の二日前に、家族に説明があった。手術内容は、腹腔鏡を使った遠隔操作による手術となること、比較的新しい手術方法であることを告げ、その選択理由として患者が高齢であること、心身への負担が少ないことを挙げた。

手術方法は、従来のように腹部を大きく切るのではなく、数ヵ所小さな穴をあけ、そこから器械を入れて、腹腔鏡

を使って内部を映し出したテレビモニターを見ながら局部を探して切断するもので、手術時間は長くなるが後の回復は早いという説明であった。また、手術中に何か不都合が生じた場合は、ただちに従来の方法に切り替えるということであった。そして、手術後の問題としては、「二、三日後までの肺炎と、五、六日後までの縫合不全に注意を要する。縫合不全は、万全を期して手術をおこなうが可能性がまったくないとは言い切れない、その時の対策は考えてある。」とのことであった。

手術は五月二八日におこなわれ、「成功した。」ということであった。

しかし、術後三日目の三一日には急性呼吸不全が発生し、術後九日目の六月六日には激しい腹痛と多量の発汗、黒色水様下痢があった。看護婦に呼ばれた医師は鎮痛剤を注射し、「食事をストップして一日様子を見、腹膜炎か、腸のねじれであれば明日緊急手術をします。」といった。

翌七日、「腹部レントゲン写真撮影と注腸造影検査をおこなったが、手術部の縫合不全は起こしていない。」との説明があり、前日からの症状のうち呼吸不全の克服が最重要ということで、気管切開手術がおこなわれた。

八日になると、「ＭＲＳＡと診断すれば諸症状の説明がつきます。」と思いがけない話をされた。院内感染で社会問題にもなったＭＲＳＡ感染症だというのである。そのための抗生物質が投与された。

ところが、その翌日の九日になって、「注射器で腹部から膿が採取されたので、限局性腹膜炎を起こしていると考えられる。」ということで、急遽開腹ドレナージ手術が実施された。ドレナージ（誘導）というのは、大量の水で腹腔内を洗浄するものである。その結果、腸管に穿孔が発見されたということであった。

その後、患者は肺機能が低下し、六月一一日、急性呼吸不全により死亡した。

医師の説明では、「腸管の穿孔は、Ｓ状結腸切除手術の際に吻合部付近の脂肪垂に電気メスが触れたような記憶がある。」ということであった。

手術は、モニターを見ながら遠隔操作で腹腔内の機器を操作して大腸Ｓ状結腸を切除したあと、切開部から切除したS状結腸の一方（口側）を体外に出してガン性病変部を切除し、切除後のS状結腸を再び腹腔内に戻し、吻合機器を使って体内のS状結腸の一方（肛門側）と縫合するという手順である。その縫合部位から約五ミリメートルの口側付近に、直径約一センチメートルの穿孔の跡が発見されたのである。

大腸には脂肪垂（腹膜垂）という突起状のものがあり、吻合直前に縫合の邪魔になる脂肪垂に気づいたので、体内において電気メスで切除した。結局、これが穿孔の原因になった、というのが医師の説明であった。

死亡診断書は担当医が書いたが、直接死因として「急性呼吸不全」とあり、その原因として「化膿性腹膜炎」とあり、その原因として「S状結腸癌術後腸壁穿孔」と記された。経過の欄には、「外来で内視鏡下ポリープ摘出術を受けたが、進行性のS状結腸癌が発見されたため入院、五月二八日腹腔鏡下S状結腸切除術施行、六月六日突然多量の下血、急性呼吸不全となり、六月九日汎発性腹膜炎のため救急手術施行するも急性呼吸不全が悪化し、六月一一日死亡された。」と記載している。

初めての手術例だった。

日をおいて「医師遺族合同会議」という話し合いが持たれた。手術についての詳細な説明がおこなわれ、解剖による病理所見の中間報告もなされた。しかし、死亡時の説明から微妙に変化していた。

死因については、手術による死亡であることはまちがいないが、死因の詳細は不明だということであった。また、手術の経過はビデオに収録されていたが、問題の脂肪垂を切除した場面は、ちょうどビデオテープの交換の時間帯にあたっており、収録されていなかったというのである。遺族としては、問題となる部分を隠してしまったのではないかとの疑念を抱いた。後に、提出されたビデオテープの時間を計測したところ、四巻あるうちの三巻目が一〇分も短いという異様さだった。そして、この大学病院における大腸の腹腔鏡下手術の実績と成功率に質問が及ぶと、「じつは二例目」だということが判明した。しかも、一例目は、大腸ではなく小腸だということであった。つまり、初めての施行例だったのである。

こうしたことから、遺族としては病院に対して不信を深め、一九九三（平成五）年一二月、訴訟を提起した。

原告側は、「手術方法の具体的内容が説明されておらず、初めての施行例であること、手術中に血管等を傷つけたりする危険性が高いことなどの短所が一切説明されていない。腹膜垂を切除した際、誤って血管を傷つけ、その結果血流不足が起こり、穿孔が生じたことで腹膜炎を発症させた。六月六日の段階で腹膜炎の発症を診断し、開腹手術をおこなうべきであった。」と主張した。

これに対し、病院側は、次のように反論した。

「腹腔鏡を使った手術は胆のう手術ですでに一般的におこなわれており、執刀医は手技に精通していた。最初の施行例であっても従来の開腹手術と比較して特に危険性が大きいとはいえない。患者家族は、本件手術の長所短所の説明を受けて手術に同意したものである。手術の際、腹膜垂を切除したこと、穿孔が発生し、腹膜炎を発症したことは事実だが、手術中に機器の操作ミスによって腸管内の血管を傷つけたり、誤って結紮してもいない。穿孔の原因は血管損傷に基づくものではなく、患者の全身的な循環不全、動脈硬化、加齢による血流減少などによるものである。患者の死亡原因は急性呼吸不全であるが、腹膜炎とは関係なくすでに発症していた肺炎の進行によって引き起こされたものであるから、腹膜炎の発症と死亡とは因果関係がない。また、六月六日の時点では、患者が何らかの腹部合併症に罹患しているのではないかと強く疑い、鑑別するための最善を尽くしたが腹膜炎の存在を認めることはできなかった。同時に、全身症状はＭＲＳＡ腸炎を疑わせるものであり、ＭＲＳＡ腸炎であれば開腹手術は禁忌とされているため、この時点で開腹手術はできなかった。腹膜炎の診断が得られた六月九日に緊急開腹手術をおこなった判断は適切である。」

双方の主張が出揃ったところで、裁判所は鑑定を求めた。

京都大学医学研究科腫瘍外科の小野寺久教授による鑑定が提出されたのは、一九九八（平成一〇）年一〇月である。

鑑定は、手術記録と手術ビデオを詳細に検討した結果、「脂肪垂の切除が穿孔に関与した可能性が大きい。」と指摘、「脂肪垂切除により局所循環障害が生起し全身状態の悪化が加わって壊死が進展したと考える方が合理的であり、矛盾しない。」ということであった。

全身状態の悪化とは、手術後の呼吸不全を指し、その原因は手術時間の長さとそれに必然的に伴う麻酔薬の増量が呼吸機能の回復を遅らせたためだというのである。

そして、「腹膜炎の発症は六月六日（術後九日目）の午後三時に発生した強い腹痛と発汗、黒色水様下痢、また腹部所見として圧痛と筋性防御があった時点であり、その後診断のためにいろいろな検査をおこなっているが、六月八日早朝から午前中には腹膜炎の進展によると思われる呼吸不全の悪化があり、救命のためには遅くともこの日のうちの開腹手術が必要だった。」としている。

筋性防御は、腹壁に置いた手に感じる腹壁の緊張による抵抗で、腹膜炎の刺激が壁側腹膜に及ぶと肋間神経、腰神経を介して反射的に腹壁筋の緊張が増し抵抗としてふれるものである。ＭＲＳＡ腸炎ではこの筋性防御が起きる可能性は少なく、腹膜炎に特徴的な所見だとされる。そこで、鑑定人は「患者の持続する腹痛と筋性防御に対して積極的な外科治療の英断を下すべきであった。」と言及している。

結局、「腹膜炎の根本的治療がなされなかったために、敗血症を引き起こして、不可逆的かつ重篤な呼吸不全と腎不全を併発させ、ひいては多臓器不全から死亡に至った。」のである。「腹膜炎発生後できるだけ早期に、具体的には六月七日ないしは六月八日に腹膜炎という根本病巣を除去し、多臓器不全に至る道筋を断ち切ることができたならば、救命の可能性が開けてくると思われた。」というのが、鑑定の結論であった。

判決は「開腹手術をするか、しないかは医師の裁量。」

判決は、一九九九（平成一一）年三月、原告敗訴とした。その判断は、ひと言でいうならば「医師の裁量権」に軍配を上げたというに尽きた。

まず、術前の説明義務違反については、「患者家族が手術の内容についてその長所及び短所を含めて正しく理解していたことは明らかである。」と認定し、したがって、従来の開腹手術と本件手術のどちらを選択するのかという問いかけを積極的にしなかったことをもって説明義務違反があったとはいえない、と判示した。

手術における手技上の過失については、「腹膜垂の切除が本件穿孔の発生の一因となったものと推認するのが相当である。」とし、「患者の加齢等による全身的な循環不全等が原因で生じたものであって、腹膜垂の切除とは無関係である。」との病院側の主張は採用できないとしりぞけて、「腹膜垂の切除により腸管壁に生じた局所的な循環障害と患者の長期間にわたる全身的な低酸素状態の二つの要素を主要な原因として発生したものと推認される。」と認定した。しかし、その腹膜垂が「縫合の障害となる危険性の高いものであったことからすれば、S状結腸の縫合を円滑に行うために右腹膜垂を切除することは必要な措置であったということができる。」として、切除することは「当然の選択であって医師に注意義務違反があるということはできない。」というのであった。

最大の争点というべき術後管理の過失については、詳細な検討をおこなっている。

まず、腹膜炎の発症した日については、「六月六日であると推認するのが最も合理的である。」としている。肺炎の発症時期については、胸部レントゲン写真において初めて肺に浸潤がみられた、「術後一一日目（六月八日）であると認めるのが相当である。」とした。病院側は、手術後にみられた患者の呼吸障害はすでに肺炎にかかっていたことを示すものであると主張したが、「肺炎の発症前に肺炎とは別の原因で引き起こされた呼吸障害とみるのが相当である。」と一蹴している。

したがって、患者の死亡原因は、腹膜炎とは無関係に発症した肺炎によるものだとの病院側の主張は採用できず、「腹膜炎が原因で敗血症および肺炎にかかり、不可逆的かつ重篤な呼吸不全を併発させ、その結果急性呼吸不全を直接の死因として死亡したものと推認するのが相当である。そうすると、腹膜炎と患者の死亡との間には相当因果関係があるというべきである。」と判示している。

そのうえで判決は、腹膜炎の確定診断をした六月九日まで開腹手術をしなかった医師に注意義務違反がなかったといえるかどうかを検討するのである。

筋性防御がみられた点からＭＲＳＡ腸炎の疑いはないものと判断して、患者の状態が悪化した六月八日に開腹手術をおこなうべきであったというのが、鑑定意見であり患者側の主張である。

ここで、裁判所の判断はやや不可解な論理展開をみせる。

「人体、殊に内蔵及びその周辺の状況は、時々刻々と変化し、専門家である医師をもってしても将来の変化について百パーセント正確な予測をすることはできない」なかで、「医師は治療の各時点においてさまざまな可能性を考慮に入れて現在の病状を推測し、将来を予測し、具体的な治療行為を選択するという実践的決断をしなければならない。医師が治療の各時点においてした診断、将来予測、治療行為の選択が結果的に治療に十分役立たなかったからといって、その事をもって医師に注意義務違反があるということはできない。治療の各時点において、唯一の措置のみが医師のとるべき措置として許され、それ以外の措置をとった場合には注意義務違反を構成するというのは医師に無理を強いるものであって、特に本件のように患者の病状についての正確な診断が困難な場合には、複数の措置のいずれをとるかは医師の裁量に属し、いずれの措置をとっても注意義務違反を構成しないということもありうるものというべきである。」

したがって、「六月八日にＭＲＳＡ腸炎の疑いがないものとして開腹手術をするという選択をすることも、腹膜炎の診断が得られるまで開腹手術を差し控えるという選択をすることも、いずれも相応の合理性を有するものとして医師の裁量に属し、いずれかの措置をとったからといってそれが注意義務違反を構成するものではないと解される。」というのである。

仮に、患者がＭＲＳＡ腸炎であった場合、六月八日に腹膜炎の確定診断を経ずに開腹手術をして、不幸な結末をみることもありうるが、腹膜炎が強く疑われた状況下での判断について注意義務違反はないものと扱われるべきであるという。そして本件においては、結果的には腹膜炎の確定診断があるまで開腹手術を差し控えたことが患者の救命可能性を失わせたのだが、その判断についても注意義務違反はないものと扱われるべきであるというのである。

鑑定人の鑑定意見についてそのほとんどを認容しながら、結論としては否定しているのである。「ＭＲＳＡ腸炎の場合には開腹手術は禁忌である。」という、その一点のみが根拠といってよかった。しかし、ほんとうに医学的にそのことが正しいのかどうかが問題なのであるが、それについての合理的な判断はなかった。

結局、裁判所の判断は、ＭＲＳＡ腸炎の場合は開腹手術が禁忌であるということを大前提として、腹膜炎かＭＲＳＡ腸炎かの確定診断がなかなか得られなかった難しい事例だからやむをえないといっているわけである。

「ＭＲＳＡは手術の禁忌ではない。」

遺族側は、この判決は不当だとして控訴した。

説明義務についても、初めての症例であること、すなわち実験的な医療行為であることを鑑みれば、「医師の説明内容に不足があるとは認められない。」との簡単な認定は、一般的な医療行為と同様の判断をしたものであって不当といわざるをえない。実験的医療については、より厳しく医師の責任を問うというのが最高裁の態度である。一九六四年の世界医師会によるヘルシンキ宣言でも、医師は患者によく説明した後、患者の自由意志による承諾を得るべきであるとしている。本件の場合、患者家族に説明したときにはすでに手術方法は医師側で決定済みであった。

腹膜垂切除の問題は、判決では「縫合の障害になるので切除したことに過失はない。」としたが、従来の手術方法であれば起こらないことであった。縫合の際によけるだけで済んだ。あるいは切除したとしても、表面だけを切除して深く切りすぎることはなかった。腹腔鏡下手術という実験的治療をおこなったがゆえに起きたことなのである。腹膜垂の切除による穿孔の発生、血流障害の発生する可能性を、医師としては当然予見すべきであった。

そして、最も問題となる再手術については、腹膜炎の確定診断ができなかったこと、ＭＲＳＡ腸炎が疑われたことを根拠に、六月九日まで開腹手術をしなかったことの過失を否定しているわけだが、そもそも六日、七日の時点では医師はＭＲＳＡを疑っていなかったのである。カルテには「腸炎」とあるが、「ＭＲＳＡ腸炎」とはどこにもなく、家族への説明でもそうした話は出ていない。ＭＲＳＡ腸炎を疑っていたなら当然なされていたはずの菌培養検査もなされておらず、薬剤（バンコマイシン）も投与されていない。

一方、六月九日の確定診断の根拠となったのは超音波検査による腹水の存在だったが、すでに六月六日の超音波検査で腹水を認めているのである。にもかかわらず、七日、八日には超音波検査はおこなわれていなかった。

そして、「ＭＲＳＡ腸炎なら開腹手術は禁忌」かどうかについては、鑑定人は六月八日までには手術をすべきであったと明快に述べているが、病院側が意見を求めた他大学の医師（外科学専任講師）も、ＭＲＳＡ腸炎ということを質問にあたっての事実経過に記載されていながら、「臨床的に縫合不全や穿孔が疑われ、全身状態が不良で汎発性腹膜炎が考えられる場合には緊急開腹、ドレナージ、人工肛門造設に踏み切らざるを得ないと考える。」と述べて、ＭＲＳＡ腸炎については問題にしておらず、症状によって開腹手術をすべきだとしていたのである。

結局、病院側としては、開腹手術が遅れた理由付けとして裁判になってからＭＲＳＡ腸炎というものを持ち出したのだが、ＭＲＳＡ腸炎であったとしても重篤な腹膜炎の場合は開腹手術をすべきだということがはっきりしてきたのである。

こうした主張をおこなって、一審判決には事実誤認があることを訴えたのである。

控訴審で、一審の鑑定人・小野寺教授に対する証人尋問がおこなわれたが、「尋問事項に対する回答」があり、いくつもの注目すべき見解が述べられている。とりわけ、「ＭＲＳＡは手術の禁忌か」との設問に対しては、こう述べているのである。

「穿孔性腹膜炎とともにＭＲＳＡ腸炎も疑われる状況の下で、外科手術が絶対的な禁忌ということはない。また確定診断がつかないから手術ができないとすることでもない。重要なことは必要十分な検査を行い、患者の状態を時々刻々と把握した上で治療方針を決定することである。」

鑑定の趣旨を歪めた解釈で「控訴棄却」。

しかし、控訴審判決も、患者側の敗訴であった。判決は二〇〇一（平成一三）年六月に出された。

手技上のミスについては、「吻合の邪魔になる腹膜垂及び切除の操作をテレビモニターで確認しながらこれを切除したことが認められるのであって、同医師が視野の悪い状態で腹膜垂を開腹手術の場合と比較してより深いところで切除した可能性は考えにくく、より深いところでこれを切除したことをうかがわせる証拠もない。」と、あっさり切り捨てている。

核心部分については、次のように判示した。

「結局のところ、腹膜炎等が疑われる一方、MRSA腸炎も疑われるという本件症例は、その手術の適応の判断が極めてむずかしい症例に属し、その意味で、患者の病状について二つの原因が考えられるものの、そのいずれであるかについて正確な診断ができず、したがっていかなる治療方針をとるべきかについても考え方が分かれる場合に該当すると考えられるのであって、病院医師が、亡患者の症状の経過や術後一一日目（六月八日）の段階でも腹膜炎の確定診断が得られなかったことから、MRSA腸炎の可能性が相対的に増大したものと考えてその対応策をとり、同日の段階で開腹手術を行うことに思い至らなかったとしても、それは、病院医師の専門的な知識及び経験に基づく合理的な裁量に基づくやむを得ない選択であったと判断するのが相当である。」

また、「実験的医療」との主張に対しては、「従前用いられたことのないまったく新しい医療技術を臨床で行うことを言うものと解される」として、本件の場合、欧米を中心に施行例も相当多数に上っていて安全性と利点が確認されていたこと、担当医師は相当数の胆嚢摘出手術と小腸切除術も一例経験していて豊富な経験を有しているのであるから、「実験的医療行為ということはできない。」とした。

控訴審判決の奇妙さは、腹膜垂を切除したことが穿孔の発生原因だと認定しながら、より深いところで切除した証拠はないと手技上のミスを否定していることである。小野寺鑑定人は穿孔の起きた機序について、「脂肪垂を牽引しながら深く切離すると長枝のみならず短枝までの血流を遮断することになり、これが腸管壁の血行障害を引き起こすことは以前から指摘されていた。」と述べているのである。

鑑定書および鑑定証言を素直に理解するかぎりでは、控訴審判決はあえて解釈を歪めて文言の一部を引用したとしかみえない。次の判決文と、それに対応する鑑定証言とを読み比べてみるだけでもそれは明白といえるだろう。

判決文――「MRSA腸炎の疑いはあるとしても、腹膜炎の発症の場合の危険を回避すべく、その確定診断が得られる前である術後一〇日（六月七日）ないし術後一一日（六月八日）に開腹手術に踏切ることも一つの選択肢であったと考えられる。

しかしながら、他方では、当審証人小野寺久の証言では、MRSA腸炎が確定的な症例では手術を差し控えなければならず、また、腹膜炎等も併せて疑われる局面では手術適応についても十分に考慮する必要があるのであって、亡患者のような症例では診断がMRSA腸炎か腹膜炎等かでは治療方針が文字どおり一八〇度違うことから、医師は問診及び検査等あらゆる手段を尽くして慎重に正確な診断を得るよう努力する旨が指摘され、（略）さらに、実際問題として、亡患者のような症例の場合、経験豊富な外科医でも手術適応の有無、時期についての的確な判断を下すのは困難とされているところである（当審証人小野寺久）。」

鑑定証言――「MRSA腸炎が確定的な症例では手術は差し控えなければならない。しかし穿孔性腹膜炎も疑われる局面では話が別であり、手術適応についても十分考慮する必要がある。診断がMRSA腸炎か穿孔性腹膜炎かでは、治療方針が文字通り一八〇度異なるため、正確な診断のためにあらゆる努力をつぎ込まなければならないが、確定診断に難渋する症例も稀ではない。この際最も重視すべきは患者の臨床所見であり、腹膜炎の確定診断ができないというだけでは手術を控える理由とはならない。ただ、こうした症例の際には、経験豊富な外科医でさえ手術適応の判断が難しいことを強調したい。」

ＭＲＳＡ腸炎が確定的であっても、穿孔性腹膜炎の場合は手術をすべきであるとはっきり述べているのである。

遺族側は最高裁に上告したが、二〇〇四（平成一六）年六月、結果は不受理となった。

敗訴事例5

注腸検査で腸閉塞となり、二度の手術で大量出血死

注腸検査のバリウムが排出されず腸閉塞となった患者が手術を受けたが、術後腸閉塞となり、再手術を受けたところ大量出血し、出血性ショックで死亡したケースである。注腸検査で大腸がんが発見されているが、死因ががんとは無関係の腸閉塞であるところに、医師のミスである可能性を強く推認させた。しかし、判決は原告側敗訴であった。

バリウムが排出されず、腸閉塞を発症。

患者は、五一歳の主婦である。検便で便潜血反応が陽性と出たため、一九九五（平成七）年七月六日、精密検査を受けるため社会保険健康センターを受診し、注腸造影検査を受けた。この検査は、大腸がんが疑われる場合の第一次的検査方法で、この検査において疑いがある場合には内視鏡検査に進むことになる。方法としては、バリウムとガスを肛門から注入し、モニターテレビを見ながら大腸の病巣を探索するというものである。このとき、患者の下行結腸の上部にアップルコアと呼ばれる腸管狭窄が発見されている。

翌日、バリウムが排出されないので社会保険健康センターを受診したところ、イレウス（腸閉塞）ということで医

科大学病院を紹介され、その日のうちに入院した。

腸閉塞の手術は、七月一二日に実施された。ところがその後、術後腸閉塞を発症しているということで、八月七日に再手術がおこなわれた。この手術では出血が多かったということであり、輸血などをしていたが、結局八月一四日に死亡してしまった。

死因は出血性ショックによるＤＩＣ（播種性血管内凝固症候群）ということだった。

遺族としては、大腸がんの検査によって腸閉塞に罹り、死亡したことは納得がいかないとして、一九九七（平成九）年一〇月、訴訟を提起した。

遺族側の主張は、三点である。

第一は、注腸検査をおこなった社会保険健康センターの過失であり、注腸検査では「がんの疑い」以上に診断することはできないのだから、がんの疑いのある狭窄部分が見つかった場合には、それより奥にはバリウムを注入することを中止すべきであるのに、漫然と注入し続け、大量のバリウムを注入したことでバリウムが排出されず腸閉塞を引き起こしたというもの。

第二と第三は、医科大学病院の過失で、七月七日に入院した後、症状が悪化していたのに、腸閉塞の解除のための手術を一二日までおこなわなかったこと。また、七月一二日の手術の後、癒着性イレウスとわかってからの再手術をおこなうのが遅かった点である。

病院に入院してからの経過は次のようであった。

七月七日に入院したときからバリウムの排出は全然なかった。九日、一〇日ごろごく少量排出された。この間、入院時からの腹満、腹痛は増強している。八日に血液ガス分析がおこなわれ、そのデータは低酸素傾向を示しており、電解質バランスが崩れている。一〇日午前中にはきわめて強い腹痛があり、吐き気もあった。一一日も同様である。尿量も一〇日から減少しており、一一日の尿量は一日三五〇㏄となっている。

こうしたことから、「八日以降、イレウスの症状が悪化していることは明白で、遅くとも七月一〇日には手術をおこなうべきであった。」と主張した。

次に、七月一二日に手術がおこなわれて以降の経過としては、一五日ころから吐き気、嘔吐が頻繁に起き、再びイレウスの症状が出た。病院の医師もレントゲン等でイレウスと診断した。電解質バランスも悪化し、尿量も減少傾向を示していた。一方、手術後の腸管癒着（術後癒着性イレウス）は、術後一〇日目ころから線維化が強くなり、剥離が困難になるといわれており、死亡原因となった大出血は高度の腸管癒着によるものであった。

したがって、「七月二五日ころには再手術をおこなうべきであった。」と主張したのである。

「現在の医療の趨勢は一期的手術。」と病院側主張。

社会保険健康センター側は、「注腸検査において、アップルコアサインを認めた場合、進行大腸癌が疑われ、その場合病変部の閉塞の程度を判定するため若干の圧をかけバリウムが口側に流れるかを確認することは通常行われる手技である。また横行結腸より回盲部にかけて、別の病変が無いかの確認もできれば行うべきであり、無理をせずに慎重にバリウムを注入して全大腸の造影を行うことは進行癌が疑われる場合の当然の検査方法である。」と反論、また、「仮にバリウムによる腸閉塞があったとしても、それだけの問題であれば、通常は内科的処置により腸閉塞は解除される可能性が高く、死亡との因果関係は認められない。」と主張した。

医科大学病院側も、次のような主張をおこなった。

第一回手術については、

「本件では、患者は大腸がんとそれに起因するイレウスの二つの病気を抱えている。一般にこの治療として、かつては最初にイレウスの解除のための緊急手術を行いイレウスを解除してから、さらにもう一回大腸がんのための手術を行うことも行われていたが（いわゆる二期的手術）現在ではこの方法をとることは少なくなっている。現在はイレウス管を挿入しイレウスを解除（いわゆる保存的療法）してから、大腸がんの待機的手術を行う（いわゆる一期的手術）のが現在の医療の趨勢である。

その理由として①緊急手術の場合、縫合不全などの致命的な合併症が起こりやすい。②一回の手術でイレウスと大腸がんの両方が治療できれば患者にとって利益となるなどである。本件においても、一期的治療の方針により、当初保存的療法を選択し治療を開始したが、改善しなかったため、保存的療法を打ち切り、七月一二日に緊急手術を施行した。

緊急手術は、蛇管を使用し、口側拡張腸管内の大量の内容物を排出して減圧をするとともに、第二群リンパ節郭清を行い、左半結腸切除術を施行した。手術時間約二時間四〇分、出血量一三二ｍｌで、術中問題となる事態なく、無事終了した。

なお、手術の際の所見では、大腸がんの進行度はⅡまたはⅢ度と認められた。」

第二回手術については、

「七月一六日、バリウムは上行結腸に残存するものの、ほとんどは直腸内に移行していた。経過は順調なので、まず飲水可とした。ところが、一七日から嘔気嘔吐が出現し、一九日の腹部レントゲンで小腸ガスを認めたため、術後イレウスと診断し、胃管を挿入した。同日以降、イレウスは寛解増悪を繰り返した。保存療法にもかかわらず、寛解増悪を繰り返し改善の兆しが見えなかったため、第一回手術後二六日目の八月七日再手術が施行された。

再手術開腹時の所見では、腹膜と腸管の癒着が著明で、大腸、小腸、大網は著しく強固に癒着し、腹腔内臓器は一塊となり、それぞれを同定することは極めて困難な状態であった。そこで癒着の少ないところから剥離し、最終的には小腸同士の剥離は行わず、小腸を一塊として周囲組織又は周囲臓器からこれを剥離し切除した。癒着の剥離は必要最小限に止め、腸管の同定をした。剥離面からの出血はコントロールに努めたが、コントロール不能となり、術中にＤＩＣを発症した。」

「腹腔内の高度の癒着は第一回手術に起因するもので、術後イレウスは統計的にも一定頻度で出現しており、回避できない不可抗力によるやむを得ない障害である。高度の癒着の原因は、患者本人の体質によるもので、他にその原因は見当たらない。」

そして、「七月二五日ころには再手術をすべきであった。」との原告側の主張については、「寛解、増悪を繰り返していたのであり、たまたま二五日に尿量が減少している記載があるが翌日には回復し、一過性の現象であったことなどから、再手術をしなければならない緊急の事情はなかった。」と主張した。

術後イレウスは、時間がたてば出血もしやすくなる。

病院側の主張は、奇妙な弁明というべきであった。

社会保険健康センター側は、「大腸がんが発見された場合、その先までバリウムを注入して検査するのが通常のやり方だ。」ということだが、そのバリウムが大腸がんによる狭窄のため詰まって腸閉塞を起こしてしまったことに対する合理的な説明になっていないと思われた。

医科大学病院側の主張も、一回目のイレウスは、バリウムが大量に腸管に存在する異物性イレウスと大腸がんによるイレウスとが合わさった機械的イレウスであることの特殊性を考慮した説明になっておらず、二回目の癒着性イレウスは七月一七日に診断していたにもかかわらず、八月七日まで手術が伸ばされた理由が判然としない。

担当医師の証人尋問でも、一回目の手術は「大腸がんの手術も合わせた一期的手術を考えていた。」ということであり、そうであるならばなるべく早く手術をおこなうことを考えるべきであると思われた。

術後の癒着性イレウスは、時間が経てば経つほど腸管の癒着部分の線維化が進み、剥離が困難になり、出血もしやすくなるということを、医師は認めた。また、保存療法で一週間たっても治癒しない場合は、手術をおこなうべきとされており、もう少し様子をみるとしても二週間が限度とされていることも、医師は証言で認めたのである。

結局、「早期に手術がおこなわれなかったことで、癒着性イレウスが悪化し、高度で範囲の広い線維化が進行し、手術時の剥離が困難となり、四〇五〇ccもの大量出血を起こし、その結果DICとなり死亡するに至った。」という原告側の主張は、主張の整理と証人尋問を通じてほぼ明らかになったものと思われた。

ところが、裁判所は鑑定を求め、その鑑定結果は病院側に有利な内容であった。

防衛医科大学外科学の望月英隆教授による鑑定が、一九九九（平成一一）年九月に提出された。

鑑定は、一回目の手術時期について、「七月一〇日に大腸癌に伴う腸閉塞が明瞭となり、一一日にはその増悪が確認されていることから、これらの時点での救急手術の実施がより望ましいものと考えられる。」としながらも、「しかし一二日に行われた手術所見及び手術経過の中には救急手術実施時期が不適当であることを示す客観的事実は認められず、またその術後に発症した高度の癒着の誘因となる所見の記載も認めなかったことから、手術時期が不適当とは断じ得なかった。」として、「本件における初回手術は医学的に許容できる期間内での手術実施であったものと判断する。」と結論づけていた。

また再手術の時期の妥当性に関しては、「二四日になり、排ガスが途絶え、腹満が出現したことから消化管通過障害の悪化が推測されるが、三〇日に至る間の嘔吐量並びに胃管からの排液量の合計は一日当たり五〇〇ｍｌ内外であり、一日分泌量が数リットル以上に達する消化液の多くの部分は肛門側に流れていたものと考えられる。」

「八月四日以降からは排ガス・排便が途絶え、四日には嘔吐量が三〇〇ｍｌとやや増加しており、通過障害の悪化が推測されるが、五日には嘔吐もなく腹痛も認めず、また六日には嘔吐はあったものの嘔吐量は五〇ｍｌのみで腹満も軽度であった。」

また、「二〇日に胃内に注入された Sitz Mark（腸管の通過性を確認するために使用される小さなリング状の物質で、Ｘ線写真で確認できる）が徐々に移動し、二八日には一部が上行結腸に達し、八月三日にはすべて大腸内に移動している。」といったことから、「七月一九日以降に小腸の通過障害が存在していたことは確実であるが、ある一定程度の通過性は保たれていたと判断する。従って再手術に至るまでの間は、通過障害は患者の生命予後にとって差し迫ったリスクを有する程のものではなかったものと判断する。」として、「八月七日以前の時期で、再手術を行うにあたって、明らかにより適当である時点は見出せないものと考える。」というのであった。

ところが一方で、「再手術時に認められた消化管や腸間膜の広範囲の癒着・炎症の所見は、初回手術後一二日目にあたる七月二四日の腹部CT検査で腸管壁や腸間膜の肥厚として既に認められており、これは再手術四日前の八月三日の腹部CTでも同様である。これらを考慮すると、八月七日より以前に再手術が行われた場合にも出血やその他の不都合が発生した可能性が少なくないことが強く推測される。ただし、より早期に手術を実施していた場合に救命できた可能性を、提供された資料から完全に否定することもまた不可能である。」として、広範で強固な癒着を認めた七月二四日ころに再手術をおこなっていれば、救命できた可能性があることの含みも残していた。

カルテの記載が不十分で「憶測することはできない。」

一見、病院サイドに立った鑑定のように見える内容も、じっくり吟味してみると言外に示唆するものが多々あった。一回目の手術に関する判定も、そうしてみると「術中所見として、術後に強度の癒着を形成する誘引となり得るものに関する記載も見当たらない。」、「以上の術中所見から判断する限り、本件の場合、初回手術の時期が遅すぎたとの医学的判断を下すことはできないものと考える。」といった文脈からは、病院のカルテの記載そのものが不備不十分であることを強く示唆しているとも受け取れるのである。

その上で、「一一日には、救急手術の実施がより望ましいものと考える。」との判定を読み取るべきであろうと思われた。

かりに鑑定人が医師のカルテを信用して判断していたのだとしても、カルテに記載がないものは存在しないというわけでないのは、いつも経験することである。要は、鑑定人としては「術中所見」を根拠にしていることを強調しているのである。

そのことは、鑑定人尋問において、広範囲で強固な癒着が起きた原因を尋ねられて、「病理報告書もつぶさに読ませていただきましたし、手術所見も読ませていただきましたけれども、漿膜の亀裂とか、あるいは閉塞性大腸炎といったような明確な記載はございませんでした。したがって、憶測することはできないです。」と答えた言葉に集約されている。

だが、重ねての質問に、「これは私としては、与えられました資料からは何とも判断のしようがない。ただ、亀裂が生じていたりとか、あるいは便汁がにじみ出していたりという事実があったんであれば、そういうことが原因となって広範囲な癒着の原因が形成されるということはあったかもしれませんが、そういう証拠は資料の中には一切ございませんでした。」と述べている。

腸閉塞が悪化すると、腸管が風船のように膨らんでいき、大腸の壁に亀裂が生じて、癒着の原因になる可能性があるということを、この証言は示唆しているのである。一回目の手術の遅れが、漿膜の亀裂などを生じさせた可能性を強く推認させる証言といえた。

さらに、鑑定人は証言の中で、死因となった大量出血について「腸管の癒着の剥離だけで、四〇〇〇cc以上も出血するということは、私は経験したことがない。」と指摘している。「原因はよくわからない。」とはいうものの、術前の検査では患者に出血傾向がないことはわかっているだけに、手技上のミスも暗示するような証言であった。

鑑定証言の示唆に耳を傾けなかった判決。

二〇〇〇（平成一二）年一一月、判決は、全面的に病院側の主張を採用した内容で、原告の請求を棄却した。

社会保険健康センターの過失については、「バリウムを注入して全大腸の造影をしたこと」に違法はないとし、そのことが「イレウス発症の一因になったとしても、ＤＩＣを発症し、死亡するに至るとは通常考えられない」ことから、「検査と死亡との間に因果関係も認め難い。」とした。注腸検査は第一次的検査であるから、アップルコアを認めた時点でそれ以上のバリウム注入は中止し、後は安全でより正確な判定のできる内視鏡検査に進めるべきであったという視点は欠落していた。

医科大学病院の過失についても、七月一〇日には「下行結腸上部部分の通過障害はより高度なものとなっていること」、さらに、一一日には「イレウスがさらに悪化していることを認めることができ」、一〇日ないし一一日の段階で「手術を実施するというのも、一つの選択肢として十分に取り得るところであると考えられる。」としながら、患者の病態が「必ずしも重篤な病態を示していたというわけではなく、生命に対する危険が差し迫っていたとは考えられない。」として、「一二日に第一手術を実施したことをもって、不適当であったと断定することまではできないというべきである。」と判断している。

癒着性イレウスの発症については、「癒着性イレウスの大半は、開腹術後の癒着に起因する術後イレウスであり、開腹手術後一定の頻度で生じるが、その原因については、現在でも不明とされており、事前に防止することはできない。」として、第一回手術の遅れによる漿膜の亀裂などの原因に踏み込むことはなかった。

再手術についても、「三〇日の時点においても、一定の通過障害はあるものの患者の腸管内の通過性はなお保たれていたとみてよいこと」から、「三一日までの間に、再手術に伴う危険を度外視してまでも再手術を行わなければならないほどの生命の危険が迫っていたとは認め難い。」とし、また、「広範な癒着の原因の一つには縫合不全等に起因する腹膜炎の存在が挙げられるが、本件において、患者に腹膜炎が生じていたことを窺わせる証拠はなく、本件においてその原因を特定することは困難であること、癒着は時間の経過によって線維化が進み強固なものとなるが、線維化が進むことによって剥離がかえって容易になることもあること、強固かつ広範な癒着を剥離するために出血が多くなった可能性はあるが、それでも通常は約四〇五〇ミリリットルにも及ぶ出血があるとは考えにくいこと、第二手術前の諸検査からは、患者には出血傾向はなかったことなどが認められることからすると、そもそも第二手術と患者の

ＤＩＣによる死亡との間に相当因果関係があるとは認め難い。」と判示したのである。

裁判所の判断は、鑑定に大きく依拠しながら、鑑定人の証言の端々にあらわれた言外の示唆に耳を傾けないものだったといえよう。手術中に大量の出血があったのは事実なのであり、患者に出血傾向がないことを裁判所も認めながら、原因となる問題点を究明することなく、「手術と死亡との間に相当因果関係があるとは認め難い。」のひと言で片付けてしまったのは、真相解明を放棄したとしかみえないのである。

本件は控訴を断念して終結した。

結びに代えて

和解のタイミング

訴訟提起から和解に、あるいは判決に至る経過は、一般に次のようなものである。

まず、原告から訴状が提出される。医療事故訴訟の場合、原告は患者ないしは患者の家族である。被告は医療機関（国、地方自治体、医療法人、個人）になる。訴状が受理されると、主張（争点）の整理がおこなわれ、その後に証拠調べがおこなわれる。証拠調べの中心は証人尋問である。証人は、おもにその医療行為にたずさわった医師ということになる。鑑定がおこなわれていれば、鑑定人質問をおこなう場合もある。

証拠調べが終わると、最終弁論をおこなう。原告・被告双方の最終的な主張を裁判所に提出して、判決を待つことになるわけである。

この間に、「裁判所は、訴訟がいかなる程度にあるかを問わず、和解を試み、又は受命裁判官若しくは受託裁判官に和解を試みさせることができる。」（民事訴訟法八九条）とされていて、裁判所は、タイミングを見計らって和解の勧告をおこなうことになる。そのタイミングとして、もっとも多いのは証人尋問が終わったときである。証拠調べが終了した段階には、裁判所の心証も形成されており、漠然とではあるが双方に裁判の見通しも見えてくる。そのムードをとらえて、和解勧告がおこなわれるわけである。主張整理が終わった段階で和解の勧告がおこなわれることもあるが、この場合は、よほど医師の過失が明白であり、病院側としても証人尋問での厳しい追及をかわして裁判を有利に持ち込む自信がないことがはっきりしているようなケースである。こういうケースでは、時として裁判所からの和解勧告より前に、被告側から「和解にしたい。」と提案してくる場合もある。

　裁判所が和解を勧告するかどうかは、原告・被告双方に和解を受け入れる機運があるかどうかという点も考慮しなければならないわけだが、最近の傾向としては、訴状が提出されるとまもなく裁判所のほうから「和解に応じる意思はあるか。」との問い合わせがなされることも多くなっているので、あらかじめ条件さえ揃えば和解で落着することは予定されるようにもなってきた。かつてのような、和解での決着に持ち込むのも腹のさぐり合いのようなところが薄れてきたのは歓迎すべき傾向かもしれない。

　そうはいっても、当然、原告と被告の間で熾烈な駆け引きが展開されることに変わりはない。その際、よく使われることばに「落としどころ」というのがある。時期的なタイミングをいうのと同時に、和解金額（補償金額）についての意味合いも示している。

　たとえば、手術による死亡事故における損害賠償請求で、請求額は八〇〇〇万円であっても、この金額をどこまでも主張して譲らないということではない。ときには、きわめて高額の賠償額が認められるケースもないわけではないが、ほとんどの場合、裁判所によって多少の多寡はあるがほぼ一定の基準額のようなものが決められている。医療事故も、交通事故と同種の人体に対する損害を与える不法行為であるとの観点から、交通事故の賠償額に準じて決められているのが実情なのである。そのことを念頭に置いて、判決になった場合にはどの程度の金額が認められるかを推定しながら、和解金額の「落としどころ」を双方で探り合うことになる。

　それとても杓子定規にはいかないことが、ままある。

　こういう例もある。

　一七歳の男性が腹痛のため入院したところ、翌々日死亡してしまった。病院では、夕食時に焼き鳥を食べたということであったから、食中毒を疑って保存的治療をおこなったということであった。具体的には、鎮痛剤ブスコパンを投与したが、痛み、吐き気、悪寒などの症状が改善しないため、入院してエスロン、ラクテックなどの維持液、補液等で水分、電解質等を補いながら様子をみたのである。しかし、痛みは継続し、口の渇きを訴え、胃液様のものを嘔吐するなど、容態は悪化した。そして、二日目の早朝、看護師からの連絡で院長が診察している最中に、患者は突然心停止した。患者の遺族は、「半年前に患者は被告病院において盲腸の手術を受けていたのだから、イレウス（腸閉塞）を疑い、イレウスであるとの診断が得られたら、ただちに緊急手術をすべきであった。」として、一億円余の損害賠償を請求する訴訟を提起した。

これに対し病院側は、「イレウスの所見はなかった。」と反論して、証人尋問が終わった時点でもなお双方の主張は平行線をたどった。そこで、裁判所は鑑定を求めた。その結果、鑑定は、「血行障害を伴わない機械的単純性腸閉塞では輸液などの治療をまったくせずに放置してもショックにいたるまでには数日を要するのが一般的で、本症例のような経過はとりえない。血行障害を伴う機械的複雑性腸閉塞であれば、本件のような急激な変化からショック状態、死亡という経過をとりうる。」ということで、被告医師がイレウスを否定しているのは、イレウスを「血行障害を伴わない単純性腸閉塞であるととらえているため」であるとして、医師の診断ミスを指摘した。病院側が、その主張のなかで、腸閉塞の診断に腹部超音波検査は不向きだとしていたことも、複雑性腸閉塞（絞扼性腸閉塞）に対する認識のなさ、診断の手落ちを裏付けていた。事故の発生した二〇〇〇（平成一二）年当時の医療水準としては、絞扼性腸閉塞の診断には腹部超音波検査は必須とされていたのである。

この鑑定結果を受けて、裁判所は和解の勧告をおこなった。双方に異論はなく、和解条件が協議された。裁判所としては、死亡事故でもあり、三〇〇〇万円を妥当な額として提示し、原告側も了承した。ところが、被告側がこれを渋った。理由は、日本医師会の保険会社がその金額を保険対応できないと拒絶して、担当医の保険で対応することを求めたため、担当医側の保険会社が異を唱え、紛糾したというのであった。結局、病院側として支払えるのは一〇〇〇万円ということで、その金額で和解が成立した。（二〇〇五（平成一七）年一月）

この事案は、医療側にとってのひとつの教訓も示しているように思われる。

原告（患者遺族）が、そうした病院側の事情を斟酌して、不本意な金額に同意したのはなぜか、ということである。それは、裁判によって、将来を楽しみにしていた息子の死の原因、またその真相が究明できたことで、遺族の心情が慰撫されたからである。患者・家族の心情に対する配慮の大切さが実感される。

しかし、そうはいっても、このケースは例外である。医療側が補償額を低く抑えるべく交渉するどころか、現状からいえば、医療事故で認められる賠償額は、わが国においては低すぎるというのが大方の認識である。和解金額が、判決で認められる補償額に準じていることからしても、過失がはっきりしている事案の判決ではもっと高額を認めていく必要があるように思う。

原告の心情に対する配慮

原告の心情への配慮という点では、次のケースはさらに顕著である。

二六歳の青年が深夜、呼吸困難を訴えて外科医院の診察を受けた。診察した医師は、風邪ということで抗生物質を処方して帰宅させた。ところが、帰宅した途端、急に咳き込み、トイレに駆け込み出てきたところで倒れてしまった。あわてて救急車で病院へ運んだが、翌日の昼前に死亡してしまった。病院の説明では、「急性喉頭蓋炎による窒息」が死因だということだったが、家族は死因に疑問を持ち、警察に頼んで解剖してもらった。解剖医の死体検案書によると「急性肺炎でうっ血水腫が著明」とのことであり、それが死因と考えられるということだった。急性肺炎ということであれば、外科医院で診察を受けたときに適切な診断と治療をしていれば患者は助かったはずであり、「単なる風邪と誤診したことにより肺水腫で死亡するに至った。」として、患者遺族側は訴訟を提起した。

病院側は、「受診の時点で確認した咽頭の炎症所見は窒息の危険を予測させるほどのものではなかった。」と主張して争った。この事案でも、鑑定が求められた。鑑定の結果、患者の死亡原因は、「急性喉頭蓋炎による急性気道閉塞に続き心停止に至った。」という判定であり、肺水腫については、「心肺停止後に発生したものと考えられる。」とのことであった。診察時点で「急性肺炎、肺水腫があった。」のではないかという患者側の推定は否定された形になったが、「息苦しい」との訴えに対する詳細な問診がなされていないことにも問題があるとの指摘もされていた。裁判所は、「適切かつ十分な治療を受けられるとの期待」を侵害したという観点から解決金八〇万円を遺族に支払うことを提示して、和解が成立した。（一九九五〔平成七〕年三月）

原告にとっては医師の過失が認められず「敗訴的和解」であったが、「裁判官がしっかりやってくれた。医師もごまかさずに対応してくれたので、よかった。」と納得したのである。裁判は負けたが、結果的には納得できた、裁判をやってよかったという原告の述懐が示唆するものは大きいと思われる。

事故当初、病院側が誠心誠意を尽くして死因を家族に説明していたなら、どうなっていたであろうか。多くの場合、患者側が提訴に踏み切る最大の理由は、医療側に対する不信の念からである。中立公平な第三者的立場の「医療事故調査委員会」のような機関が機能していて、患者や家族に納得のいく説明がおこなわれる場合も、訴訟が回避される可能性は高いと思われる。いくつかの先駆的な病院ですでにみられる医療ＡＤＲ（裁判外紛争解決手続き）なども、そうした試みのひとつとして今後期待できる取り組みかもしれない。

また、このケースで裁判所が導入した「期待権の侵害」という概念も、注目に値する。「もっと、ていねいに問診を尽くしてくれていたならば、万分の一の可能性であっても、命を落とさずにすんだのではないか。」という遺族の心情を汲んだものということができる。過失があったかなかったか、死亡と医療措置との間に因果関係があるかないかといった、法律論的観点だけからは決して見えてこない人間味のあるジャッジというべきであろう。

和解には、そもそもゼロか全部かという極端な結論しかない判決とはちがった、中間的な妥結案、譲歩案的色彩がふくまれていることからしても、そうした解決策はまだまだ模索すべき余地があるように思われる。

鑑定について

鑑定についても、若干述べておきたい。

医療事故訴訟の場合、医学という特殊な専門分野が対象になるため、原告と被告の対立する主張だけからは法的判断を下しがたい面がある。そこで、医学の専門家による意見を「鑑定書」という形で求めるケースがどうしても多くなる。かつては、あまりにも鑑定に依存する傾向が強かったため、「医療裁判は鑑定人裁判」とまでいわれた時期もあった。また、まるで判決文のような鑑定書を提出する鑑定人も、少なからずいた。もちろんそれは、鑑定人に問題があったというよりは、鑑定の求め方に問題があったのである。これまで、鑑定人には、鑑定資料としてカルテ、看護日誌、温度板などの医療記録のほかに、訴状をはじめ双方の準備書面、証人尋問調書などの裁判記録がすべて渡されていた。それにもとづいて、医療事故当時の医療水準に照らして適切な医療がおこなわれたかどうかの医学的識見を述べてもらうわけだが、ときとして、過失の有無、因果関係の有無についてまで踏み込んだ判断を要求するような鑑定項目が提示されることがあった。いきおい、鑑定人としては、その求めに応じて「判定」を下すことにもなったのである。そして、ある種の裁判官は、その鑑定を咀嚼して法的判断を下すのではなく、判決に丸写しするという構図もなくはなかった。さすがに、最近では、「過失」や「因果関係」の判定まで求めるものは影を潜めるようになった。鑑定資料も、一件記録全部を丸投げするということもほとんどみられなくなってきたようである。

鑑定依存に対する見直しの機運が高まったのは、東京・大阪地裁において医療訴訟集中部が発足し、ともすれば長期化する医療事故訴訟の進行を早めるための検討が本格化してからである。審理の長期化の要因は、「主張整理に要する期間」と「鑑定に要する期間」の長さにあるということで、「主張整理の合理化」と「鑑定方法の改善」の試みが開始された。

鑑定に関しては、たとえば次のような採用方針が考案されている。

①証拠調べを実施した結果、原告が不利であるとの心証をとった事案において、原告側から鑑定申請があった場合（原告に立証を尽くさせるという意味で鑑定を採用）。②証人尋問を経ても、裁判所が責任についての心証をどうしてもとれなかった場合（証拠調べで医療側に有責の心証をもった場合には、医療側から鑑定申請があっても採用しない）など。

また、鑑定方法も、複数鑑定や、学会による鑑定人推薦などさまざまな試みもおこなわれている。準備手続きにおいて、争点整理と診療経過一覧表を作成するということは定着してきたが、その結果、事実関係にあまり争いがないケースでは、当事者の医師に対する証人尋問をおこなわず、裁判所が複数鑑定をすすめるなどの実験的方法も試みられているようである。

いずれにしても、鑑定は、医学文献だけではカバーしきれない生きた医学的識見を補うためのもっとも有効な方法であることに変わりはないのだから、大いに活用する方向に向かうことが望ましい。

その際、原告（患者）側から、協力医による私的鑑定書や意見書を積極的に裁判所に提出する傾向も定着しつつある。かつては患者側に立って意見書を書いたり証言をおこなう医師は皆無に近かったが、医療事故情報センターなどの地道な活動の成果として、良心的な信念をもった多くの医師が協力医として登場してきたことが、その背景にある。いずれも医学の専門家であり、医学的識見において裁判所が選任した鑑定人とくらべてもなんら遜色がない医師も多い。裁判所としても、原告側からの、あるいは原告・被告双方からの私的鑑定書が提出されることを歓迎する姿勢に変わってきた。とりわけ医療上の見解が激しく相違して対立している場合などにおいては、提出するのが当然といった雰囲気があるようである。

ここで、ひとりの鑑定人について触れておく。

本書の事例にも登場する麻酔医の黒須吉夫氏のことである。黒須医師は、二〇〇一（平成一三）年三月に亡くなられてしまったが、晩年の十数年を麻酔事故に関する鑑定に熱情を注いだ。その原動力となったのは、「患者の全身状態を管理するのは麻酔医であり、日本では麻酔医が不足していることが大きな問題で、そのことが麻酔事故が多く起こっている原因にもなっている。」との痛切な思いであり、あるべき麻酔医の姿、あるべき麻酔医療を知らしめていく使命感に燃えていた。原告側の代理人弁護士からの依頼に応じて私的鑑定書を書くにあたっては、「学会その他での個人評価に影響するかもしれないが、それは仕方がない。今後の医療の充実のために、正しい医療のために役立てばよいのです。」と語っていたそうである。東邦大学の初代麻酔科教授であり、日本の麻酔医の草分け的存在であるから、斯界の権威といってよい。そういう人が、病院側に立たずに、決然と患者側に立って鑑定をおこなったところに、ゆるぎない信念を感じるのである。わたしは、そうした医学的信念と良心に裏打ちされた鑑定人は、発掘すればまだまだ登場してくるにちがいないと信じているし、徐々にではあるが増えてきているようにも思っている。

「診療経過一覧表」と「過失」および「因果関係」

主張整理の合理化の一環として作成されるようになってきたのが、「診療経過一覧表」である。訴状において請求の原因に盛り込んだ「事実の経過」と、医療側から提出された「診療経過」をベースにして、双方の主張を取り入れ、「争いのない事実」と「争いがある事実」を一覧表にしたものである。争点を明確化するのが目的であるが、これによって、病院側としてもかつてのような「不可抗力の事故」、「患者の異常体質が原因」一点張りの主張はできにくくなった。しかし、都合の悪い事実をなるべく隠そうとする体質は、まだあまり変わっていないように見える。詳細な「診療経過」のなかに隠された事実を、どう見抜くかが原告側にとってのポイントになる。なかでも特徴的なのは、危篤状態に陥ってからの診療経過が極度に詳細になることである。これほどまで救命の努力をしたが及ばなかった（やむをえなかった）ということを強調する意図がありありとみえる。その「懸命の救命処置」に幻惑されると、落とし穴にはまることになる。問題は、危篤状態になってから命を救えたかどうかではなく、危篤状態になった原因は何かということなのである。その点にこそ、医療ミス（過失）があったかどうかの真相が隠れているのである。いくつかの事例で、その具体的内容を摘示してあるので実感していただきたい（たとえば、心臓喘息を気管支喘息および過換気症候群と誤診し心不全で死亡したケース）。

「過失」とは、一定の結果（死亡や後遺障害など）が発生することを知るべきでありながら、不注意のためにそれを知りえないで、ある行為をおこない、それらの結果を招いたというものである。過失があるかどうかは、「注意義務違反」があるかどうかということである。

また、難解な医学用語を駆使して、結局のところ「原因は不明」ということにしてしまおうとするケースもある。人間の身体機能はきわめて複雑で、現代医学をもってしてもまだ十分に解明されたとはいえないことが多々ある。したがって、ある医療行為がどのようなメカニズムで一定の結果を生じさせたかについて、科学的に説明することは困難な場合が多い。医療事故訴訟においては、過失（加害行為）と損害との間に、原因と結果のつながり（因果関係）があるかどうかがかならず問題とされるわけだが、医学に素人の患者側としては難解な医学論争に引きずり込まれないようにしなくてはならない。とくに最近の病院側の主張は巧妙になってきて、「医療ミス（過失）はあった（認める）が、患者の死亡との因果関係はない。」といった論理展開をするケースも増えてきた。

最高裁は、「因果関係」について、次のように明確に判示している。

「訴訟上の因果関係の立証は、一点の疑義も許されない自然科学的証明ではなく、経験則に照らして全証拠を総合検討し、特定の事実が特定の結果発生を招来した関係を是認しうる高度の蓋然性を証明することであり、その判定は、通常人が疑を差し挟まない程度に真実性の確信を持ちうるものであることを必要とし、かつ、それで足りるものである。」（東大ルンバール事件・最高裁一九七五〔昭和五〇〕年一〇月二四日判決）

通常人の判断というところに重点が置かれている点が重要である。

「過失」についても、「いやしくも人の生命及び健康を管理すべき業務に従事する者は、その業務の性質に照らし、危険防止のために実験上必要とされる最善の注意義務を要求されるのは、已むを得ないところといわざるを得ない。」として、医師の注意義務を厳しく規定している。（東大輸血梅毒事件・最高裁一九六一〔昭和三六〕年二月一六日判決）

この「東大輸血梅毒事件」以降、現在に至るまで最高裁は「医師には最善注意義務がある。」との見解をずっと維持していると思われる。

さらに、「インフルエンザ予防接種事件」（最高裁一九七六〔昭和五一〕年九月三〇日判決）では、過失における危険な結果の予見可能性について、その予見の対象は具体的因果関係である必要はなく、危険の発生がありうるとの「危惧感」があれば足りるとしている。

詳しく引用する。

「インフルエンザ予防接種は、接種対象者の健康状態、罹患している疾病、その他身体的条件又は体質的素因により、死亡、脳炎等重大な結果をもたらす異常な副反応をおこすこともあり得るから、これを実施する医師は、右のような危険を回避するため、慎重に予診を行い、かつ、当該接種対象者につき、接種が必要か否かを慎重に判断し、実施規則第四条所定の禁忌者を的確に識別すべき義務がある。」

実施規則第四条においては、「有熱患者、心臓血管系、腎臓又は肝臓に疾患のある者、糖尿病患者、脚気患者その他医師が予防接種を行うことが不適当と認める疾病にかかっている者、病後衰弱者又は著しい栄養障害者、アレルギー体質の者又はけいれん性体質の者」が禁忌者とされている。

「予診の方法としては、問診が基本的、重要な機能をもつものであり、問診するにあたって、接種対象者又はその保護者に対し、単に概括的、抽象的に接種対象者の接種直前における身体の健康状態についてその異常の有無を質問するだけでは足りず、禁忌者を識別するに足りるだけの具体的質問、すなわち実施規則第四条所定の症状、疾病、体質的素因の有無およびそれらを外部的に徴表する諸事由の有無を具体的に、かつ、被質問者に的確な応答を可能ならしめるような適切な質問をする義務がある。

このような方法による適切な問診を尽くさなかったため、接種対象者の病状、疾病その他異常な身体的条件及び体質的素因を認識することができず、禁忌すべき者の識別判断を誤って予防接種を実施した場合において、予防接種の異常な副反応により接種対象者が死亡又は罹病したときには、担当医師は接種に際し右結果を予見しえたものであるのに誤診により予見しえなかったものと推定するのが相当である。」

適切な問診をおこなわなかった場合には、一応発生した死亡などの結果についても過失が存在することを推定してもよいと判示したのである。

その過失がないと主張する医師は、次のことを立証しなければ過失責任は免れないということであり、事実上立証責任を転換したものということができる。

「接種対象者の死亡などの副反応が現在の医学水準からして予知することのできないものであったこと、すなわち不可抗力であったこと」もしくは「予防接種による死亡等の結果が発生した症例を医学情報上知り得るものであったとしても、その結果発生の蓋然性がいちじるしく低く、医学上、当該具体的結果の発生を否定的に予測するのが通常であること」または「予防接種の具体的必要性と予防接種の危険性との比較衡量上接種が相当であったこと」等を立証しない限り、不法行為は免れないとしたのである。

相手方の過失の立証責任は原告側にある、というのが民事訴訟の原則とされている。しかし、医療訴訟の場合、「専門性」と「密室性」という壁に阻まれて、病院側と患者側の力関係には圧倒的な差がある。その不公平を補うものとして、「立証責任の転換」理論が編みだされてきたのである。原告側としては、この点をもっと強調してよいと思われる。

難解な医学用語を駆使して「診療経過」を述べたて、「結局、原告はどこに過失があると主張しているのか、明確にされたい。」などと釈明を求めてくる病院側の常套テクニックに対し、原告側としては、医学上の細かいディテールにとらわれすぎることなく、これらの理論構成を武器として、病院側の言い逃れやごまかしの壁を突き崩していく不断の努力が要求されるわけである。

医療水準の最高裁判断

その後も最高裁は、画期的な判断を示している。虫垂炎の手術において腰椎麻酔を施行した事案について、第一審、第二審は医師の過失を否定し患者側の請求を棄却したが、最高裁は医師の過失について厳しく判断し、過失を認定、かつ推認論をもって因果関係についても認定した。「東大輸血梅毒事件」、「インフルエンザ予防接種事件」の医師に対しての厳しい姿勢が再度確認されたのである。主要部分を引用する。

「人の生命及び健康を管理すべき業務（医業）に従事する者は、その業務の性質に照らし、危険防止のため実験上必要とされる最善の注意義務を要求されるのであるが（最高裁昭和三一年（オ）第一〇六五号同三六年二月一六日第一小法廷判決・民集一五巻二号二四四頁参照）、具体的な個々の案件において、債務不履行又は不法行為をもって問われる医師の注意義務の基準となるべきものは、一般的には診療当時のいわゆる臨床医学の実践における医療水準である（最高裁昭和五四年（オ）第一三八六号同五七年三月三〇日第三小法廷判決・裁判集民事一三五号五六三頁、最高裁昭和五七年（オ）第一一二七号同六三年一月一九日第三小法廷判決・裁判集民事第一五三号一七頁参照）。そして、この臨床医学の実践における医療水準は、全国一律に絶対的な基準として考えるべきものではなく、診療に当たった当該医師の専門分野、所属する診療機関の性格、その所在する地域の医療環境の特性等の諸般の事情を考慮して決せられるべきものであるが（最高裁平成四年（オ）第二〇〇号同七年六月九日第二小法廷判決・民集四九巻六号一四九九頁参照）、医療水準は、医師の注意義務の基準（規範）となるものであるから、平均的医師が現に行っている医療慣行とは必ずしも一致するものではなく、医師が医療慣行に従った医療行為を行ったからといって、医療水準に従った注意義務を尽くしたと直ちにいうことはできない。」（最高裁一九九六〔平成八〕年一月二三日判決）

事案の概要は、虫垂炎の手術にあたって腰椎麻酔を施したところ、その副作用によって急激な血圧低下をきたし、患者はショック状態に陥り、低酸素症による脳機能低下症となった、というものである。

麻酔剤の能書には、「副作用とその対策」の項に血圧対策として、「麻酔剤注入前に一回、注入後は一〇ないし一五分まで二分間隔に血圧を測定すべきである。」と記載されていた。ところが、担当医師は、看護婦に手術中五分ごとに血圧を測定するように指示したのみであった。そのため、午後四時三二分ころ本件麻酔剤が注入されたが、執刀を開始した午後四時四〇分の時点で血圧が測定された後は、午後四時四四、五分ころ患者の異常に気づくまで血圧は測定されなかった。患者は、すでに手術直後から血圧低下の傾向にあり、気づいたときにはチアノーゼも発現していた。

これに対し、医師側は、「昭和四九年ころは、血圧については少なくとも五分間隔で測るというのが一般開業医の常識であり、当時の医療水準を基準にする限り、担当医師に過失があったということはできない。」と主張した。

しかし、最高裁は、「医薬品の添付文書（能書）の記載事項は、当該医薬品の危険性（副作用等）につき最も高度な情報を有している製造業者又は輸入販売業者が、投与を受ける患者の安全を確保するために、これを使用する医師等に対して必要な情報を提供する目的で記載するものであるから、医師が医薬品を使用するに当たって右文書に記載された使用上の注意事項に従わず、それによって医療事故が発生した場合には、これに従わなかったことにつき特段の合理的理由がない限り、当該医師の過失が推定されているものというべきである。」と述べ、「二分間隔での血圧測定の実施は、何ら高度の知識や技術が要求されるものではなく、血圧測定を行い得る通常の看護婦を配置さえしておけば足りるものであって、本件でもこれを行うことに格別の支障があったわけではない」のだから、「能書に記載された注意事項に従わなかったことにつき合理的な理由があったとはいえない。」として、その主張をしりぞけた。

そして、「すなわち、昭和四九年当時であっても、本件麻酔剤を使用する医師は、一般にその能書に記載された二分間隔での血圧測定を実施する注意義務があったというべきであり、仮に当時の一般開業医がこれに記載された注意事項を守らず、血圧の測定は五分間隔で行うのを常識とし、そのように実践していたとしても、それは平均的医師が現に行っていた当時の医療慣行であるにすぎず、これに従った医療行為を行ったというだけでは、医療機関に要求される医療水準に基づいた注意義務を尽くしたものということはできない。」と判示したのである。

さらに、この判決では特筆すべき判断が示された。

「午後四時四二分ないし四三分ころに、すなわち、二分間隔で患者の血圧を測定していたとしても、患者の血圧低下及びそれによる低酸素症の症状を発見し得なかった、とは到底いい得ない筋合いである。本件手術を介助していた看護婦及び婦長が患者の異常に気付かなかったからといって、血圧の測定をしても血圧低下等を発見し得なかったであろうといえないことは勿論である（二分間隔で血圧を測定しなかったという医師の注意義務の懈怠により生じた午後四時四〇分から四五分にかけての血圧値の推移の不明確を当の医師にではなく患者の不利益に帰することは条理にも反する）。また、患者の血圧低下を発見していれば、担当医師としてもこれに対する措置を採らないまま手術を続行し、虫垂根部を牽引するという挙に出ることはなかったはずであり、そうであれば虫垂根部の牽引を機縁とする迷走神経反射とこれに続く徐脈、急激な血圧降下、気管支痙攣等の発生を防ぎ得たはずである。したがって、担当医師には、本件麻酔剤を使用するに当たり、能書に記載された注意事項に従わず、二分ごとの血圧測定を行わなかった過失があるというべきであり、この過失と患者の脳機能低下症発症との間の因果関係は、これを肯定せざるを得ないのである。」（注・判決文中の上告人は「患者」に、被上告人は「担当医師」と記述した。また、看護婦および婦長の実名も伏せた。）

ここでとくに言及されている「医師の注意義務の懈怠により生じた不明確さを患者の不利益に帰することは条理に反する。」との判断は、従来の医療水準論と注意義務の概念をさらに明確化したものとして注目されるのである。

おわりに

筆者と吉川孝三郎弁護士とは、三〇年来の友人である。そのため、三〇年間を通して定点観測的にひとりの弁護士が担当したさまざまの事件を眺めることができたことは、わたしにとって大変幸運であった。とりわけ、わたしにとっては医療事故訴訟が大きな関心事であった。

二つのエピソードがある。

ひとつは、まだ若かったわたしたちは（吉川弁護士はわたしより五歳年長である）、よく議論をしたが、複数の友人たちとの会話のなかで「これからの弁護士に求められる分野は何か。」という話題になったときのことである。「これからは、医療（事故）と少年事件が、本気で取り組むべきものになる。」という意見でおおかた一致した。しかし、ひとりの弁護士が「でも、弁護士は依頼がなければ事件を担当できないから。」と発言して、また議論が沸騰してしまった。その頃は、まだ「医療事故情報センター」も存在しておらず、名古屋の加藤良夫弁護士が孤軍奮闘の体で少数の有志とともに「患者の権利宣言」を発表しようとしている段階であったように記憶している。医療事故訴訟を自信をもって担当できる弁護士もそれほど多くはなかったと思う。

もうひとつは、ちょうど同じ頃、たまたまわたしの知人が医療ミスの被害に遭ったことについてである。その知人は、すでにある弁護士に依頼していたのだが、全然話が進まないのだという。聞けば、その弁護士は「わたしが何とかしてあげましょう。」といって、相手方病院へ直接出向き、直談判をしたというのである。相手の病院長は、のらりくらりはぐらかして、示談に応じようとしないということであった。証拠保全もせずに、いきなり交渉にいく弁護士がいることに驚き、すぐさま委任状を返してもらうことにして、吉川弁護士に相談した。事件は、虫垂炎の手術にあたって腰椎麻酔（ネオペルカミンS）を施行したところ、ショックを起こして死亡したというものであった。典型的な麻酔事故である。ただちに証拠保全手続きをおこない、訴訟を提起した結果、四五〇〇万円で和解することができた。病院側は、「患者の死亡原因は、胸腺リンパ体質という特異体質があったためで、不可抗力である。」と主張したが、裁判のなかで、手術記録の内容と院長が書いた手術経過メモとが矛盾していたり、術者名と介助者名とがナイフで削って改ざんされた痕跡が判明するなど、一連の隠ぺい工作が明るみに出たことで病院側はギブアップしたのである。

その当時すでに、ストマイ訴訟や未熟児網膜症訴訟、いくつかの個別事件などを受任していた吉川弁護士の手腕はさすがだったが、きちんと医療事故訴訟を担当できる弁護士が増えてくれないと困ることを痛感した一幕であった。

そんななかで、吉川弁護士は少しずつ仲間の弁護士たちと医療問題の研究会活動を進めていった。やがて、「医療問題弁護団」（代表・鈴木利廣弁護士）や「医療事故研究会」（代表・森谷和馬弁護士）の設立、「医療事故情報センター」（初代理事長・加藤良夫弁護士）の発足といった大きなうねりができていった。「依頼がなければできないのが弁護士」なのではなく、強固な意志をもって切り拓いていくことが必要なのである。吉川弁護士は、紛れもなくその先頭集団のなかにいた。そして、着実に事件を担当していった。その結果としてかなりの事例が蓄積されたことが、こうして一冊の本にまとまる力になったのである。

ある時期から、医療事故訴訟における和解事例を何らかの形で記録にとどめておかなければならないと考えていたわたしにとって、一〇〇例を超える事例の蓄積は好機到来でもあった。吉川弁護士の長年にわたる地道な活動に対して、あらためてその努力に賛辞をおくりたいと思う。

ところが、わたしが本書をまとめるのと入れ違うようにして、今年の春、吉川弁護士は健康上の理由から第一線を退き、後進に道をゆずることになった。病気療養に専念するためというやむを得ざる事情ではあるが、まだまだ医療被害と闘う姿を見ていたかったわたしとしては、まことにもって残念な気持ちでいっぱいである。

しかしながら、吉川弁護士（元弁護士とすべきかもしれないが、本書中では従前のままとした）が心血を注いできた患者側にたった医療裁判への取り組みは、吉川総合法律事務所において、脈々と受け継がれている。実兄の吉川壽純弁護士を新代表とし、大ベテランの清水勇男弁護士、新進気鋭の萱谷雄一弁護士という陣容で、医療裁判に懸ける情熱はいよいよ盛んなのである。また、吉川弁護士の薫陶を受けたのち独立して、名古屋で医療事件専門の弁護士として活躍している堀康司弁護士の存在なども心強いものがある。

吉川壽純弁護士は、最近『患者側弁護士と家族のための医療事故訴訟』（清文社）という本を出版されている。法律相談から提訴、和解・判決までの実際の対応を、経験を踏まえて解説した本である。わかりにくい法律手続きがきわめてわかりやすく解説されているので、ぜひ本書と併読されることをお勧めする。

本書の出版にあたっては、現代人文社の成澤壽信氏に大変お世話になった。

ところで、吉川孝三郎弁護士には『患者のための医療裁判』（日本評論社、一九八〇年）という著書がある。患者側の立場から、過失と因果関係を裁判所で認められるためにはどうしたらよいかについて、おもに判例分析を中心に論述した本である。わけても最高裁の判例の流れを初めて分析したものとして、当時としては画期的な内容であった。そして、その本の出版は、以後の吉川弁護士の医療事件中心の弁護士活動を決定付けるのに大きな役割を果たしたように思う。その本の出版以降、大きく「医療弁護士」

の地歩を確立していったといってよい。そのきっかけとなった本の出版を手がけたのが、当時は日本評論社編集部に在籍しておられた成澤壽信氏であった。成澤氏はその後独立して現代人文社を設立し今日に至っているのだが、その成澤氏に本書の出版を引き受けていただくことになったのは、じつにもって奇縁というべきか、因果はめぐったというべきか、わたしにとって大変感慨深いものがある。ここに改めて、成澤氏に謝意を表する次第である。

風薫る五月の晴れた日に、大菩薩峠介山荘にて　　筆者

筆者プロフィール

真壁昊（まかべ・ひろし）

一九四九年、神奈川県出身。大学在学中より、週刊誌、月刊誌への寄稿を中心に執筆活動を開始。著書・共著に『冤罪の研究』（現代ジャーナリズム出版会）、『冤罪の戦後史』（図書出版社）、『日本の飢える日』（蝸牛社）、『東京闇市興亡史』（双葉社）などがある。一九八二年、書籍・雑誌の編集制作会社、㈱東京メディアセンターを設立、数誌の創刊編集長を務める。二〇〇二年まで同社代表取締役。傍ら、「無実の人々を救おう！連絡協議会」（無実連）、「人権と報道・連絡会」（人報連）などの設立にも参加。現在、「三崎事件再審弁護団」とともに死刑囚荒井政男氏の再審を求める運動にも関与している。

吉川孝三郎（よしかわ・こうざぶろう）

一九四四年、千葉県出身。東京大学法学部卒業後、一九六九年、弁護士開業。医療事故訴訟のほか、幅広い分野で活躍した。著書・共著に、『患者のための医療裁判』（日本評論社）、『医療事故法入門』（光文社）、『くらしの相談室　示談Ｑ＆Ａ』（有斐閣）などがある。二〇〇六年四月、病気療養のため弁護士引退。

医《い》療《りょう》事《じ》故《こ》訴《そ》訟《しょう》における和《わ》解《かい》事《じ》例《れい》の研《けん》究《きゅう》

2006年 9 月 30日　第 1 版第 1 刷

著　　者　吉川孝三郎×真壁昊
発 行 人　成澤壽信
発 行 所　株式会社現代人文社
〒160-0016　東京都新宿区信濃町20　佐藤ビル201
振替　00130-3-52366
電話　03-5379-0307（代表）
FAX　03-5379-5388
E-Mail　hensyu@genjin.jp（代表）
hanbai@genjin.jp（販売）
Web　http://www.genjin.jp
発 売 所　株式会社大学図書
印 刷 所　株式会社ミツワ
ブックデザイン　原田恵都子＋沖直美＋正来亮介（Malpu Design）

検印省略　PRINTED IN JAPAN　ISBN4-87798-305-8　C2032